创新与未来

—— 前行中的广东省医务社会工作

关冬生 ◎ 主编

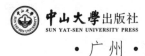

版权所有　翻印必究

图书在版编目（CIP）数据

创新与未来：前行中的广东省医务社会工作/关冬生主编. —广州：中山大学出版社，2016.6
ISBN 978-7-306-05779-2

Ⅰ. ①创… Ⅱ. ①关… Ⅲ. ①医学—社会工作—广东 Ⅳ. ①R19

中国版本图书馆CIP数据核字（2016）第294206号

出版人：	徐　劲
策划编辑：	葛　洪
责任编辑：	易建鹏
封面设计：	林绵华
责任校对：	李培红
责任技编：	何雅涛
出版发行：	中山大学出版社
电　　话：	编辑部 020-84113349，84110779
	发行部 020-84111998，84111981，84111160
地　　址：	广州市新港西路135号
邮　　编：	510275　传　真：020-84036565
网　　址：	http://www.zsup.com.cn　E-mail:zdcbs@mail.sysu.edu.cn
印　刷　者：	佛山市浩文彩色印刷有限公司
规　　格：	780mm×1092mm　1/16　22.125印张　410千字
版次印次：	2016年6月第1版　2016年6月第1次印刷
定　　价：	49.80元

如发现本书因印装质量影响阅读，请与出版社发行部联系调换

编辑委员会成员

编委会主任：罗坚华

主　　　编：关冬生

编　　　委：叶慧灵　张雪琴　邝颖新　甘艺平　何　敏
　　　　　　梁欢澜　王慧芳　关淑凡　卢九妹

本 书 作 者（以文序排列）

　　　　　　马凤芝　李进民　李敏兰　关冬生　关淑凡
　　　　　　林莲英　卓美容　卢九妹　巫秋君　肖晓东
　　　　　　黄肖凤　徐春玲　甘艺平　梁欢澜　高振林
　　　　　　梁健玲　梁子珊　姚耿洁　陈汝青　屈东阳
　　　　　　马　骁　宋文婷　茹文龙　李　会　刘　川
　　　　　　韩家念　胡少良　梁建雄　陈海霞　李　慧
　　　　　　文丽琼　苏艳青　谢　坤　邓颖辉　王　硕
　　　　　　童秋婷　李秀敏　梁梓雯　成越男　刘丽丽
　　　　　　彭柳燕　闫　博　周燕雯　傅　茜　傅丽丽
　　　　　　徐　虹　罗　磊　计　芳　柴　双　张灵慧
　　　　　　李丽霞

序一

非常愉快接受广东省社会工作师联合会医务社会工作专业委员会的邀请为本书作序。本书的出版，是我国内地医务社会工作实践多年的一项重要成果！

自1989年恢复社会工作专业教育以来，社会工作教育界、理论界，以及政府部门、社会组织一直在共同努力探索社会工作实务发展。医务社会工作相较于其他领域的社会工作，有其特殊性，主要是在医疗领域实施的关乎人们健康的社会福利服务。同时，医药卫生体制改革以及构建和谐医患关系也构成发展医务社会工作的强大动力和实践背景。因此，医务社会工作具有广泛、复杂的社会领域背景，并始终处于探索前行的不断变化着的体制改革中。

这些特点，使得过往几年全国各地医务社会工作服务的试点工作百花齐放。北京、上海、山东、广东等地根据本地社会经济发展的特点和需要，从不同角度选取了医务社会工作的试点领域和实施模式、路径。广东医务社会工作在各城市的推进，充分体现了广东勇于探索、眼界宽广、理性务实的本土特征。在医务社会工作发展较快的深圳、佛山、东莞、广州、中山、江门等城市，医务社会工作涉及公共卫生、医院临床医疗、精神健康医疗、康复、社区健康等领域，从政策措施、制度建设、人才成长，到服务模式、服务策略、服务技术、服务技巧，都已经积累了丰富的经验。

本书对这个发展过程做了系统的梳理，对探索的成果做了回顾和呈现。这不仅是对广东医务社会工作实践的一个阶段性总结，而且为我国社会工作在健康照顾领域的实务服务提供了宝贵的经验；不仅是广东年轻社工们的一个实践探索，而且体现了我国医务社会工作本土化的历程，以及在理论应用、发展模式、服务内容、服务方法、服务技巧、服务标准等方面所取得的创新性丰硕成果。这些成绩，将极大地丰富我国医务社会工作实务的内涵，并将有力支持医务社会工作理论研究和教育发展。

广东医务社会工作者敢于尝试、勇于创新、善于探索、理性务实的精神，给我留下了深刻的印象。2015年9月成立的广东省社会工作师联合会医务社会工作专业委员会，成为广东省第一个专门领域的以专业技术为核心的行业联盟，再一次让我感到兴奋和鼓舞。专业委员会成立伊始，就举办了首届广东省医务社会工作研讨会，紧接着，又编辑出版本书，显示广东本土医务社会工作已经有了相当好的积淀。已初具基础与规模的社会工作机构、社会工作者的互助协作，必将加快广东医务社会工作的发展步伐，极大地促进医务社会工作人才的成长步伐，提升服务的能力和水平，也将对我国医务社会工作的发展发挥积极的辐射作用。

我们期待与广东的医务社会工作者更加紧密地携手前行，共同把研究和实务进行更有机的结合，在医务社会工作的本土化、专业化发展中取得更大的发展！

马凤芝

（北京大学社会学系教授、
中国社会工作教育协会医务社会工作专业委员会主任委员）

序二

近几年来，广东社会工作的职业化、专业化获得了很大的发展，社会工作服务在社区、学校、企业、医院等领域取得了令人瞩目的成绩。在专业化水平和要求相对较高的医务社会工作领域，广东社工界走出了一条不一样的探索之路。

本书的出版，从一个较为全面的角度呈现了这个进程。

2008年，是广东医务社会工作的开端之年。深圳市在"1+7"文件的指引下，首先选择了6家卫生系统医院设立8个社工岗位，由1个机构提供社工。至2015年，已经有8个社工机构提供130多名社工，在57家医院开展服务。这7年间，东莞、佛山、广州、江门、中山等11个城市的卫生、民政系统100多个医疗机构开展了医务社会工作的尝试，从业社工超过300人，坚持在医务社会工作领域探索的社会工作机构也超过了30家。

这些数字，是广东医务社会工作发育、成长的缩影。这些数字的背后，反映了广东各地政府、医疗机构、社会工作机构探索医务社会工作发展的路径。不管是民政系统的医院还是卫生系统的医院，不管是在医疗机构还是在社区，不管是地市一级政府还是基层政府，不管是政府部门还是医疗机构或者社会工作机构，都充分体现了广东人民敢于创新、善于创新的精神和能力。

深圳市"政府购买服务、医院使用社工、社工机构提供社工、香港督导指导"的方式充分而综合地发挥了各方面力量。而当地应用"公益创投模式"创新资源投入，拉动社会工作机构扎根社区需求，研发服务项目等举措，使得深圳医务社会工作在社会工作发展数量、专业化水平上一直保持全省领先的地位。东莞市在岗位购买服务基础上实行项目化运营，创建"医务资源中心"。佛山市南海区在进行全区有步骤推进试点的基础上，实行"区、街镇、医院三级资源投入协同方式"，并率先推出地方性医务社会工作服务标准，成为广东省在基层实践医务社会工作服务的一颗明珠。广州市的试点虽然规模不大，但在医院与社区协同方面尝试的转介机制的建立，是医务社会工作发展的一个重要方向。中山市在医疗机构、司法机构、社区协同进行戒毒社会工作试点也获得了各方肯定。民政优抚医院在重伤残荣军康复、精神疾病康复、慢性病治疗康复等试点基础上，也出台了优抚康复医院社会工作服务规范指引。还有江门、汕头、潮州等地的实践，不胜枚举。

医务社会工作在广东省获得了较好的发展，是各级政府及相关部门不断创新的结果，也是社会工作机构的社会工作者坚持不懈进取的结果。医务社会工作覆盖的人群是非常广泛的，因此，其服务的内容、方法乃至技巧都是广泛而复杂的。本书充分展现了我们年轻而富有锐气的社工伙伴的摸索、成长之路以及取得的丰硕成果。

这些成绩，是广东省医务社会工作继续发展的重要基础。在卫生健康领域广泛而深入开展社会工作服务，是我们下一步社会工作发展的主要方向之一。我们有理由相信，广东医务社会工作将继续发挥领先作用，为我国医务社会工作发展，为我省社会工作事业发展，做出更加积极的贡献。感谢在医务社会工作领域默默耕耘并做出贡献的人们！

（广东省民政厅社会工作处处长）

序三

医务社会工作是我省较早开启的社会工作服务专业领域之一。2008年10月深圳市率先试点6家市级医院配备8名医务社工，随后广州、东莞、惠州、佛山、江门、韶关、中山等地陆续开启医务社会工作服务。2014年年底，广东省社会工作师联合会组建医务专委会筹备组，对全省医务社会工作情况进行了初步摸查。据不完全统计，全省有30多家社会服务组织、100多个项目、300多名医务社工分布在公立医院、社区医院、民营医院、优抚医院、医疗卫生行政系统和社区中；并且在特殊群体的政府社会救助，以及民间慈善公益医疗救助方面也有了医务社会工作的介入服务。社工，成为健康服务领域的一支新兴专业力量。

我们欣喜地看到，医务社工队伍虽然还很年轻，但他们在各种环境里不畏困难，开展了卓有成效的专业服务。新的服务理念、新的服务方法，不仅受到患者及家属的欢迎，还逐步获得医护人员等各界人士的认可。其间，同行之间也开展了多种形式的服务理念、服务方法、服务技术的总结与交流，极大地推动了专业的成长，扩大了医务社会工作的影响。

"联合社工，发展专业，服务广东"是广东省社会工作师联合会的使命。医务社工专委会成立伊始，就紧紧围绕着这个使命把省内医务社工界团结起来，并召开了首届广东省医务社会工作研讨会。这本书，就是这次研讨会经验总结、学术交流的一个汇总与反映。

尽管许多文章可能还停留在工作总结的层面上，还需深入分析与研究，许多实践也还需不断深化以提高专业性，但毕竟这是一个良好的开端！我们相信，医务社会工作服务的发展形势将会愈加良好，专业化程度将快速提升，社会认知度将越日益提高。我们同样相信，医务社会工作的政策也将日益完善，医务社会工作的前景必将更为广阔。

（广东省社会工作师联合会会长）

序四

从2008年深圳第一批8位医务社工起步，至今已过去7年了。这7年里，各地、各领域的创新性探索，有力推动了医务社会工作的发展，促进了医务社工专业队伍的成长。深圳市从实施购买服务的"独立岗位社工 + 项目化岗位社工"的个别性试点，到实行"一院一社工"政策，到研发医务社会工作服务项目竞投服务经费，使医务社会工作获得了较大的发展空间。全省试点优抚医院从购买服务与内设岗位结合的"嵌入式"模式发展到内设独立的社会工作业务部门。东莞、佛山、中山、江门等地政府与医院共同购买医务社会工作服务的规模也在逐步扩大。在此期间，我们社工同仁值得骄傲的是，有不少机构展开了服务形式的多元探索，政府资源、社会资源、商业资源、个人资源共同成为医务社会工作发展的资源动力。

历经7年发展，广东的医务社工队伍已经从婴儿逐渐成长为少年了！我们需要在一个新的、更高的平台上向前、向上发展。在广东省社会工作师联合会"联合社工，发展专业，服务广东"使命的号召下，医务社会工作专业委员会成立了。

医务社会工作专业委员会成立的第一件事，就是开展经验总结和交流。100多位医务社工在2015年年底第一次聚集在一起，召开了首届广东省医务社会工作研讨会。本书就是在这样一个背景下产生的，它既是会议的成果，更是几百位社工在数年实践中的心血结晶，也是为数不多但一直陪伴年轻社工成长的督导、老师辛勤指导的果实。我们试图从一线医务社会工作者的视角出发，对过去几年里几个主要城市的医务社会工作发展做一个阶段性的回顾与总结，对各项服务工作、服务技术做一次检视，以及进行甜酸苦辣的经历分享。在此，非常感谢社工伙伴们的思考和努力！感谢广东省民政厅和广东省社会工作师联合会一直以来的鼓励与支持！感谢北京大学马凤芝教授、中国社会工作联合会林平光老师以及黄匡忠教授等的鼓励与指导！感谢我们团队的关淑凡、卢九妹两位小伙伴为本书的编辑和出版付出的辛勤努力！感谢中山大学出版社的支持与协助！

尤其值得点赞的是佛山市南海区"关爱桂城"建设督导委员会，他们不仅在南海区卫生局的支持下率先开展了医务社会工作试点，其间也创造性地开展了医护人员压力管理、情绪管理的社会工作服务,而且全力支持举办了首届广东省医务社会工作研讨会以及组织出版本书。在此,也对桂城街道党工委委员、"关爱桂城"建设督导委员会秘书处常务副主任邝颖新一直以来对医务社会工作服务的支持表示衷心的感谢!

由于本书文章都出自一线社工之手,受经验和能力限制,加上可能对各方面的信息了解不够充分,本书还有许多提升的空间,一些探索和认识可能有偏颇之处,敬请各位老师、专家、同行等不吝赐教。我们将继续努力探索,一直前行!

(广东省社会工作师联合会医务社会工作专业委员会主任委员)

目　　录

广东省医务社会工作发展总报告

广东省医务社会工作发展报告 …………………………………………（3）

地区发展篇

千里之行，始于足下
　　——深圳市医务社会工作发展概况 ……………………………（25）
广州市医务社会工作发展概况 ……………………………………（33）
佛山市医务社会工作发展概述 ……………………………………（40）
东莞市医务社会工作发展概况与特色服务介绍 …………………（54）
从医院社会工作到健康社会工作
　　——江门市医务社会工作发展情况概述 ………………………（65）

本土模式篇

加强政府购买医务社会工作服务制度化的研究 …………………（75）
引入医务社工开展医务人员压力管理的创新性探索 ……………（85）
岗位服务模式下医务社会工作医疗系统融入方式探索
　　——以东莞市岗位医务社会工作为例 …………………………（95）
医务社工在康复专科医院的角色定位
　　——以广东省工伤康复医院为例 ………………………………（111）

服务实践篇

内地早期医务社工的探索与实践
　　——以江门市残联康复医院社会工作部实践探索为例 ………（119）
白血病患儿的医务社会工作实务探索

　　　　——以广州穗星医务社工为例 ……………………………（132）
　居家养老服务中的临终关怀模式初探
　　　　——以东莞市普惠社会工作服务中心居家养老服务为例 ……（137）
　医务社会工作中工伤服务的实践与探索 ……………………………（142）
　"医社合作，打造全人关怀服务系统"模式研究
　　　　——以广州市民政局医务社会工作试点项目为例 ………（153）
　探索社区营造理念在院舍康复社会工作中的运用
　　　　——以院内病人义工队的孵化为例 ………………………（164）
　"以人为本"理念在荣军医务社工服务中的应用与探索 …………（176）
　精神康复个案工作的心法与技法 ……………………………………（185）
　精神科医务社工在病人复康工作的上游参与 ………………………（190）
　精神病康复者就业服务探索 …………………………………………（193）
　个案管理模式下医院"三无"病患社工介入实践探索
　　　　——以东莞市Z医院为例 …………………………………（202）
　社会工作介入社区戒毒研究文献综述 ………………………………（214）
　园艺治疗应用于美沙酮维持治疗人员服务中的探讨 ………………（224）
　医务社工协调医患关系的实践途径
　　　　——基于社会冲突理论的视角 ……………………………（230）
　论医务志愿工作对医院场域的形塑效用 ……………………………（236）
　"医社联动"志愿服务"置换"初探
　　　　——以佛山市南海区第二人民医院为例 …………………（246）

案例分享

　生命的延续
　　　　——善别服务之器官捐献案例浅析 ………………………（257）
　寻解导向下的工伤事故介入治疗 ……………………………………（264）
　身治不如心治
　　　　——"尿毒症患者信心的恢复"个案介入服务 ……………（272）

他山之石篇

　预期性哀伤及其应对
　　　　——对家属照料者的质性研究初探 ………………………（283）
　医务社工助理制度探索研究

——医务社工如何有效融入医疗团队 ………………………（292）
医务社工介入突发公共事件的探讨与反思
　　——上海长征医院医务社工参与外滩踩踏事件救助活动实务
　　……………………………………………………………（300）
信任关系在危重症患者家庭危机干预中的作用
　　——以扬言要暴力伤医的患儿家长介入为例 ………………（305）
医务社会工作者在儿童舒缓治疗中扮演的角色
　　——以血液病患儿为例 ………………………………………（313）

附录

"关爱桂城"建设督导委员会简介 ………………………………（319）
广东省社会工作师联合会医务社会工作专业委员会简介 ………（320）
广东省社会工作师联合会医务社会工作专业委员会委员单位简介
　　…………………………………………………………………（321）
广东省社会工作师联合会医务社会工作专业委员会工作条例
　（试行）…………………………………………………………（327）
广东省民政事业单位优抚医院社会工作服务指引（试行）………（332）

广东省医务社会工作发展总报告

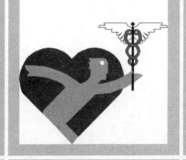

广东省医务社会工作发展报告

关淑凡

（广州市北达博雅社会工作资源中心）

我国经济社会的不断转型，带来前所未有的发展机遇，同时也使人们的生活方式和生活水平发生了快速的变化。在社会总体和谐的基础上，也仍存在着因发展所带来的问题与挑战，如贫困、疾病、失业、犯罪等。因此，医疗卫生服务领域工作承担着越来越重要的责任，也扮演着十分重要的角色。然而不断增长的人民群众对健康及医疗服务的需求与经济社会发展和卫生事业发展仍不相适应，形成较为突出的矛盾和医疗问题。

党的十六届六中全会通过的《中共中央关于构建社会主义和谐社会若干重大问题的决定》，做出了建设宏大的社会工作人才队伍的战略部署，明确了社会工作以及社会工作人才队伍在各个领域构建社会主义和谐社会的作用，为医疗领域社会工作的发展奠定了扎实的政策基础。

一、广东省医务社会工作发展的背景

（一）广东省医疗卫生发展面临的挑战与机遇

1. 医疗资源发展与经济社会发展不同步

改革开放以来，广东省作为中国经济发展的前沿地带，经济获得了飞速的发展：连续23年GDP（国内生产总值）总量居全国首位，并保持着全国31个省（区、市）中多项经济指标雄踞首位的发展势头。2014年广东的GDP达到67792.24亿元，同比增长7.8%。作为经济大省，随着工业化进程的不断加快，人口大量集中在珠江三角洲地区（以下简称"珠三角地区"），为广东省经济发展提供了充裕的劳动力，因此，广东省成为劳动力密集型企业集中大省。据2010年第六次全国人口普查的数据，广东省常住人口数量达到1.04亿，是全国唯一一个常住人口数量超过1亿的省份。与发展迅猛的经济和人口相比较，广东省的整体医疗卫生资源相对不足。2014年广东省共有医疗机构48035间，在全国31个省（区、市）中排名第六。与此同时，广东省各医疗机构全年诊疗数量共计32302.07万人次，排名全国首位。2015年1—5月的数据显示，广东省医疗机构数量增加135间，而同比诊疗数量增加133.2万人次。可见，广东省医疗机构的数量明显不能够满足年诊疗人次的需求。

2. 生活方式的变迁给医疗技术发展带来的挑战

（1）疾病与全球生态变化对人类医疗卫生的挑战。

随着科学与技术的发展，人类征服自然的能力也随之不断增强，对自然的破坏也愈来愈严重。而在这种打破自然界平衡的过程中，人类赖以生存的环境也面临着前所未有的破坏与复杂的变迁，同时增加着人类感染各种疾病或遭遇天灾的概率。如2003年在广东等地出现并在全国以及全球大规模爆发的"严重急性呼吸道综合征（SARS）"引发了中国乃至全球对公共卫生问题的关注，也给医疗卫生领域带来了新的挑战。细菌、病毒的变异，环境破坏带来的天灾如地震、台风、火灾等都势必造成大规模的公共卫生问题。由于人类的发展对自然以及生态的改变，人类疾病预防与控制也开始面临新一轮挑战。

（2）老龄化加剧对医疗投入及医疗服务发展带来新的挑战。

随着医学的不断进步，我国人口健康状况得到极大的改善，人均预期寿命不断提高，老龄人口也逐步增多。

据2010年第六次全国人口普查，广东省65岁及以上的人口为7039285人，占总人口的6.75%。与2000年开展的第五次全国人口普查相比，0～14岁人口的比重下降了7.28个百分点，15～64岁人口的比重上升了6.58个百分点，65岁及以上人口的比重上升了0.7个百分点。[①] 参照国际老龄化标准，即65岁及以上人口占总人口的比例为7%以上的社会为老龄化社会，广东省大约于2011年就迈入了老龄化社会。此外，由于广东省地处珠三角地区，改革开放以来就是劳动密集型产业集中地，因此，流动人口以及输入性人口比例较大，造成老龄人口所占比例相对较低。在此情况下，广东省老年人口的绝对数及所占人口的比例相当惊人。[②]

但与此同时，随着年龄的增长，人们的健康状况也在不断下降。一方面，随着人们生活方式和行为的改变，流行病学开始从原先的传染性疾病向慢性非

---

① 数据来自《广东省2010年第六次全国人口普查主要数据公报》。
② 参见罗观翠主编《广东社会工作发展报告2014》，社会科学文献出版社2014年版。

传染性疾病转变，如冠心病、脑卒中、糖尿病等已经成为影响人口健康的最主要的因素之一，而老龄人口是此类疾病的主要人群，也是发病率、死亡率最高的人群。另一方面，随着年龄的增长，老龄人口的健康折旧率在上升。从患病率来看，老龄人口远高于其他年龄群，因此，老龄人口的失能、半失能比例增加并将迅速提高。民政部发布《社会养老服务体系建设"十二五"规划》（征求意见稿）指出，截至2011年年初我国城乡老年人失能、半失能率达到19.6%。因此，人口老龄化加剧给医疗投入以及医疗技术发展带来了巨大挑战。

3. 医患矛盾纠纷呈攀升态势

伴随着医疗卫生领域发展而来的除了突破技术难关，延长人类寿命等值得欣喜的巨大成就，还有因医疗发展资源不足、地区分配不均衡、医疗投入不足而产生的"看病难、看病贵"等问题，以及愈演愈烈的医患纠纷。

在广东省法学会卫生法学研究会2014学术年会上，一项关于广东省医患纠纷现状的课题研究报告显示，过去3年间，全省医患纠纷一路增多，二级医院发生率占比超过45%，而经鉴定，最后认定医疗机构有过错的仅为二至三成。据不完全统计，2012年到2014年间，全省发生医患纠纷呈现节节攀升势头（见表1），年增幅超过25%。一般性医患纠纷处置不当，容易演化成"医闹"事件。根据广东和谐医患纠纷人民调解委员会（以下简称"广东医调委"）的统计，2012年到2014年间，该机构共参与处置"医闹"案件853宗，2012年、2013年、2014年1—10月分别发生279宗、283宗、215宗。医患沟通不顺畅的情况下，个别媒体的不实报道煽风点火，导致医患关系更为恶化。

表1 广东省医患纠纷数据

年　份	2012	2013	2014（1—10月）
医患纠纷数量（例）	2248	2837	3167
广东医调委处置"医闹"案件（宗）	279	283	215

这些事件严重干扰了医院正常的诊疗秩序，不仅给医务人员带来了身心伤害，还给患者和社会造成严重的不良影响。如何妥善处理医疗纠纷、依法维护医患双方的合法权益以及重新构建和谐医患关系成为医疗卫生领域的一项重要课题。

4. 未来广东省医疗卫生发展的趋势

为贯彻落实《中共中央关于全面深化改革若干重大问题的决定》《中共中央 国务院关于深化医药卫生体制改革的意见》《国务院关于促进健康服务业发展的若干意见》(国发〔2013〕40号)精神，促进我国医疗卫生资源进一步优化配置，提高服务可及性、能力和资源利用效率，国务院办公厅发布了《全国医疗卫生服务体系规划纲要（2015—2020年)》，明确总结了全国卫生事业发展所面临的现状、形势与挑战。《全国医疗卫生服务体系规划纲要（2015—2020年)》提到推进医养结合的优势联合等服务方向，同时也提到社会力量参与公共卫生工作的机制，特别指出政府通过购买服务等方式，鼓励和支持社会力量参与公共卫生工作的多元发展的创新探索。这也是未来广东省医疗卫生发展的趋势。

(二) 广东省社会工作发展的优势

1. 制度安排有力推动社会工作起步发展

广东省作为我国改革开放的先行地区，是我国重要的经济文化中心区域，在全国经济社会发展和改革开放大局中具有突出的带动作用和举足轻重的战略地位。因此，在《中共中央关于构建社会主义和谐社会若干重大问题的决定》精神指导下，2008年，国务院又审议通过了《珠江三角洲地区改革发展规划纲要（2008—2020年)》，指出了广东省进一步创新行政管理体制的方向。2012年5月，广东省人民政府办公厅印发了《政府向社会组织购买服务暂行办法》，作为中国首个省级层面出台的政府向社会组织购买服务的政策，开启了广东省政府购买社会工作服务的新篇章，也推动着广东省社会工作发展的整体进程。

2. 多元探索本土化社会工作发展路径

2007年，深圳率先制定了《关于加强社会工作人才队伍建设推进社会工作发展的意见》，并同时颁发7个配套文件（即深圳社工"1+7"文件），率先拉开了"岗位购买"方式发展的社会工作服务。随后，广州、东莞、佛山、中山等各地根据自身发展需要，制定了社会工作发展的相关政策，从多角度探索并尝试了以广东省本土文化为核心的社会工作服务发展的路径以及模式，为本土社会工作专业化服务奠定了扎实的基础。

3. 服务所涉领域广泛，专项服务与综合服务协同发展

经过近 7 年（截至 2015 年，全书同）的发展，广东省社会工作服务已经涉及医务社会工作、青少年社会工作、学校社会工作、家庭社会工作、禁毒社会工作、老年社会工作、精神健康社会工作、矫正社会工作、社区家庭综合服务，几乎在社会问题较为集中的人群和领域都有相应的专业服务发展，为医务社会工作专业服务奠定了多元服务协同发展的基础。

二、广东省医务社会工作服务的现状

广东省引入社会工作专业理念开展社会服务可追溯至 20 世纪 90 年代，医务社会工作作为社会工作服务发展的一个重要组成部分，也得以萌芽发展。而深圳市 2008 年 10 月在 6 家市级医院配备 8 名医务社工岗位，则开启了由政府推动的医务社会工作发展的大门。随后，东莞、佛山、江门、广州、中山、惠州等地分别在医务社会工作领域展开了多元探索。广东省各地区医务社会工作发展以结合本土特色为基础，发挥政府推动与民间活力的双重特质，在医务社会工作的服务范围、对象、内容和路径方面不断创新。

（一）整体发展情况

截至 2015 年年底，广东省开展医务社会工作服务的共有 11 个城市，分别是深圳、广州、佛山、东莞、江门、中山、惠州、韶关、汕头、潮州、湛江，开展医务社会工作服务的项目（含医院）共计 100 余项（详见附录 1），开展并从事医务社会工作专业服务的社会组织共有 30 家（详见附录 2），通过内设医务社工岗位开展医务社会工作专业服务的医院（含宁养院及康复中心）共有 14 家（附录 3）。全省直接从事医务社会工作的医务社工有 320 余名。由统计可知，这些项目、机构、人员主要集中在社会工作发展较早的珠三角城市（见表 2）。

表 2　广东各地区医务社工项目、机构、医务社工分布

序号	地区	项目（含医院）数	机构数量	医务社工人数（全职）
1	广州	17 个	6 个	约 73 名
2	深圳	49 个	10 个	114 名

续表2

序号	地区	项目（含医院）数	机构数量	医务社工人数（全职）
3	东莞	16个	4个	57名
4	佛山	14个	6个	45名
5	中山	3个	2个	8名
6	江门	4个	2个	11名
7	其他地区	6个	—	约9名

（二）服务范围与类型

医务社会工作作为现代化城市发展的产物，以改善人们的生活状况与提高生活质量为愿景，其早期以关注疾病治疗费用问题为主，如今则拓展至普遍性的对公共卫生以及健康领域的服务。广义的医务社会工作的服务范围涉及医疗与非医疗健康服务两大领域，服务内容包括预防、医疗、康复、社区卫生服务、公共卫生和环境保护等广泛的领域，也覆盖了个人生命周期的全过程。[①]

广东省医务社会工作的服务在公立医院、民营医院、社区医院等综合性医院、民政系统优抚医院、专科医院以及社区中均有多样化的大胆探索。

1. 综合性医院的医务社会工作

综合性医院是医疗服务领域中的主要服务场域，接收并治疗各类型的患者。因此，对医务社会工作者的需求也是全面的。在综合性医院通过设置医务社会工作岗位或者通过购买/引入医务社会工作服务项目等方式，为院内患者提供入院衔接、熟悉医疗体系及医院环境、经济援助、患者及家属心理辅导、协助康复治疗、协调就业及社会关系重建、制订出院计划、哀伤辅导和临终关怀等专业服务。目前由于受到岗位配置或项目购买服务的规模限制，省内在综合性医院开展的医务社会工作服务尚未能在全院铺开全面开展服务，因此主要集中在如肿瘤科、急诊科、儿科、内科、妇产科等特定科室。

---

① 参见刘继同《转型期中国医务社会工作服务范围与优先介入领域研究》，载《北京科技大学学报（社会科学版）》2006年第1期。

2. 民政系统医院的医务社会工作

社会工作专业化服务由民政系统首先推动发展起来，因此医务社会工作在民政系统医院如优抚医院、工伤康复医院等系统内得以较早获得支持。同时也因民政系统医院患者的特定性，医务社会工作开展的内容更加集中。

广东省第一荣军医院医务社工部于2009年6月分别被确定为广东省民政厅直属单位第一批社会工作人才队伍建设试点单位和国家民政部全国第二批社会工作人才队伍建设试点单位。该院通过购买服务项目的方式引入社会工作机构对住院的1—4级重伤残荣军开展专业服务，开展康复训练协助及再就业等服务。

广东省工伤康复医院通过内部增设医务社工岗位的形式，组建医务社工、职业康复师、技能培训师等跨专业工作团队，协助工伤职工重返工作岗位，重新融入社会生活。

3. 专科医院的医务社会工作

专科医院是指只做某一个或少数几个医学分科的医院，如脑科医院、宁养院等。专科医院的患者大多集中于某种特定疾病。由于患者患病类型特定，除医学专业治疗之外，一系列治疗过程中患者及其家属对特殊疾病的认知、接纳、康复等也更加需要由有针对性的专业服务提供。因此，专科医院医务社会工作服务多以组建医务社会工作者、康复治疗师、医生、护士等跨专业工作团队的方式开展。

广州市脑科医院2009年成立康复科，并作为该院重点科室。科室配备精神科医师、心理治疗师、社会工作者、音乐治疗师、教育工作者、康复治疗师和精神科护理人员共41名，开展针对精神病患者的相关康复、社会技能、职业功能等系列训练，以减少和防止精神病患者疾病复发，帮助他们更好地回归社会。

汕头大学医学院第一附属医院宁养院，是全国第一家宁养服务机构。由医生、护士、社会工作者等专业人员组成跨专业服务团队，为晚期癌症患者及其家属提供镇痛治疗、护理指导、心理辅导与哀伤支持等服务。经过10余年的不断发展壮大，目前已成为全国最大、配套最完整、技术力量最强的一所癌末患者临终关怀慈善机构。

4. 社区康复机构医务社会工作

正如学者在医务社会工作实施领域的研究中所提到的医务社会工作的服务领域随着经济社会以及专业内涵的不断发展而逐步发展。随着服务对象即患者的需求日趋多样化，服务场域由医院进入社区，社区康复、社区医疗等服务的延伸也将医务社会工作的服务领域扩展至社区以及社区康复机构。

广州市利康家属资源中心是一间致力于促进精神病康复者与"病"同行，融入社区，倡导一个平等、尊重、接纳的社区环境，使精神病康复者及其家属能无障碍地参与社会事务的社区康复服务机构。机构通过社会工作专业手法，在社区为精神病康复者及其家属提供支援性服务、康复训练服务及康乐社交服务。

（三）服务对象与内容

医务社会工作最早发源于美国，主要针对慢性病患者、急性病患者、绝症患者及其家庭提供社会心理支持、住院衔接和出院后的各种安排等服务。内地医务社会工作最早起源于北平协和医院成立的社会服务部，由燕京大学社会学系兼职教授美国人蒲爱德任主任，美国医务社会工作服务经验由此得以引进。早期内地医务社会工作发展一直延续"以患者为中心"的服务核心。

在不断发展的本土社会工作服务形势和背景下，广东省的医务社会工作服务对象和内容结合实际需求及各地发展情况，在医院服务场域以及非医院服务场域都进行着大胆的尝试和探索。也正因此，广东省医务社会工作服务的对象得到了丰富的拓展，包括老年人、儿童、孕产妇、三无流浪人员、美沙酮药物维持治疗患者、癌症患者、荣誉军人、精神康复患者、工伤康复患者等。

随着中国医患关系紧张程度的加剧，关于医患冲突引发的伤医事件屡见不鲜，医务人员正承受着越来越大的社会压力和工作压力。在医患关系中，"谁才是真正的弱者"也成为引发争议的话题。基于国内医患关系的特点，医务社会工作服务对象及其内容也扩展至医务人员，在缓解医务人员工作压力、进一步提高医疗服务质量、减少医疗纠纷的发生、改善患者的就医舒适度、化解紧张的医患关系格局、构建和谐医疗服务环境等方面发挥了重要的作用。

广州医科大学附属广佛医院（即佛山市南海区第二人民医院）于2012年，在桂城政府"关爱桂城"建设督导委员会、南海区卫生和计划生育局的支持下，引入第三方医务社会工作机构进驻，开展医务人员压力管理的实践性探索。

整体来说，凭借珠三角"先行先试"的社会工作发展形势，经过近7年时间，广东省医务社会工作在各地区、各领域均进行了创新性的探索，有力推动了医务社会工作的发展，也培育起了本土医务社会工作的专业队伍。

三、广东省医务社会工作发展的经验

（一）民间活力催化医务社会工作发展

粤人以行侠仗义的慈善之举为他省所不及，慈善理念已成为广东省传统文化的重要组成部分。[1] 早在明清时期，由绅商主办的善堂和善会蓬勃发展，为发展地方慈善救济提供了丰沃土壤。改革开放以来，由于地理环境上的特殊优势，广东省吸引了大量的外来资本，尤其是港澳台资本。这些资本在助力经济发展的同时，也催生了民间慈善和公益事业的萌芽。港澳知名人士如霍英东、邵逸夫、李嘉诚、何贤、何善衡等人纷纷以个人名义创立慈善基金会，为广东民间慈善及公益领域的发展注入更多资源。

从20世纪90年代医院精神科引入社会工作实习学生，到为100多名精神科专科医生开展"精神病康复社会工作"讲座，再到广州利康家属资源中心成立，江门利民社会工作服务中心在江门市残联康复医院组建社会工作部的探索，广东省社会工作服务乃至医务社会工作服务的起步是以个人推动到民间自然发展一步步壮大起来的。2015年年初，在广东省社会工作师联合会"联合社工，发展专业，服务广东"使命的号召下，各地医务社会工作者积极联络，共商协作发展大计，充分发挥广东社会组织的活力，发起筹备医务社会工作专业委员会，通过联合各方民间力量，更好地推动自身发展。这得益于广东深厚的岭南慈善文化，同时也得益于宽松的民间公益氛围和民间社会组织活力。这种文化和氛围，为医务社会工作服务萌芽积累了丰润肥沃的土壤，为医务社会工作服务发展奠定了坚实的基础。

---

[1] 参见王琴、周锐《清末民初传统慈善组织与教会慈善组织之比较——以广州九善堂和两广浸信会为代表》，载《黑龙江史志》2010年第17期。

（二）政府支持推动医务社会工作成长

作为社会服务管理改革创新的前沿地区，广东历年来都是中央政府各项政策试点创新的试验田。而"敢为天下先"的文化精髓也使广东人积极地回应着各项政策进行大胆的实践探索。2007年10月，深圳先行先试政府购买社会工作岗位，出台《关于加强社会工作人才队伍建设推进社会工作发展的意见》，提出要按一定的比例，在社会福利与社会救助机构、学校、医院等设置社工岗位，并提出了"一院一社工"的医务社工发展目标，走在了全国的前列，从政策上推动并保障了医务社会工作专业服务的发展。2008年，率先试点6家医院配备8名医务社工。

随后，东莞、佛山、广州、中山等地也相继出台《中共东莞市委 东莞市人民政府关于加快社会工作发展的意见》和相关的7个配套文件、《佛山市"十二五"时期社会建设规划纲要》和南海区《关于在各医疗单位开展医务社会工作服务的通知》等一系列政策文件，明确医务社会工作服务项目/岗位购买在社会建设发展中的重要作用，为各地医务社会工作服务发展指明方向。

随着医务社会工作服务的不断发展，专业领域服务发展如何更有效，服务质量如何进一步提升成为对行业发展的挑战。2015年9月，广东省首个医务社会工作服务标准《佛山市南海区医务社会工作服务标准（试行）》在佛山市南海区卫生和计划生育局推动下制定并发布。这一标准的发布进一步推动医务社会工作行业向规范化、标准化、系统化的方向发展。

（三）创新探索服务多元发展

基于广东省各地区发展的本土环境以及地方特色不同，各地在发展医务社会工作时因应自身的发展需要和资源情况，因地制宜地开展服务的创新探索。在服务范围方面，各地区结合多种创新元素，在综合性医院、民营医院、专科医院、民政系统优抚医院、工伤康复医院、社区等领域进行多样性的尝试。在服务对象和内容方面，也结合本土医疗服务行业的特色，不仅围绕"患者为中心"的传统服务工作模式进一步根据病种及需求而细化服务对象类型，也尝试在医患矛盾和医患关系等方面开展创新性的摸索。

经过7年的不断发展，从民间自发组织开展社区服务到在医院成立社会工作部；从全省试点优抚医院购买服务，内设的"嵌入式"模式到内设独立的社会工作业务部门；从实施购买服务的"独立岗位社工＋项目化岗位社工"的个别性试点，到实行"一院一社工"政策的推动，再到研发医务社工服务项目竞投服务经费；从以政府资源为主，到政府资源与社会资源、商业资源、个人资源多方协力，广东省医务社会工作呈现出广阔的发展空间和多元的发展形态。

四、广东省医务社会工作的挑战与发展建议

综观全国，广东省的医务社会工作凭借得天独厚的基础优势有了一个较好的开局。专业服务不仅受到服务对象的欢迎，还逐步获得了医护人员等各界人士的认可。但是，日益紧张的医患关系和不断增加的患者需求以及医疗服务未来发展的整体趋势也给医务社会工作的发展带来更多机遇与挑战。

（一）面临的挑战

1. 专业发展可持续动力与社会需求不平衡

社会服务发展的可持续动力以政府部门的政策推动为核心，自2006年提出建设一支宏大的社会工作人才队伍的目标至今近10年的时间里，政府部门在社会工作人才队伍建设的相关政策与社会服务发展规划方面开展了大量的工作，也出台了一些政策，这些政策制度成为我国社会工作蓬勃发展的有力推手。然而医务社会工作作为社会工作发展的重要分支，在医务社会工作发展的服务整体规划方面仍缺乏系统的政策制度保障，使得机构发展以及人才建设等方面难以做到长期和可持续的服务规划，行业自身发展前景存在较多不确定性因素，这对行业未来的持续发展存在较大的负面影响，也与社会及医疗服务发展的整体需求不相适应。

2. 医务社工机构培育和人才储备不足

广东的社会工作教育虽然已走在全国前列，但各高校现阶段仍以培养社会工作通用教育和训练为主。而受到目前社会工作行业整体职业前景不明朗和职业发展动力不足的影响，社会工作整体人才培养和发展都将是未来一段时间的重点，专业领域的专项社工人才培育准备不足。因此，直接的医务社会工作人才几乎都是从社会工作的其他领域发展而来的。从前文可见，目前全省开展医务社会工作专业服务的机构仅30家（不含医院），直接从事专业服务的人员仅为300余人，而开展的医务社会工作服务项目（含医院）有110余项。平均每个项目/每间医院配备的医务社工人数不足3人，很多项目配备的专职医

务社工仅为1人。与不断增长的专业服务需求相比较，医务社工专业服务机构以及医务社工人员的储备远远不能满足需求。社会工作专业服务已进入高速发展期，服务项目将会快速增长，专项人才培养、专业机构培育是医务社会工作领域发展的重要核心。

3. 专业发展基础薄弱，跨专业团队认同感不强

广东省社会工作在国内处于领先地位，但与已有几十年甚至上百年医务社会工作专业发展历史的港澳台地区和欧美国家地区相比，从专业培养的师资素养到实践经验都仍处于"摸索"阶段，医务社工在专业服务的综合能力、工作经验与社会阅历方面普遍不足。加之医务社工缺乏医疗行业系统的基础知识训练，在与医疗行业中经过系统化、规范化训练的医护团队合作过程中对接不顺畅，认同感不强，跨专业团队合作难度大。

（二）发展建议

相较于内陆省份，在社会工作发展政策利好的宏观环境下，广东依赖其雄厚的经济基础和开放的人文社会环境优势，以及省内医务社工同仁历经7年时间克服众多困难探索的经验基础，医务社会工作发展欲实现新的起步和质的跨越，可以从以下三个方面进一步思考和探索。

1. 加强医务社会工作专业人才队伍建设

一方面，健全医务社会工作专业教育培训体系。目前，广东省内仅有北京师范大学—香港浸会大学联合国际学院（UIC）、北京师范大学珠海分校两间高校在社会工作专业课程设置中开设医务社会工作课程，而医学院仅有广东医学院开设劳动与社会保障专业，没有独立的社会工作专业及医务社会工作课程设置。在社会工作专业教育体系中，医务社会工作的专业教育仍不完善。而广东已有28所高等院校设立了社会工作及相关专业，同时也拥有8所高等医学类院校。医务社会工作教育应充分利用这些优越的教育资源和社会工作教育先行的基础，开展专门的医务社会工作专业课程训练，培养医务知识和社会工作专业能力兼具的专项人才。此外，加强医务社会工作者的在职培训建设。建立医务社会工作者在职培训专项经费，支持专门的医务社会工作实训基地建设、培训课程开展以及对外交流学习等培训内容建设。

另一方面，完善医务社会工作人才发展的制度设计。一是从制度上肯定社会工作者的职业前景，为稳定医务社会工作人才提供基本保证。二是在社会工

作整体人才队伍制度建设设计中应考虑医务社会工作人才的布局。建立专门的职业评价体系、职业晋升和发展制度，甚至也可以参考国际经验建立专门的医务社会工作注册制度。三是制定合理的薪酬待遇标准，保障医务社会工作者体面的劳动报酬。作为公共服务的重要分支，医务社会工作者应有与医院等其他公共服务行业相适应的薪酬待遇。

2. 进一步完善相关政策制度及服务整体规划

政府部门对于社会服务发展缺乏综合性的整体规划，社工服务项目都是1～3年的期限，缺乏长期规划。同时，不同的政府部门、不同层级的政府之间在服务项目上缺乏分工合作，综合性服务与专项服务之间缺乏协同效应。近年来，随着社会工作的不断发展，政府在推动社会服务管理改革创新以及社会工作服务发展方面虽做了部分政策制度的制定，但在政策及制度制定过程中缺乏对各项服务的整体规划与统筹协调。在社会工作服务迅速步入快速发展的现阶段，政策及制度的规划制定应先于服务实施，快速反应并为实践提供指导性作用。此外，各专项领域相关政策及制度规划仍不完善，对专业服务领域的发展带来较大的负面影响。具体在医务社会工作服务领域表现为：医务社会工作服务项目都是1年服务期限，在项目后续发展及续项方面存在较多不确定性因素，也导致部分项目出现长达半年之余的服务空档期。服务中断进而导致人员流失、服务稳定性及各方对服务专业性的质疑等问题。

进一步完善医务社会工作领域相关政策、制度及服务整体规划可以从联合人力资源和社会保障厅、民政厅、卫生和计划生育委员会、社会工作委员会等部门入手，联合制定包括医务社会工作人才队伍建设、项目服务发展、跨领域合作等方面的相关政策制度，推动医务社会工作领域规范、有序发展。

3. 加强医务社会工作宣传力度，彰显专业价值

在社会工作整体发展的初期阶段，社会工作仍未被多数公众广泛了解，医务社会工作的内涵与功能更无法进入公众乃至医疗行业的视野。尽管在医务社会工作领域已有7年的探索，但只有少部分人群了解并体验过医务社会工作为他们的疾病康复和身心发展带来的积极影响。绝大多数公众及行业相关人士仍难以体会到医务社会工作的重要性及专业价值核心。因此，应加强对医务社会工作的广泛宣传，增加公众对医务社会工作的认识，增加医疗行业领域相关人士对医务社会工作专业价值的了解，逐步让社会广泛认知医务社会工作在实现人民生活福祉和构建健康和谐医疗环境的专业价值。

同时，依托行业专业委员会的力量，不断将实践过程中的经验进行总结，通过开展研讨会、沙龙以及借助互联网等新媒体等途径传播成功案例经验，彰显专业价值理念，不断扩大医务社会工作在社会工作领域乃至全社会的知名度，获取更多的社会认同，为医务社会工作的发展营造更良好的社会空间。

总体来看，广东省医务社会工作经过7年的发展，在服务范围、服务对象和服务内容方面均进行了大胆的尝试和多元化的探索，也初步形成了具有本土特色的医务社会工作服务模式。短短7年时间，已在珠三角各市逐渐推广开100余个项目，也成长和诞生了30余家专业社工机构以及一批专项服务人才，以医务社会工作服务为基础，调动多方资源，不断激发着各地社会资源的活力，为我国医务社会工作的发展积累了宝贵的实践经验。虽在发展过程中不可避免地走了一些弯路，面临无数困难，但广东医务社会工作的发展将在政府大力推动与民间各方力量充分参与中掀开新的一页。

附录1：

广东省医务社会工作服务项目（含医院）名录

序号	项目（医院）名称
1	广东省第一荣军医院
2	中山大学附属第六医院
3	广东省社会福利服务中心
4	广州市脑科医院
5	广东省工伤康复医院
6	广州市妇女儿童医疗中心
7	广州市红十字会医院
8	广州德心戒毒医疗服务中心
9	坚持的希望——贫重症患儿服务
10	生命通道——非户籍重症儿童及家庭社工服务
11	广州癌症患儿家长"医路相伴"项目
12	住院癌症患儿"医院游戏服务"项目
13	春晖庇护工场学员社工服务
14	精神康复及家属服务（外展）项目

续上表

序号	项目（医院）名称
15	广州市荔湾区利康新驿服务
16	广州市白云区精神康复综合服务中心
17	北京大学深圳医院
18	深圳市儿童医院
19	深圳市中医院
20	深圳市妇幼保健院
21	深圳市人民医院院办、宁养院
22	深圳市第二人民医院医务科
23	深圳市东晓街道木棉岭社区生育文化中心
24	深圳市罗湖区东湖街道大望社区生育文化中心
25	深圳市罗湖区计划生育服务中心、社区生育文化中心
26	深圳市桂园街道人民桥社区生育文化中心
27	深圳市东门立新社区生育文化中心
28	深圳市翠竹街道计生科
29	深圳市南湖街道渔民邨社区生育文化中心
30	深圳市坳下社区生育文化中心
31	深圳市湖景社区生育文化中心
32	深圳市坭岗社区生育文化中心
33	深圳市大塘龙社区生育文化中心
34	深圳市翠宁社区生育文化中心
35	深圳市新秀社区生育文化中心
36	深圳市渔港社区生育文化中心
37	深圳市水贝珠宝城生育文化中心
38	深圳市罗湖区卫生和人口计划生育局
39	深圳市宝安区慢性病防治院精神卫生中心
40	深圳坪山人民医院
41	深圳市龙岗区第二人民医院

续上表

序号	项目（医院）名称
42	深圳市龙岗中心医院
43	深圳市宝安区沙井人民医院
44	深圳市宝安区西乡人民医院
45	深圳市宝安区人民医院
46	深圳市罗湖区人民医院
47	深圳市罗湖区慢病院
48	深圳市康宁医院
49	深圳市眼科医院
50	深圳市急救中心
51	深圳市红十字会
52	深圳市疾病控制预防中心
53	深圳市光明新区光明医院
54	深圳远东医院
55	深圳恒生医院
56	深圳华侨医院
57	深圳博爱医院
58	深圳华福中西结合医院
59	深圳和平医院
60	深圳鹏程医院
61	深圳同仁妇科医院
62	深圳市宁养院
63	东莞市卫生局医政科
64	东莞市人民医院
65	东莞市太平人民医院
66	东莞石龙人民医院
67	东莞市医疗事故技术鉴定办公室
68	东莞卫生学校

续上表

序号	项目（医院）名称
69	东莞市人民医院万江总院
70	东莞市人民医院普济分院
71	东莞市慢性病防治医院
72	东莞市中医院
73	东莞市妇幼保健医院
74	东莞市疾病预防控制中心
75	东莞市长安卫生站
76	东莞市新涌医院
77	东莞市计划生育协会
78	东莞市长安人民医院
79	广东省第二荣军医院
80	佛山市南海区人民医院
81	佛山市南海区第二人民医院
82	佛山市南海区第六人民医院
83	佛山市南海区第八人民医院
84	佛山市南海区罗村医院
85	佛山市南海区第四人民医院
86	佛山市第一人民医院
87	佛山市第五人民医院
88	广东省第三荣军医院
89	佛山市顺德区人民医院
90	佛山市高明区人民医院
91	中山第二人民医院社区药物维持治疗门诊
92	中山第三人民医院社区药物维持治疗门诊
93	中山市人民医院
94	广东省第一救助安置中心
95	广东省杨村社会福利院

续上表

序号	项目（医院）名称
96	江门市残联康复医院
97	江门市残联康复医院恩平分院
98	江门市妇幼保健院
99	江门市五邑中医院
100	江门市第三人民医院
101	江门市新会区会城社区卫生服务中心
102	江门市新会新希望眼科医院
103	江门市蓬江区中区卫生院
104	韶关复退军人医院
105	汕头大学医学院第一附属医院宁养院
106	广东医学院附属医院宁养院
107	韶关市粤北人民医院宁养院
108	潮州市中心医院宁养院

附录2：

广东省医务社会工作服务社会组织名录

序号	机构名称
1	广州利康家属资源中心
2	广州市北达博雅社会工作资源中心
3	广州市穗星社会工作服务中心
4	广州市金丝带特殊儿童家长互助中心
5	广州市同心社会工作服务中心
6	广州德心戒毒医疗服务中心
7	深圳公益慈善网
8	深圳市东西方社工服务社

续上表

序号	机构名称
9	深圳市北斗社会工作服务中心
10	深圳市龙岗区彩虹社会工作服务中心
11	深圳市龙岗区春暖社工服务中心
12	深圳市日月社会工作服务社
13	深圳市美德社工服务社
14	深圳市龙华新区启明星社工服务中心
15	深圳市融雪盛平社工服务中心
16	深圳市鹏晨社会工作服务社
17	东莞市乐雅社会工作服务中心
18	东莞市展能社会工作服务中心
19	东莞市星扬社会工作服务中心
20	东莞市普惠社会工作服务中心
21	佛山市南海区启创社会工作服务中心
22	佛山市南海区乐众社会工作服务中心
23	佛山市福康社会工作服务中心
24	佛山市南海区启沅社会工作服务中心
25	佛山市北达博雅社会工作服务中心
26	顺德星宇社工服务中心
27	江门市利民社会工作综合服务中心
28	江门市恒爱社会工作综合服务中心
29	中山市慈航社会工作服务中心
30	中山市北达博雅社会工作服务中心

附录3：

内设医务社会工作岗位的医院（含宁养院）

序号	医院名称
1	广东工伤康复医院
2	广东省第三荣军医院
3	广东省第一荣军医院
4	中山大学附属第六医院
5	广东省第二荣军医院
6	广州市妇女儿童医疗中心
7	广州市脑科医院
8	深圳市宁养院
9	汕头大学医学院第一附属医院宁养院
10	广东医学院附属医院宁养院
11	韶关市粤北人民医院宁养院
12	潮州市中心医院宁养院
13	广州德心戒毒医疗服务中心
14	广东省社会福利服务中心

地区发展篇

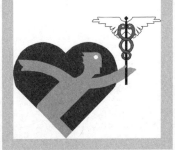

千里之行，始于足下

——深圳市医务社会工作发展概况

林莲英　卓美容

(深圳市龙岗区春暖社工服务中心)

在国家民政部和中共中央组织部的大力推动下，2007年10月，深圳市委市政府出台了《关于加强社会工作人才队伍建设推进社会工作发展的意见》(简称"1+7"文件)，随后深圳开始大规模推动社会工作试点。1+7文件提出要按一定的比例，在社会福利与社会救助机构、学校、医院等设置社工岗位，并提出了"一院一社工"的医务社工发展目标，走在了全国的前列。

深圳市的社会服务以"政府推动，民间运作"为主要特征，通过购买社工服务的方式推动社会建设和民生服务。医务社工正是在此基础上逐渐在深圳市全面铺开。经过7年多的发展，深圳市医务社工服务成效扎实，在专业化、职业化的道路上逐渐探索出符合本土特色的医疗社会工作服务。

一、深圳市医务社会工作基本情况

2008年10月深圳市民政局与深圳市卫生和计划生育委员会通过政府购买服务，以第三方派驻形式聘请了第一批医务社工共8名进入市级6家医院进行服务；2009年开始在各区推广并派驻社工到各家医院开展专业服务。深圳市发展医务社工的特点有两个：一是嵌入式。采取编制外的第三方安排社工进驻医疗单位的形式，由第三方即社工机构起薪。二是岗位制。政府向社工机构购买服务岗位，按照"一院两社工"或"一院一社工"的标准配置在用人单位(即医疗单位)。随后，医务社工服务逐步扩展到全市各家医院。截至2015年5月，深圳市政府已购买深圳市龙岗区春暖社工服务中心、深圳慈善公益网等8家社工服务机构，在全市包括儿童医院、人民医院、龙岗中心医院等57家医疗单位派驻社工服务。目前，深圳市有130余名医务社工，医务社工数量在全国位居前列。深圳市政府在发展专业化医务社会工作中起着重要的主导地位，在政策制定、制度保障、经费投入、服务监管等方面扮演了重要角色。

深圳医务社工利用政府主导的优势，进驻医院后积极开展专业服务工作，推动医患共融，促进和谐医患建设。具体服务包括为病人及家属提供心理支持、情绪疏导和经济援助，加强慢病患者自我管理和互助关爱；协助医院妥善安置"压床"病人，规范"三无"病患安置流程；开展医护人员职业技能培训和压力管理；协助调解医患纠纷，提升卫生领域人性化服务水平，促进社会服务有效展开。各类服务质量总体优良，深受医院医护及广大病患的好评。

概括来讲，医务社工的服务对象包括四类，即患者及其家属、医院及医护人员、社区居民和社会成员，实现了从个体到全体社会成员的服务覆盖面。医务社工的服务范畴包含四类，即病患服务、医护人员服务、医患关系服务及公共健康医疗服务。

二、深圳市医务社会工作服务模式

深圳市医务社会工作围绕医疗社会工作目标，开展了以病患服务、医护人员服务、医患关系服务及公共健康医疗服务为特色的社会工作专业化服务，发展了多元化的服务模式。

（一）病患服务方面

在病患服务方面，医务社会工作强调医社合作，共同致力于应对患者及其家庭在就医过程中遇到的有关社会、经济、职业、心理和人际关系等问题。医务社工为临终病人及其家庭提供临终关怀和哀伤辅导服务；为就医经济困难的患者家庭寻求和申请各类社会资源；协助医院减轻"压床"现象，促进"三无"患者的安置；维护患者权益，为他们的治疗提供更多的保障可能；为遭受疾病困扰的患者和家庭提供心理辅导；也协助康复者制订出院计划或提供转介服务。

另外，医务社工发展病友支持互助网络，社工将同质性的病患/家属组织起来开展小组活动，为患者/家属提供与疾病治疗有关的心理辅导、人际沟通、健康宣教、权益维护、照顾支持等团体式辅导和支持，切实解决患者因病而产生的需求，组建"病友互助支持网络"，促进更多的患者及家属相互支持、同路陪伴，推动互助氛围的形成。社工不定期地在科室举行小组活动，发展"同路人"病友志愿者，发挥病患间互助的品德，开展老病友探访新病友活动，发展"同路人"志愿者成为社工和医护人员的"助手"，向一些新病患传授抗病经验并给予情感上的支持与鼓励。

7年来，深圳医务社工聚焦于一线服务中调研的服务对象群体的大量需求，成功研发了30多个医务领域的创新服务项目，如"医路相伴"医患援助服务项目、"晴朗天空"医护人员关爱计划项目、"七彩阳光"深圳市长期病患贫困人群社会工作服务项目、幸福蒲公英——关爱育龄女性和失独家庭服务项目、"晴娃娃"白血病患儿援助计划、心妈妈俱乐部——孕产期女性心理援助项目、"安全家庭"社区儿童意外伤害预防计划等多个项目，服务群体包括地贫患儿、白血病患儿、癌症病人、长期慢性病人群、孕期女性、年幼儿童、临终患者、育龄女性、医护人员等。以下简要介绍4个项目服务情况。

1. "医路相伴"医患援助服务项目

该项目由深圳市龙岗区民政局资助，深圳市龙岗区春暖社工服务中心负责运营，旨在协助患者解决其在就医过程中遇到的有关社会层面、经济层面、家庭层面和心理层面的问题和困难，为医护人员提供关爱减压服务，同时开展各类医患沟通活动，为医护人员和患者提供身心灵全人健康服务，促进良好的医患关系，达到医患共融。本项目共9名社工，分别派驻至龙岗区人民医院、龙岗区妇幼保健院、龙岗区坪地人民医院，为有需要的患者、家属及医护人员提供专业服务。

各驻点团队根据驻点医院的不同特点，针对不同的服务需求，分别组织和发展了多项特色及重点服务。在项目的总体目标下，该项目分别发展了多个有特色的子项目，如工伤服务项目、"三无"患者救助项目、康复家园服务项目、医护人员关爱服务项目。项目成效显著，无论形式还是内容都得到了很好的延伸，可复制性强。

2. "七彩阳光"深圳市长期病患贫困人群社会工作服务项目

"七彩阳光——为长期病患服务计划"项目是由民政部与李嘉诚基金会合作的"大爱之行——全国贫困人群社会工作服务及能力建设"项目办、深圳市盐田区社工委出资支持，深圳市龙岗区春暖社工服务中心负责运营的长期慢性病患者关爱救助项目。项目服务于长期病患及其家庭，关爱和支持着在为重拾健康、获得康复而努力前行的他们，使这一深陷困境急需关注的特殊群体，深切感受到深圳这座爱心之城的大爱与温情。项目启动至今，根据服务对象的各种需求，整合社会各界多方资源，建立长期病患爱心库，运用个案辅导、小组活动、社区介入、网络建构等多种专业方法，为其提供住院期间的协助及出院后的跟进等一系列配套服务，将关爱、接纳、帮助长期病患的行为与意识普及至家庭、社会中。

除传统的社会工作手法，项目还通过建立深圳市慢性病患者数据库、成立基金账户等方式促进社会大众参与到对长期慢病患者及其家庭的关注与支援。

3. 心妈妈俱乐部——孕产期女性心理援助项目

该项目由深圳福彩公益金资助，深圳慈善公益网负责运营，专门针对孕产期女性所面临的心理压力、情绪问题、家庭关系问题等提供专业社会工作服务。项目以社工为主，心理咨询师、医生、护士为辅，帮助孕产期女性顺利、科学、安全地渡过这一特殊时期，促进家庭幸福、社会和谐。

4. 深圳市儿童医院·VCARE 公益空间

深圳市儿童医院·VCARE 公益空间是由深圳市关爱行动组委会办公室、深圳市儿童医院、冠名爱心企业于2014年打造的全国首家以医院为载体的儿童医疗救助公益信息平台与公益服务体验空间。项目以深圳市儿童医院为载体，以社工和志愿者为专业团队运作，努力打造一个集智趣、时尚、关爱于一体的多彩公益空间，将企业、公益机构等多方资源有效整合，将更多的关爱与温暖带给孩子们，帮助就医患儿重新谱写七彩的童年。

项目服务内容从空间运营管理、患儿与家长需求、各楼层空间特色出发，设置空间运营管理、空间常规服务、空间特色主题服务三大项主体服务。另外，项目社工通过协助深圳市关爱行动组委会办公室、儿童医院开展就医患儿救助信息对接管理工作，及时搜集整理儿童医院患儿及家长的各类救助需求信息，并将信息及时对外发布，寻求有救助意愿的爱心企业、爱心人士，搭建救助需求与爱心救助对接平台，整合各类社会资源，协助患儿及家庭缓解困难。

（二）医护人员关爱方面

在与医护人员跨专业合作服务广大病患的过程中，医务社工深切地感受到医护人员在长期高强度和高紧张的工作状态下，体力和精神上都承受着巨大的压力。医护人员在呵护他人健康与生命的同时，也需要得到来自社会各界的理解与关爱。

鉴于此，医务社工在服务病患的同时，也一直关注医护人员群体，陆续为医护人员群体开展了多种服务。为更好地聚焦服务，2012年深圳医务社工启动"晴朗天空"医护人员关爱计划专项服务项目，在龙岗和盐田区9家医院进行专项服务。该服务项目由盐田区民政局、龙岗区民政局资助，龙岗区春暖社工服务中心负责运营，项目以生理—心理—社会介入服务模式，开展社会工作专业服务，协助盐田区医务人员不断提升其处理因医护工作而产生的各种问题的能力，舒缓工作压力与职业倦怠，增强医务人员团队内部凝聚力，提升医护职业社会认可度，营造关爱医务人员的良好氛围，将关爱带给医护人员。

一方面，项目通过协助医护人员减轻因工作而带来的身心压力，加强医护人员之间的情感支持，提升医护人员工作生活质量；另一方面，项目通过搭建医患沟通桥梁，促进医患之间形成良好的合作氛围，为医护人员开展工作营造和谐环境。项目还通过媒体、社区宣教等方式，展示积极、正面的医护形象，促进社会公众客观认识与评价医护人员群体及其服务，调动社会各界力量，共同关注医护需求，将关爱与支持带给医护人员。

在项目实施过程中，社工通过个案工作室、心理热线、电子邮箱、QQ群、手工艺坊、减压小组活动、生日会、户外拓展、心理讲座、绘画治疗、职业规划、媒体宣传、职业技能训练工作坊等方式推动医护人员在身心灵方面的发展。在项目实施过程中，医务社工通过搜集广大医护人员工作的感人事迹、工作体会心得、患者感谢等资料，编写印刷成册（《晴朗天空，天使在微笑》），面向社会及服务驻点医院进行发放。关爱手册向人们展示了最真实的医护人员职业形象，体现了医护人员敬业奉献、以患者为中心的职业操守和道德准则。该服务形式取得了良好的社会效应，也深受项目服务驻点医院支持和肯定。

从项目的实施过程与效果来看，医护人员在接受项目社工的服务后，工作与生活压力得到了一定缓解，学会并掌握了一些处理压力的技巧与方法，对职业的认可度及对医院的归属感得到提升，社会对医护人员也有了较全面的认识。

（三）医患共融方面

医患共融服务既是基于病患服务和医护人员服务两大内容而展开的，又融于两项服务之中。作为在医疗服务系统中的两个核心主体，无论是病患还是医护人员，都离不开医患双方的关系和互动交织。服务病患离不开医护人员的支持，医护人员服务也离不开病患的评价以体现其价值。医务社工除了加强在日常服务中对病患、对医护人员双方的专项服务外，更注重创造、搭建平台促进医患沟通、合作与信任。医务社工常常借助我国一些传统节假日开展节日关爱、医患联谊、医患交流论坛、医患满意度调查、医患沟通障碍干预等方式组织和开展医患共融服务，在多种形式和频率上加强医患沟通和情感支持，推动医患关系的良性发展。

（四）公共健康医疗服务方面

医务社工走出医院，将医疗资源带入社区、学校、企业、工厂、建筑工地等，举行各种形式的健康宣教活动，宣传和普及医疗保健知识，加强社区居民的健康和疾病预防意识。常见的服务形式包括义诊、产后探访、季节性疾病预防宣传、急救知识演练普及等。

三、深圳市医务社会工作特点

（一）政府主导，民间运作

深圳市医务社会工作发展的模式与我国其他地区的模式不同，北京、上海、山东、重庆、福建、浙江等地发展以医疗单位自行聘请并设置服务部为主要购买方式，深圳则以政府购买岗位和项目的方式在医疗机构引入社会工作服务。深圳市医务社会工作发展初期是以嵌入式岗位设置为主，即由政府派驻社工至医疗机构服务。在岗位嵌入式服务推行到一定阶段后，政府鼓励社会工作服务更自主化和生动化，支持并推动社会工作服务发展项目化和实体化，以提升社会工作专业水准和服务效果。因此，从2010年起，深圳市通过福彩公益金公益项目大赛、电视公益项目大赛、社会建设专项资金创意项目竞赛、政府招标采购等方式推行社会工作服务项目化发展。截至目前，深圳市医务社工已成功研发和实施了30多个医务领域的创新服务项目。

（二）立场中立，公益保证

深圳市的社会工作机构均为民办性质，借助政府招标机制，以第三方身份到医院开展社工业务，人、财、物均独立于医院。基于人、财、物独立的"立场中立"，因无重大利益关联，比较客观、可信。当医院与患者产生矛盾的时候，当医务人员之间发生冲突的时候，当院方犯有过错的时候，公众容易接受社会工作机构作为第三方协调，医疗单位也乐意让社会工作机构充当缓冲带或"隔火墙"。此外，深圳市运用民间社会力量设立医务社工岗位，不增加事业编制，切实体现了"把社会应该做的事归位给社会"的改革精神，符合中央关于事业单位改革的方针。

（三）搭建平台，助力服务

深圳市医务社工的能力提升和领域服务优化离不开一个重要服务平台，即深圳市医务社会工作联合会。随着深圳市社会工作服务的大力发展和各领域社工数量的剧增，为更好地聚集各服务机构及分领域的智慧和力量，提升管理效力，深圳市社会工作者协会于2009年积极鼓励和推动各领域组建分领域交流互助平台。在此背景下，为更好地整合领域资源、积极推动医务社会工作的发展及有效探索医务社会工作的本土化，2010年7月，在香港督导的召集下，各机构积极响应，成立了深圳市医务社会工作联合会。联合会制定了相关的会议制度、架构和职能，规定一个季度召开一次会议，由机构代表（以组长、督导人员和机构代表为主）出席会议，以加强各机构的联系、支持、分享和学习；承接深圳市社会工作者协会对各领域的培训工作，提升一线医务社工的实务能力；共同探讨工作中的困难和问题，集中力量一起探讨解决方案，逐步完善医务社会工作在深圳本土的发展。

自深圳市社会工作者协会2011年开启分领域培训沙龙以来，借助深圳市医务社会工作联合会平台，共开展医务分领域培训37期，开展赴香港、上海交流学习4期，举行全市医务社会工作研讨会1期。另外，在这个平台里，深圳市医务社工共同修改完善了医务社会工作的专业表格，讨论了医务社会工作服务指标体系，制定了医务社会工作培训课程体系，汇总了全市医务、医疗救助资源。总的来说，深圳市医务社会工作联合会这个平台，不但促进了医务社会工作领域专业服务的探讨和交流、经验的提炼和总结，更对推动深圳市各区医务社会工作服务发展进程起到了重要作用。深圳市医务社会工作联合会促使深圳市医务社会工作在专业化发展的道路上更加规范和统一。

（四）服务标准化助推专业化发展

经过7年的服务发展，深圳市医务社会工作服务已初步实现社会工作服务模式化、流程化、标准化，项目采购主体和服务范围拓展多元化、品牌化。深圳医务社会工作领域已经逐步形成较为完善的服务内容、服务策略、服务程序、服务模式和服务标准体系。特别是以深圳市龙岗区春暖医务社工为代表的团队，在2011年6月就编制完成了内部培训教材《医务社工实务指引手册系列丛书》（该丛书含《医务社工个案实务指引手册》《医务社工小组活动实务指引手册》《医务社工社区活动实务指引手册》《春暖工伤病友咨询手册》），建立了医务社会工作服务菜单，在为各医疗单位提供"三无"患者服务、经济援助支持、医患沟通、工伤维权服务、心理辅导、临终关怀、危机介入、慢重病管理等服务方面起到了非常重要的推动作用。

2012年9月,深圳市在老年、教育、妇女儿童、禁毒、司法、医务、残障、企业、社区9个领域制定社会工作服务领域指标体系,为社会工作服务标准化、专业化发展提供了参照标准,以促进服务质量的提升,有效提高深圳社会工作的科学性与实用性。

2014年7月28日,在深圳市龙岗区春暖医务社工推动下,由深圳市龙岗区卫生和计划生育局和深圳市龙岗区民政局联合印发《深圳市龙岗区医务社工管理办法》,对医务社工的服务范围、待遇保障、考核管理、招标采购等方面做了明确的规定。这是深圳自2007年发展社会工作以来,首个由服务使用单位和主管单位共同出台的针对某一社会工作服务领域的管理办法文件。该办法的出台,标志着区一级的主管部门对医务社会工作服务发展的高度支持和重视,已初步形成全市医务社会工作管理机制和工作统一格局,正逐步建立和完善医务社会工作人才培养、管理、评价体系,为建设一支能够运用专业知识和技能熟练开展医务社会工作的专业队伍打下了坚实的基础。

深圳市民政主管部门和医务社会工作服务机构在推动医务社会工作的专业功能定位、角色,明晰职责工作范围、服务内容的基础上,进一步从推进医务社会工作职业化建设和专业化建设两个维度入手,在医务社会工作岗位和项目设置、待遇标准建立、专业人才队伍建设、专业人才配置、专业组织培育、服务模式及标准建设等方面不断完善深圳市医务社会工作服务制度的基础框架,在医务社工教育培训制度、医务社工评价制度和医务社工使用制度等核心部分已初步完成。

此外,深圳市龙岗区春暖社工服务中心于2015年3月联合民政主管部门、香港督导、本土督导团队筹建成立了深圳医务社工服务标准建设委员会,历时半年撰写完成《深圳市医务社工服务和作业流程标准体系》。该标准的作用在于通过梳理医务社会工作服务的经验,形成统一的服务标准,促使政府主管部门、社会工作服务机构及从业人员对医务社会工作服务达成共识,保障医务社会工作服务质量,保障服务使用者的权益,从而推动国内医务社会工作服务的发展。

深圳市医务社会工作团队将继续努力,在深圳市各级主管部门、服务使用单位和社会工作服务机构的大力支持下,不断拓展服务广度和深度,提升医务社工的专业服务能力,为服务对象的福祉而不懈努力!

广州市医务社会工作发展概况

卢九妹

(广州市北达博雅社会工作资源中心)

一、广州市医务社会工作发展背景

2007年广东省民政厅出台的《珠江三角洲地区改革发展规划纲要(2008—2020年)》升级为国家战略,纲要要求珠江三角洲地区率先建立现代社会工作制度。为支持和规范社会工作事业的发展,广州市制定了《广州市财政支持社会工作发展实施办法》(试行)、《广州市社会工作专业岗位设置及社会工作专业人员薪酬待遇实施办法》(试行)等法规,为本地社会工作的发展建立了基本运行框架并提供管理依据。

广州市作为社会工作先行先试的示范城市,社会工作的发展取得了很大的发展。广州市老人院被民政部命名为全国首批社会工作试点示范单位和地区,2011年荔湾区成为第二批全国社会工作人才队伍建设示范地区,广东省少年儿童救助保护中心、广东省荣誉军人康复医院、广州市社会工作协会成为第二批全国社会工作人才队伍建设示范单位。

社会工作政策的陆续出台,社会工作行业和社会福利事业的不断发展,也为医务社会工作的发展带来了契机。随着新医改启动,发展医务社会工作也上升为国家战略。2009年起,广州市先后有6家社工机构、5家医院开展的15个医务社会工作项目落地,拉开了广州市医务社会工作的序幕。

二、广州市医务社会工作发展模式

广州市医务社会工作经过发展逐步形成了自己独有的模式——民间力量繁荣发展,政府支持的多元格局。

民间力量参与医务社会工作服务的数量不断增加,服务范围不断扩大,服务内容不断深入。一是不同于其他城市主要依靠政府购买服务的支持,广州市的民间力量在开展社会工作服务过程中积极寻求资源的多元化,通过基金会扶持、社会募捐、NGO合作等方式吸纳各类社会资源的支持。二是在服务范围方面出现了百花齐放的局面，不仅面对医疗环境内的患者提供康复服务，还面对潜在的病患提供宣传预防服务，面对特殊人群提供经济、心理、家庭等全方位的服务。三是服务逐渐走向专业化、深入化，很多民间力量的服务在探索阶段逐步聚焦，逐渐关注于一个领域或人群的服务，随着经验的积累、专业能力的提高，服务更加专门化、专业化，如专注于白血病儿童救助的广州市穗星社会工作服务中心、专注于精神康复的广州市利康家属资源中心等。

政府支持也是医务社会工作发展的重要体现之一。除政府直接购买医务社会工作服务外，不少社会组织都是在政府推动下成立的，如广州市利康家属资源中心的成立即是在广州市残疾人联合会的推动下成立的，可见政府支持的作用。

总体来说，广州医务社会工作的发展是循序渐进、自下而上的，具有厚积薄发的优势和深厚的民间根基，同时又重视社会力量的参与和支持，充分利用媒体、基金会、爱心人士的力量参与到医务社会工作的发展当中，保持专业性，对社会工作服务进行项目化管理，从而促进了服务质量的提高。

三、重点领域及项目介绍

（一）医院内医务社会工作服务

1. 服务背景

一般意义上的医务社会工作，指社会工作者在医院、医疗机构等医疗环境中进行的专业社会工作服务，旨在促进患者的全人康复。广州市作为社会工作的先行市，对医务社会工作在医院等医疗环境内的发展也做出了一定的尝试和探索。

2. 项目简介

广东省第一荣军医院医务社工部于2009年6月分别被确定为广东省民政厅直属单位第一批社会工作人才队伍建设试点单位和国家民政部全国第二批社会工作人才队伍建设试点单位。医院通过购买服务项目的方式引入社工机构对住院的1-4级重伤残荣军（荣誉军人）开展专业服务，开展康复训练协助及再就业等服务。

广州市红十字会医院于2013年通过政府购买服务的方式引入社会工作团队,在院内的烧伤整形科、心血管内科以及血液肿瘤科开展服务,形成了"医社合作,打造全人关怀服务系统"这一服务模式,即从时间维度、目标维度和介入维度出发,从患者入院期、住院期、准备出院期和社区康复期的时间维度介入,从个人、家庭、社会的不同层面入手,运用医社合作的服务手法,以达到对患者生理、心理、社会三方面的全人关怀。

广东省工伤康复医院通过内部增设医务社工岗位的形式,组建包含医务社工、职业康复师、技能培训师等在内的跨专业工作团队,协助工伤职工重返工作岗位,重新融入社会生活。

3. 服务成效

医院内开展医务社会工作服务,发挥了医务社工促进患者的全人康复作用,促进了患者的治疗和康复。而对于医社合作逐渐进行细分,更使得医务社工服务模式具有实际的操作性。

(二)精神康复领域社会工作

1. 服务背景

20世纪八九十年代,广州市精神病防治工作的第八和第九个"五年计划"中,强调的是从医疗卫生的角度对精神病患者进行看护和监管,实施者包括医生、社区工作人员、警察、邻居和家属,并没有社工。这意味着在民政、残联两方面都缺乏针对精神病患者家属的支援性服务。随着与香港沟通的加深,1993年,香港大学陈启芳教授、吴日岚教授应邀在广州市第一人民医院为100多个精神科专科及兼职医生讲课,课题为"精神病康复社会工作"。此次讲座可以说是广州精神预防工作注入社会工作元素的起源。

2. 项目介绍

在上述背景下,1998年,广州市残疾人联合会引进香港利民会的精神康复服务经验,达成开办家属资源中心的合作意向,在嘉道理基金会拨款资助下进行筹建工作。自此,利康家属资源中心通过引进和运用社会工作手法,为精神病康复者及其家属免费提供建议、协助、咨询及支援性服务。

服务对象是精神病患者家属和精神状态稳定的精神病康复者,服务范围包括:家属服务,为精神病康复者而设立的康复及工作训练服务、康乐及社交服务。

开展的主要项目有：以工作训练为主的春晖庇护工场学员项目，旨在提升学员的自我效能感和自我照顾能力，拓宽学员的生活圈子和加强社会支援网络。精神康复及其家属服务（外展）项目，通过与社区家庭综合服务中心及精神病专科医院合作，发挥利康中心在社会心理康复方面的优势，配合"医院—社区一体化"模式，期望与社区家庭综合服务中心合作，协助康复者融入社区生活，提高康复者及其家庭的生活质量，促进社区对精神病康复者的接纳，构建和谐社区。社区精神康复综合服务（白云区）项目，通过专职社工，为居民、精神病康复者、怀疑有精神健康问题的人士及其家属、照顾者，提供社区康复训练、心理疏导、事前预防、危机介入、实时支援、个案跟进等一站式的社区精神康复支援及康复服务，旨在建立社区精神康复服务网络，填补社区空白，对接现有的精神疾病防控体系，增加社区精神康复服务资源。

广州市脑科医院2009年成立康复科，并作为该院重点科室。该科室配备精神科医师、心理治疗师、社会工作者、音乐治疗师、教育工作者、康复治疗师和精神科护理人员共41名，开展精神病患者的相关康复、社会技能、职业功能等系列训练，以减少和防止精神病患者疾病复发，帮助他们更好地回归社会。

3. 服务成效

经多年的努力，项目取得显著成效，帮助康复者家属从"人人为我"转变为"我为人人"，积极参与社会事务，成为政策参与者和推动者，并建立起良好的专业形象，促进了广州市精神康复服务的发展，推动了广州市的精神康复服务的多元化。

（三）病患儿童服务领域社会工作

1. 服务背景

儿童是家庭的希望，也承载着社会的未来。然而近年来儿童罹患重大疾病的比例日趋增长，癌症、白血病等疾病的低龄化发病趋势明显，不仅对儿童自身造成了伤害，而是为家庭带来了各种各样的压力，因病致贫的现象屡见不鲜，因无力照料而遗弃儿童的事件同样见诸报端。如何才能帮助这些家庭，各类民间力量也在做出自己的努力。

2. 项目介绍

广州市金丝带特殊儿童家长互助中心于2006年成立，是由户籍在广州市或孩子在广州市接受治疗的癌症患儿家长自发组成的非营利民间互助组织，使命是尽最大努力减少癌症对儿童及其家庭所造成的痛苦和伤害。目前的服务主要包括：探访住院癌症患儿及其家长，分享经验，舒缓压力，传递关爱；重大节日组织慰问活动，向癌症患儿赠送礼物；与其他志愿者组织合作，与住院癌症患儿开展绘画、游戏、手工等有益身心的活动，减少患儿治疗期间生活的枯燥和苦闷；传播公益，让社会各方更加关注癌症儿童问题；促进医护人员和癌症患儿家长之间的沟通，建立和谐医患关系等。服务地点包括中山大学附属第一医院、中山大学孙逸仙纪念医院（中山大学附属第二医院）、中山大学附属肿瘤医院、南方医科大学南方医院、广东省人民医院等。

"生命通道——非户籍重症儿童及家庭社工服务"是由广州市北达博雅社会工作资源中心于2014年开展的面向非广州户籍重症儿童家庭的救助项目。项目源于广州婴儿安全岛的关闭，希望通过帮助重症患儿寻找救治资源、宣传产检等方式降低病患儿童的出生和被遗弃的概率。目前针对白血病、自闭症、脑瘫患儿等提供婴儿疾病健康咨询、家庭经济困难支持、政府政策信息了解、救治资源收集与对接等服务。截至2015年，项目已向3000多人宣传和推广非广州户籍重病患儿家庭可使用的救助资源信息，提供个案咨询与服务达139个。

"坚持的希望——贫困重症患儿家庭社工服务项目"是由广州市穗星社会工作服务中心自2012年开始在部分三甲医院开展的医务社会工作，主要服务对象为白血病患儿家庭。项目以"家庭"为服务立足点，制订家庭帮扶方案，动员小组的互动模式发挥家庭在儿童治疗康复方面的潜能，运用家庭自身、医院、社会的资源服务受助家庭，至今已服务超过200户家庭。

3. 项目成效

针对病患儿童及其家庭的服务虽然开展时间较短，但由于融入了多种社会力量，在病患儿童家庭经济帮助、儿童康复治疗、病患儿童家庭互助方面发挥了较大的力量，同样也引起了社会对儿童健康的关注。

（四）戒毒领域社会工作

广州德心戒毒医疗服务中心是戒毒领域的代表。该中心主要针对吸毒患者开展戒毒治疗、心理康复、品行矫正及感化教育。广州德心戒毒医疗服务中心拥有一批专业的戒毒医疗专家、戒毒社工、心理老师、行为训练教官。除采用药物治疗外,也结合心理治疗、防复吸治疗、行为训练、体能康复等其他措施,突破传统的戒毒方法,更加立体科学地为失足吸毒人员提供系统的康复训练,让吸毒患者身心灵得到全面的康复,使戒毒成功率得到了很大的提高,复吸率大幅降低。

四、发展过程中存在的不足与建议

(一)存在的不足

1. 缺乏政府方面自上而下的支持,医务社工发展较为艰难

不同于家庭综合服务中心等一般性居民社会工作服务的购买和发展,医务社会工作服务缺乏相关的制度指引,政府资源投入也较为缺乏,部分医务社会工作项目完全依靠社会资源自筹经费,给服务的开展带来了一定的难度。

2. 公立医院等医疗环境内的医务社工岗位缺乏

作为医务社会工作服务的主要地点——医院,广州市的医务社工岗位远远不能满足患者和医护人员的需求,公立医院医务社工岗位开发不足,制约了医务社会工作的全面发展。

3. 缺乏跨团队合作,医务社会工作发展较难深入

广州医务社会工作想要发展,还取决于政府、高校、实务工作者的进一步探索与合作,发挥各自的作用和优势。但目前高校内从事医务社会工作研究的教师非常稀缺,从事医务社会工作的一线工作人员数量较少,彼此之间也缺乏一定的沟通,合作发展存在困难。

(二)发展建议

1. 政府加大扶持力度

促进政府购买社会工作服务的多元化,加强对医疗领域的资金投入;同时加快制度建立的步伐,出台医务社会工作服务规范和指导办法等政策,促进医

务社会工作领域的规范化和专业化发展。

2. 扩宽医务社会工作范围

在医院等医疗环境内开发一批医务社会工作岗位，按照人口比例设置岗位数量；在社区建立患者康复的社区医务社会工作服务站点或设置岗位医务社工，促进患者的社区康复，形成与医院的纵向对接；面向特定类型人群和单位开展专门的医务社会工作服务，如残疾人康复、重症儿童救助等。

3. 加强各类团队间的合作

医务社会工作服务主体应积极寻求与高校的合作，通过建立实习生制度等方式，增加与高校间的互动和交流，便于在各方面开展合作，促进学者对医务社会工作领域的研究，强化医务社会工作的培育力度，为医务社会工作领域提供人才储备和知识储备。

佛山市医务社会工作发展概述

巫秋君　肖晓东

（广东省社会科学院　佛山市南海区卫生和计划生育局）

佛山，正如它的名字，智慧如佛，稳重如山，是一个稳健、厚重、朴实的城市。佛山市医务社会工作从2010年开始萌芽，经过几年的探索和实践，已渐入佳境。目前佛山市医务社会工作已遍及五区中的南海区、禅城区、顺德区，共有11家医院进驻30余名医务社工。从地区来看，以南海区为首，有8家医院有社工进驻，禅城区2家，顺德区1家，高明区正在筹备中。从医务社工的设立形式来看，有2家是医院自设医务社工岗位，另外9家医院则是以政府购买医务社会工作服务项目并由社会工作机构提供服务的形式。从社会工作机构来看，以政府购买服务形式引入的医务社会工作项目中，有6个是由佛山本土机构承接服务，另外3个项目则是由来自广州的社工机构承接。从医务社会工作的服务对象来看，可以分为以南海区人民医院为代表的面向患者的传统医务社会工作和以南海区第二人民医院为代表的面向医护人员的独创性医务社会工作。

本文将从发展背景、发展历程、特色项目3个方面来展示佛山市医务社会工作的发展脉络，并就当前存在的几点问题提出未来的发展方向。

一、发展背景

（一）经济背景

佛山位于中国最具经济实力和发展活力地区之一的珠江三角洲腹地，现辖禅城区、南海区、顺德区、高明区和三水区，全市总面积3797.72平方千米，常住人口735.06万人，其中户籍人口385.61万人。佛山毗邻港澳地区，是著名侨乡，祖籍佛山的华侨和港澳台同胞达148万人，其中港澳同胞为80万人。

得天独厚的地缘优势催生佛山经济迅速发展。原广东"四小虎"中，就有"两小虎"（南海、顺德）在佛山。在2014年的中国市辖区综合实力百强中，佛山市五区均进入排名，顺德区排名榜首，南海区位列次席。2014年佛山市地区生产总值7603亿元，同比增长8.6%，人均地区生产总值103825元。佛山还是全国民营经济最发达的地区之一，共有民营企业145308家，占全市企业比重87.8%，拥有美的、格兰仕、万和、志高、碧桂园等一批骨干民营企业。据中国社会科学院发布的《中国城市竞争力蓝皮书》，佛山城市综合竞争力在全国近300个城市中最佳排名为第8位。《福布斯》中文版发布的中国内地最佳商业城市排行榜上，佛山最高获得第7名。佛山与广州共同构成的"广佛都市圈"，是"广佛肇经济圈""珠江—西江经济带"的重要组成部分，在广东省乃至全国经济社会发展版图中处于领先地位。

按照国际社会发展经验，人均GDP超过3000美元后社会将进入发展黄金期与矛盾凸显期，2002年佛山GDP突破1000亿元，人均GDP达4183美元。人均GDP达到1万美元标志着社会从发展中状态进入发达状态，佛山在2008年就超过了这条标志线。在经济高速发展、社会急剧转型的同时，"转型期陷阱"是城市发展必须重视的问题。一方面，部分群体可能由于社会资本或个人能力难以对抗社会变迁所带来的冲击，最终沦为弱势群体，不仅在经济上处于绝对贫困或者相对贫困状态，而且在社会资源方面缺乏相应的支持。另一方面，在生活条件得到改善和生活质量得到提升后，民众在医疗、教育、就业等方面的社会保障和社会服务需求也日益多元化、复杂化。尤其在地区经济社会发展不平衡、社会配套政策未能及时跟上、社会保障未能完全覆盖的情况下，城乡差别、贫富差距、本地人口与外来人口冲突、城市贫困等社会性问题开始浮现并成为影响佛山城市化进程的不安因素，成为摆在城市发展决策者面前的重大课题，就在这样的背景下，社会工作发展开始提上议程。

（二）医疗背景

从宏观层面来看，医务社会工作的发展离不开医疗卫生体制的深化改革和医疗卫生事业的发展。2009年中共中央、国务院发布《关于深化医药卫生体制改革的意见》，拉开新一波医改的序幕，有关医药卫生体制改革的政策法规大量涌现，医药卫生体制改革的方向是公立医院筹资和医疗服务定价回归"公益性"。由于医药卫生体制改革涉及千家万户，福利与健康已成为中国人最重要的社会需要，医患关系结构性紧张状况愈演愈烈，医务社会工作的地位角色上升为国家议题。2009年4月公布的医改方案首次明确规定，"完善医疗执业保险，开展医务社会工作，完善医疗纠纷处理机制，增进医患沟通"，发展医务社会工作制度上升为国家战略，表明医务社会工作发展进入崭新时代。

从微观层面来看，医患双方之间日益增多的纠纷与冲突同样也是促使医务社会工作发展的导火索。一项关于广东省医患纠纷现状的课题研究报告显示，2012年到2014年间，全省医患纠纷呈现节节攀升势头，年增幅超过25%。一般性医患纠纷处置不当，容易演化成"医闹"事件。医患沟通不顺畅的情况下，个别媒体的不实报道煽风点火，导致医患关系更为恶化。

就佛山市而言，统计显示，佛山市2010年到2012年近3年发生的医疗纠纷为980例，"医闹"事件109起，并呈逐渐上升趋势。造成医疗纠纷或"医闹"行为的原因多样，既有医院对患者投诉不重视，也有患者对医学认识有偏差或抱过高期望，以及职业医闹群体怂恿等因素。为了妥善化解医疗纠纷，2012年4月，广东和谐医患纠纷人民调解委员会"南海工作站"正式投入运行。这是一家独立于医疗机构、卫生行政部门和保险公司的第三方调解组织，中立于当事医疗结构与患者进行调解，由司法部门对业务进行指导，由媒体和司法部门对调解工作进行监督。

在宏观因素和微观因素的双重影响下，医务社工作为医患关系、护患关系、家属与医务人员关系的协调者，能够在医患之间架起一座桥梁，弥补信息的不对称，医务社会工作在缓解医患关系紧张方面的重要作用开始受到关注。

（三）社会工作背景

2011年，佛山社会管理体制创新取得突破，推动社会组织管理改革有新进展，社会工作进入迅速发展阶段。这一年出台的《关于佛山市社会组织登记管理创新和改革的意见》，在社会组织申请、登记、审批、培育以及探索构建枢纽型社会组织等方面做出创新性规定。民办社会工作机构逐步发展，2011年年底在册的民办社会工作机构共10家。与此同时，社会工作人才队伍建设迈出新步伐，2011年全市共有429人通过社会工作职业水平考试，其中110人取得社会工作师资格。部分条件成熟的镇、街建立了社工站，配备了专业社工，还先后派员参加学习班或组成考察小组，专程赴外地学习社会工作人才队伍建设工作。佛山市社会工作发展路径可以概括为"镇街先行探索，社会资源积极参与，市区跟进推广"。以佛山市南海区为例，早在2008年南海区罗村就开始引入专业社工到各社区提供面向长者、青少年、外来务工人员等群体的服务，解决"村改居"过程中引发的社会问题。镇街先行，由此成为佛山社会工作发展历程的一大特色。2010年先后就有5家社会工作机构在佛山登记注册成立，其中3家在南海区。为支持街道购买服务，作为南海区城市化水平最高的镇街，桂城街道工作委员会于2010年10月颁布《桂城街道"关爱基金"资助项目管理办法（试行）》，设立"关爱基金"作为桂城街道购买社会服务的专项基金，此举直接促进社会工作服务在桂城街道的迅速发展。仅2014年全年"关爱基金"就投入社会服务总额达1120多万元，服务项目总数为30个，延伸至27个居（村）委会，惠及约140万人次。"关爱基金"还逐步尝试降低门槛，面向义工队伍、行业协会、公益团体等提供5万元以下的小额资助，以培育社会组织。这些大胆的探索举措，既赢得了外地社会工作机构的信赖，也催生本土机构的萌芽和生长。"关爱桂城创益中心"就是这样一个由政府打造、社会工作机构合作运营管理，致力于培育和发展各类社会组织的公益综合载体。

从整体上看，佛山市五区的社会工作试点建设都各有亮点，特色突出。禅城区祖庙街道探索在居家养老方面引进社工开展专业服务；南海区积极培育社工组织，以社区综合改革为切入点，以点带面开展社会工作，不断完善社会工作运行机制；顺德区依托慈善机构，创立了"政府推动、民间实施"的工作模式；佛山市福利院、佛山市精管所以及五区福利院（中心）都开展了引入社会工作机构开展社会工作服务试点工作。

随着政府加大对社会组织的扶持与重视，增大对社会工作服务购买力度，社会工作服务项目的类型也趋于多样化、专业化，从一般的家庭综合服务、企业社会工作服务、外来工及其子女服务、驻校社会工作服务开始延伸到了专业要求更高的医疗社会工作服务。总而言之，佛山市社会工作的迅速发展，为医务社会工作的引入提供了肥沃的土壤。

二、发展历程

佛山市医务社会工作的发展历程大致可以划分为酝酿探索期、成长发展期、全面推进期3个发展阶段。

（一）酝酿探索期（2010—2011年）

2010年5月，位于佛山市南海区的广东省第二荣军医院成为广东省民政厅第二批社会工作人才队伍试点单位，随后该医院成立社工科，成为佛山市最早"尝试"医务社工的医院。优抚对象社会工作服务是我国独具特色的一大服务领域，没有国外经验可借鉴，该院的医务社工在提供专业服务时积极摸索，大胆实践，打造了"怀旧情感抒发""优抚政策宣传解读""打造'荣军文明使者'志愿服务品牌"3个特色项目，为荣军提供"身、心、社、灵"

全方位服务。由于广东省第二荣军医院的性质独特，广东省民政厅每年下拨一笔款项供医院发展社会工作服务。

由佛山市南海区卫生和计划生育局、桂城街道"关爱桂城"建设督导委员会在南海区人民医院启动的"医路同行"医务社工项目，开创了政府购买专业机构提供医务社会工作服务的先河，首次将专业社工引入医院，通过社会工作综合服务和桥梁作用，助推构建和谐的医患关系。项目于2011年9月启动，针对医患关系紧张的节点，从医患双方着手，通过"社工+义工"实施人文关怀的服务形式，从医患双方心理辅导、院方医护水平提高以及患者术后关怀延伸等方面，为医患双方提供全程服务与支持，有效缓解医患紧张，构建医患和谐互信新格局。"医路同行"医务社工项目同样是桂城社会管理创新领域新的探索，该项目的启动填补了桂城在医疗卫生管理领域探索新模式的空白，有效跟上港台地区医务社会工作的成熟模式，同时又因地制宜独创了南海的特色。

（二）成长发展期（2012—2013年）

南海区人民医院"医路同行"医务社工项目开展一年来，通过"童心有依"儿科支援计划、"粉红之家"乳癌病友支援计划、"德艺双馨"医护关爱计划、"怡养共助"个案关怀计划、"医行社区"幸福社群计划、"医路凡星"义工发展计划六大特色服务，改善了医护人员对病患心理支持相对不足的现状，营造了良好的医疗服务氛围，得到来自政府、医院和服务对象的好评。

2012年，佛山市"十二五"时期社会建设规划将"南海区'社工+义工'医疗卫生服务平台"列为社会建设重点项目。自2012年起，佛山市医务社会工作开始步入成长发展期，许多工作走在全国前列。尝到"甜头"的南海区卫生系统，将"医路同行"医务社工项目的模式推广到镇街医院，并下达《关于在各医疗单位开展医务社会工作服务的通知》。2012年9月，南海区第二人民医院（平洲医院）"医护医家"医务社工项目启动，该项目由广州市北达博雅社会工作资源中心承接，主要面向医护人员的压力管理。2013年，医务社工项目在南海区镇街医院全面铺开：2013年7月，南海区第四人民医院（西樵医院）"医家亲"项目启动。该项目由佛山市南海区启沅社会工作服务中心承接，针对病人、家属、医务工作者三方，提供包括心理咨询、法律援助、生命关怀和康复后的保障等服务。2013年11月，南海区第八人民医院（丹灶医院）"医路有我"项目启动。该项目由广州市北达博雅社会工作资源中心承接，以履行医院的社会责任为目标。2013年12月，南海区第六人民医院（黄岐医院）"关爱共济，母婴之家"项目启动。该项目由广州市北达博雅社会工作资源中心承接，致力于为孕产妇提供"身、心、社、灵"的全方面服务。2013年12月，罗村医院"仁心仁术"项目启动。该项目由佛山市南海区乐众社会工作服务中心承接，主要为病人、病人家属提供就诊咨询、心理关怀、情绪疏导等服务，以促进医患沟通交流，缓解医患矛盾。

（三）全面推进期（2014—2015年）

2014年，南海区的医务社工项目已经覆盖了桂城、西樵、罗村、丹灶、黄岐5个镇街6家医院，在2014年年底初步建立了覆盖南海的"区—镇—社区卫生服务中心"的医务社会工作服务架构。医务社会工作在改善医患关系的同时，让更多市民享受到优质医护服务。南海区医务社会工作项目还得到了全国性关注，中国社会工作师委员会主任委员、原民政部社会工作司司长孙建春同志到南海区第二人民医院进行医务社工项目调研，充分肯定了该院在医护人员压力管理方面所进行的医务社会工作探索，并鼓励院方和项目团队深化服务内容，探索可行的工作模式，为全国医务社会工作服务发展提供经验借鉴。香港理工大学和北京大学合作培养医务社会工作研究生，已把实习基地设在南海区人民医院。医务社工项目在顶尖高校人才培养的带动下不断补充新人力，不断带入国内外新思维。佛山市禅城、顺德、高明等区积极向南海学习，探索在本地试点医务社工项目。2014年1月，佛山市第一人民医院"铿锵抗癌路，社工同行"项目启动，由佛山市福康社会工作服务中心承接；佛山市第五人民医院"医路福康"项目启动，由佛山市福康社会工作服务中心承接。8月，顺德区第一人民医院启动"社工进驻医院"，由顺德区星宇社会工作服务中心承接。10月，佛山市妇幼保健院设置医务社工部。2015年4月高明区卫生和计划生育局制定了《佛山市高明区推进社工进驻医院项目具体实施方案》，确定高明区人民医院为社工进驻医院项目的试点医院，9月底高明区人民医院医务社工工作站正式挂牌投入使用。2015年7月，南海区第五人民医院已开始调研，准备试点医务社工项目。

医务社会工作因其宽广的助人视角而逐渐被纳入医疗卫生与健康照顾领域，成为医院中不可或缺的部分。为推动医务社会工作的继续完善和不断发展，佛山市及各区政府在行业规范、政策、资金、人才建设等方面提供了强有力的支持。

在行业规范方面，为进一步完善医务社会工作服务标准，让医院更了解医务社会工作的角色定位及服务内容，南海区卫生和计划生育局于2014年7月

28日批准立项，由南海区人民医院和南海区启创社会工作服务中心承接项目，制定《南海区医务社会工作服务标准》。2015年9月25日，作为广东省首个医务社会工作服务标准，《南海区医务社会工作服务标准》在南海区卫生和计划生育局的推动下正式发布。此标准文件以专业、科学的方法将医务社会工作项目的组织、管理、考评、培训等内容标准化，有利于引导本土医务社会工作向科学化、系统化、规范化发展。

在资金投入方面，2013年，南海区在设立"南海区社会建设创新奖励专项资金"的第一年就投入600万元专项资金，支持和引导社会力量进入社会管理和服务领域。2014年，南海区卫生与计划生育局发布《关于开展2014年医务社工服务竞争性分配资金项目的通知》，激发社会工作机构的积极性。

在人才培养与建设方面，2012年，佛山市政府在《佛山市"十二五"时期社会建设规划纲要》中，明确将"社会工作人才培养工程"列入"十二五"政府重点工作项目，并重点实施7个项目，其中包括"南海区'社工+义工'医疗卫生服务平台"项目。2013年，佛山市政府颁发的《关于加强社会工作人才队伍建设的实施意见》提出，到2015年全市专业社会工作者达到3700人，实现每万人中有5名社工。2014年12月，佛山市南海区民政局、佛山市南海区社会工作协会启动"南海督导人才培养计划"项目，委托广东省社会工作师联合会承接，来自8个社会服务相关单位的12名学员在接受为期8个月的培训后，成为南海第一批本土社工督导。

另外，佛山市还特别注重同行间的经验分享与交流，及时总结成效成果。2013年，南海区人民医院医务社会工作团队出版了《医路同行·社工手记》，记录了项目启动一年来的点点滴滴。2014年，医务社会工作的人文关怀及本土化探索研讨会在南海召开，研讨会由广东省医院协会行政管理专业委员会、桂城街道"关爱桂城"建设督导委员会、南海区人民医院主办，旨在共同探讨医务社会工作与医疗服务的跨专业合作，深化医院人文关怀，促进医患和谐，实现医务社会工作本土化。广州市启创社会工作服务中心总监罗观翠教授，香港医务社工、上海儿童医学中心季庆英院长，华中师范大学社会学院院长向德平博士等分享了各自的经验。2015年5月28日，"佛山市妇幼保健院医务社工实践成果分享暨广东医务社会工作发展研讨会"在佛山市妇幼保健院举行，来自广东省民政厅社工处的领导、北京大学刘继同教授、香港社会工作人员协会理事及医务社工分会召集人陈志英女士等共同出席会议。本次研讨会旨在结合本土实践经验，探讨广东地区医务社会工作发展前景，建立"医务社工+医护工作者+义工"跨界联动的全人服务模式，推广医务社会工作，以惠及众多患者。2015年7月，南海区第二人民医院及医务社工项目团队出席上海复旦大学以"医务（健康）社会工作：使命·专业·未来"为主题的国际医务社工发展学术论坛大会，并做主题分享报告，还到上海儿童医学中心参观访问。

三、特色服务项目

佛山市医务社会工作在发展过程中呈现出三种项目类型：患者为中心的医务社会工作服务项目、医务人员压力管理的医务社会工作服务项目、专科医务社会工作服务项目。

（一）患者为中心的医务社会工作服务项目

1. 服务背景

传统的医院对病人的治疗主要局限于纯粹的生物或物理治疗，对病人的身心关怀和人性化服务较少，医务社会工作应运而生填补了对于患者心理、家庭等社会属性关注的空白，以期促进患者的全人康复。近年来，由于医疗知识普及不足、患者对医疗服务的较高期望、医患沟通中出现不畅、媒体的夸大报道等原因，医患关系日趋紧张。佛山市也面临着相同的问题。针对医患关系紧张这一国内普遍现象，为进一步增强医患互信，构建和谐医患关系，南海区人民医院"医路同行"项目于2011年9月启动推行。项目由桂城政府"关爱基金"和南海区人民医院共同筹集启动资金，由南海启创社会工作服务中心承接，开启了南海区医务社会工作的发展历程。

2. 项目介绍

"医路同行"项目以"改善医患沟通，促进医患和谐"为核心目标，实施"四个一"工程。具体而言是指树立一种提供人性化服务与关怀的理念，搭建一个实现医院与社区服务对接的桥梁，打造一支能够不断扩大服务范围的队伍，营造一种全社会参与的氛围。针对医患关系紧张的节点，项目从医患双方着手，通过"社工+义工"实施人文关怀的服务形式，从医患双方心理辅导、院方医护水平提高以及患者术后关怀延伸等方面，为医患双方提供全程服务与支持，以有效缓解医患紧张，构建医患和谐互信新格局。

为确保项目工作的有效进行，中山大学社会学系罗观翠教授率领的项目团队，在南海区人民医院进行了为期3个月的系统调研，科学查找医患关系最紧张的节点，并确定初步在儿科、肿瘤科等医疗资源最紧张、病人最需要关怀的科室进行试点。项目通过"童心有依"儿科支援计划、"粉红之家"乳癌病友支援计划、"德艺双馨"医护关爱计划、"怡养共助"个案关怀计划、"医行社区"幸福社群计划、"医路凡星"义工发展计划六大服务计划，树立人文关怀理念，开展各种贴心服务，以达到缓解医患关系、提高医疗服务质量的目的。医务社工作为第三方，是病人与医院双方的沟通桥梁，通过组织具体的社工活动发掘医院在服务思维和人性化管理上的不足，反馈病人的难处和心声，配合医院做好"仁心仁术"的内容宣传和品牌宣传。

3. 服务成效

"医路同行"医务社会工作项目自启动以来，改善了医护人员对病患心理支持相对不足的现状，营造了良好的医疗服务氛围，得到来自政府、医院和服务对象的好评。

（二）医务人员压力管理的医务社会工作服务项目

1. 服务背景

由于医疗行业的替代性弱及信息不对称，患者一方自然地被认为是医患关系中的弱势群体，因此传统的医院社会工作是为协助病人及其家属缓解与疾病和损伤相关的社会、情感和经济压力而提供的服务。而现实中医务人员承受着工作时间长、强度高、待遇低、风险高、晋升体系不合理等工作压力，身心长期处于紧张状态，由此带来生活不规律、人际关系复杂、工作与家庭冲突等一系列问题，进而影响医疗质量，为医患纠纷埋下隐患。可以说，医务人员也成了社会上另一种弱势群体。近年来，南海区第二人民医院虽然在医疗技术、诊疗环境和医院规模等方面有了较大的提升和发展，但医务人员工作满意度不高，员工满意度连续3年处于南海区15家医院的中下游位置。因此，在医患关系中作为主体之一并起主导作用的医务人员同样需要关注和帮助。

2. 项目介绍

基于上述服务背景，2012年9月，南海区第二人民医院"医护医家"项目启动。"医护医家"项目由广州市北达博雅社会工作资源中心承接。医务社工突破传统医务社会工作视角，独辟蹊径地探索出一种改善医患关系的新模式：通过沟通"医"路通计划、"医"家伙伴计划、医护天使计划等打造医院沟通、医护和谐关系、医务人员关爱服务三大平台，面向医务人员实施EAP（员工支援计划）。项目团队以个案、小组、社区等社会工作等专业方法，结合人力资源管理相关专业工作方法和心理学专业知识与方法，围绕医护人员工作压力和精神压力、安全感和成就感及工作倦怠感，以及科室危机事件和突发事件、后勤沟通、医院文化建设和医护人员关爱等方面介入服务，缓解、疏导医务人员精神压力，改善科室间、员工间的沟通、协作关系，不断提高员工的工作满意度及幸福感，确保医疗质量，进而减少医疗投诉、纠纷，也达到改善医患关系的目的。

在项目的第一年，社工的主要工作在于厘清服务重点和明确服务内容。项目团队利用查阅资料、实地观察、科室人员访谈、问卷调查等多种方式，面向医护人员开展了工作压力和服务需求方面的调研，并围绕工作条件、管理支持、文化生活、压力疏导、学习提升5个方面采取13项具体措施有效舒缓工作和精神压力。在此基础之上，项目团队在第二年进行了延伸和深化，提升更具人文关怀的医院文化和凝聚更幸福和谐的医护团队，在压力舒缓、危机支援、员工关怀、员工关系4个层面开展了一系列的服务，在服务内容上做了进一步的探索。通过两年的服务探索，项目团队成功嵌入医院系统，在服务重点和内容的厘清上有了一定的突破。当前是项目服务发展和深化的黄金期，是积累创新性服务、探索成果的重要阶段。如何让目前渐有起色的服务途径成为更加系统、有效的模式，需要继续进行深化和巩固的探索。

3. 服务成效

项目对于医务社会工作在医护人员压力疏导与心理辅导、员工关系、文化建设、危机介入服务等方面的定位、角色和工作方法等进行了探索，为以医护人员服务为主的本土化医务社会工作服务内涵发展建立了良好的开端。尤其是在提升医务人员工作满意度和缓和医患关系方面取得了较为明显的成效，并获得医务社会工作同行的高度评价。

首先，从医务人员工作满意度来看，个案或团体中的医务人员在访谈中反映心情比以往放松，焦虑得以缓解或消除，工作厌倦情绪减少，工作间暴力现象减少，员工关系有所改善，医务人员自我保健意识和休闲管理意识增强，懂得调节自我和享受慢生活，处理工作、家庭冲突的能力提升。员工有良好的情绪投入到日常工作中，能够更有效地确保医疗质量，减少医疗投诉、纠纷，也达到改善医患关系的目的。

其次，从医患关系的缓和程度来看，项目开展两年来，医疗投诉、纠纷案例数量呈明显下降趋势（见表1）。医患冲突的减少，一定程度上反映了医务人员的工作环境、氛围有所改善，医患沟通效果明显，医患关系得到缓和。

表1　2012—2014年南海区第二人民医院医疗投诉、纠纷对比（例数）

年份＼季度	第一季度	第二季度	第三季度	第四季度
2012年	54	51	19	32
2013年	15	20	17	20
2014年	12	19	8	19

"医护医家"项目以其异于传统医务社会工作的创新性和开拓性，自启动以来就备受关注，并得到同行的肯定及高度评价。2013年11月，"医护医家"项目参加山东省济南市举办的"第六届华人社会·社会工作专业研讨会"医务社会工作论坛暨国家级继续医学教育项目"医务社会工作理论与实务"研讨会交流，得到同行的一致肯定。中国社会工作协会社会工作师委员会主任委员、原民政部社会工作司司长孙建春同志，北京大学公共卫生学院卫生政策与管理系博士、副教授冯文，在南海区第二人民医院参观交流时都对"医护医家"医务社工项目的开展给予了肯定，并鼓励医院、服务机构与一线社工继续努力探索医务社会工作专业服务领域，共同创建和谐医疗环境。冯文教授还表示："国内医务社工仍在起步阶段，大家都在摸索，找准医院的需求点开展工作相当重要，希望南海二院与北达博雅能做出经验，为医务社会工作领域破局革新。"2015年7月11日，"医护医家"项目团队出席上海复旦大学以"医务（健康）社会工作：使命·专业·未来"为主题的国际医务社会工作发展学术论坛大会，会上做了《基于医务人员压力管理的医务社会工作创新研究》的主题分享，获得了全国其他地区医务社会工作代表的热切关注。中国社会工作教育协会会长王思斌教授、中国社会工作教育协会医务社会工作专业委员会主任委员马凤芝教授，对项目团队敢于创新开拓医务人员服务新领域表示肯定，并勉励社工们要继续努力，总结经验，为医务社会工作增添更多新活力。

（三）专科医务社会工作服务项目

1. 服务背景

南海区第六人民医院（即原黄岐医院）产科分娩量多年以来一直稳居南

海第一，并且不断吸引周边地区的居民，产妇人数逐年增加。2013年全年产检达45000多人次，分娩量达到6910多人。面对庞大的服务群体，医护人员在临床工作当中发现部分孕产妇在生活、情绪等方面需要帮助，但繁重的医疗任务令医护人员难以顾及。引入医务社会工作服务正好可以解决这方面的问题。

2. 项目介绍

南海区第六人民医院"关爱共济，母婴之家"的产科医务社会工作服务于2013年12月启动，由广州市北达博雅社会工作资源中心承接。项目以"生理—心理—社会"的综合系统健康观为发展目标，通过医务社会工作服务和医疗技术服务共同为孕产妇提供"身、心、社、灵"的全方面服务。在项目运作过程中，聚焦于孕妇及其家庭的产前服务和孕妇学校的多维度发展，同时延伸到产妇及其家庭的住院服务和社区优生优育健康服务，探索"医疗—护理—社区—社工"四位一体化的产科医务社会工作服务模式，实践关爱"全程"和关爱"全人"的服务理念。项目针对该医院一年超过7000人分娩的优势和周边医院产科迎头追上的压力，建立"产妇大学堂"，以宣教为突破口，对入院产妇从孕检的社区出生证登记开始，对产妇及其家属进行全程的关爱和跟踪式服务。另外，通过推广"社工+义工"模式，发动出院妈妈作为医院产科宣教骨干参与医务社会工作项目。

3. 服务成效

项目在产科发起"母婴发展计划""义工实现计划"与"医护关爱计划"，通过"孕妇大学堂"的医院学堂、社区学堂和网络学堂，特殊孕产妇个案辅导服务，特色专业小组服务，医护义工与社区义工互动结合服务，以及以医患互动为目标的医护人员关爱服务，帮助孕产妇解决了在就医过程中遇到的多类问题，促进医院为患者提供更优质的服务。

四、存在的问题及未来展望

（一）存在的问题

1. 政府层面

目前在医务社会工作领域内的政策制度还不够健全，对于医务社会工作的服务规划、人才发展、宣传推广仍存在着不足。在资金支持方面存在着持续性不足的问题，缺乏专项财政资金的保障，资金的来源较为单一，导致部分项目难以持续开展，影响服务效果。在项目、人才管理等方面没有规范性文件保障，一年一签的招标方式严重制约了项目的发展。

2. 医院层面

医务社会工作起步较晚，尚未获得较高的社会认同。很多医院在推动医务社会工作发展的过程中欠缺对医务社会工作的具体了解，对医务社会工作在促进患者康复、解决医患矛盾、塑造医院品牌等方面的作用缺乏了解，因此引入医务社会工作的积极性不高。

3. 社工层面

目前医务社会工作普遍存在人手不足的状况，导致服务深入困难、服务对象群体难以扩大。首先，社工自身对医院业务、医疗知识的认识与了解需要增强。其次，由于发展时间短，医务社工与医护人员之间需要加强沟通，进一步磨合，达到更好的工作效果。最后，医务社工普遍年纪较轻，社会阅历较浅，在与患者进行沟通工作时较难获得信任，容易影响服务成效。另外，医务社工待遇偏低等问题，容易导致人员稳定性不足。

（二）未来展望

1. 营造良好的社会环境

推动政府政策完善，营造良好的政策环境。促进医务社会工作领域内服务规划、人才发展、服务标准等方面的政策完善，通过政策和制度的建立，扶持医务社会工作的发展，健全医务社会工作的工作规范，促进医务社会工作的服务深入。利用多种渠道加强医务社会工作的宣传力度，增加社会对医务社会工作的认知程度，提升医院对医务社会工作的信任程度，营造良好的社会氛围，提升医务社会工作的职业认同感和社会认同感。

2. 推动资源的多元筹措

合理统筹资源，促进多元筹措。政府指导督促各相关部门参与和支持医务社会工作发展，形成工作合力，协调解决医务社会工作发展中的重大困难问题和必要的资源支持。健全公共财政对医务社会工作经费的保障机制，在医务社会工作领域探索建立通过公共财政投入撬动社会资源投入社会工作服务的模式和机制。

3. 保障人才的成长发展

建立完整的人才培养和发展体系，为医务社工创造更广阔的职业空间。同时有针对性地面向医务社工开展医疗专业知识、医务社会工作实务的教育和培训，增加培训密度，提高培训质量；聘请资深督导指导社工的日常工作，提供更为专业的引导。

附录：

佛山市医务社工试点项目名录

序号	医院	项目名称	启动时间	承接机构
1	广东省第二荣军医院	—	2010.5	广东省第二荣军医院社工科
2	南海区人民医院	"医路同行"	2011.9	南海启创社会工作服务中心
3	南海区第二人民医院（平洲医院）	"医护医家"	2012.9	广州市北达博雅社会工作资源中心
4	南海区第四人民医院（西樵医院）	"医家亲"	2013.7	佛山市南海区启沅社会工作服务中心
5	南海区第八人民医院（丹灶医院）	"医路有我"	2013.11	广州市北达博雅社会工作资源中心
6	南海区第六人民医院（黄岐医院）	"关爱共济，母婴之家"	2013.12	广州市北达博雅社会工作资源中心
7	罗村医院	"仁心仁术"	2013.12	乐众社会工作服务中心
8	佛山市第一人民医院	"铿锵抗癌路，社工同行"	2014.1	佛山市福康社会工作服务中心
9	佛山市第五人民医院	"医路福康"	2014.1	佛山市福康社会工作服务中心
10	顺德区第一人民医院	"社工进驻医院"	2014.8	顺德区星宇社会工作服务中心
11	佛山市妇幼保健院	—	2014.10	佛山市妇幼保健院医务社工部

东莞市医务社会工作发展概况与特色服务介绍

黄肖凤

(东莞市展能社会工作服务中心)

一、东莞市医务社会工作发展背景

(一) 社会工作近年来在我国得以蓬勃发展

2006年,中共中央十六届六中全会通过了《关于构建社会主义和谐社会若干重大问题的决定》,明确提出要建设一支宏大的社会工作人才队伍,发展社会工作专业服务,完善中国社会福利制度框架,构建和谐社会。这为中国社会工作的发展提供了政策的支持,而医务社会工作也得以在全国各地蓬勃发展。

同年12月,深圳召开了"全国民政系统社会工作人才队伍建设推进会",并在2007年9月制定了《关于加强社会工作人才队伍建设推进社会工作发展的意见》及7个配套文件(简称"1+7"文件)。该意见提出了按一定比例在社区、学校、医院等设置社会工作岗位,至此,深圳医务社会工作也以"一院一社工"的形式推广,走在了全国的前列。深圳市成为继北京、上海之后又一个具有本土特色医务社会工作发展模式的城市。在这些政策和试点城市的发展和推动下,东莞地区也得以在借鉴中发展本地的医务社会工作。

(二) 响应号召,东莞市社会工作开展

2009年5月,东莞市成立了市社会工作领导小组,小组成员由市委办公室、组织部、宣传部、民政局、司法局、卫生局等20多个部门负责,共同商讨了社会工作发展规划,提出了东莞市发展社会工作的战略规划和相关实施方案,并正式出台了《中共东莞市委 东莞市人民政府关于加快社会工作发展的意见》(以下简称《意见》)和相关的7个配套文件(包括《东莞市社会工作专业岗位设置方案(试行)》《东莞市社会工作人才专业技术职位设置及薪酬待遇方案

（试行）》等），明确指出社会工作岗位设置原则、类别、职责及人才配备标准，确定了东莞市社会工作将以政府岗位购买的服务模式开展，这为东莞市医务社会工作职业化道路的开启起到了政策支持和规范标准的重要作用。

东莞市社会工作的发展虽然起步较晚，但是政府推动的力度非常大。2009年10月，东莞市组织了首批社会工作者共170多人参加上岗前培训，东莞市社会工作正式开始全面推广发展。不同于其他地区的发展，东莞市社会工作的发展具有覆盖面广、人数多、社会工作服务机构少等特点。在发展初期，东莞市社会工作服务机构数量一直保持在7个。截至2013年年底，东莞市一线社会工作者共1404名，社会工作服务覆盖卫生、残障、司法、学校、社区、禁毒等领域，服务范围涵盖25个镇街。

为了推进社会工作的稳定、持续发展，东莞市政府提供了稳定的财政支持和专业支援。在2009年，东莞市民政局对社工岗位的采买资金额度是每个岗位6万元。而目前，社工岗位购买的额度是7.6万元每人每年，其中包括各种行政管理费用，这个薪酬待遇在全国而言相对是较高的。而在专业支持方面，东莞市制订了"东莞社工督导计划"，让香港资深督导到东莞进行督导支持。规范的岗前入职培训、本土督导培训等职业、人才培育计划，有力地促进了东莞市社会工作的职业化、专业化发展。

（三）紧跟发展步伐，东莞市医务社会工作拉开序幕

在东莞市社会工作发展和试行的基础上，东莞市医务社会工作在2010年也开始试点发展。2010年5月，东莞市民政局牵头卫生局，参考深圳医务社会工作服务经验，在《意见》和相关的7个配套文件指导下，采用岗位购买服务模式向社会工作服务机构引入了第一批医务社会工作者，在8家市直医疗单位进行医务社会工作的试点，并制订了相应的服务指标协议，开始了初次岗位服务模式的尝试。医务社会工作涵盖的范围包括综合性医院和各类型专科医疗单位，推广力度和范围较大。至此，东莞市医务社会工作发展正式拉开序幕。

具体说来，东莞医务社会工作由两家社会工作服务机构负责介入开展：东莞市展能社会工作服务机构13名社工进驻东莞市人民医院、东莞市中医院、东莞市精神卫生中心（原新涌医院）、东莞市第六人民医院（原慢性病防治院）、东莞市疾病预防控制中心、东莞市妇幼保健医院，东莞市乐雅社会工作服务中心5名社工进驻东莞市卫生局医政科及东莞卫生学校。

对这种岗位购买推进方式主要的监管包括：由东莞市民政局牵头，成立专门的社会工作科，提供财政支持，定期评估与统筹医务社会工作发展；东莞市

卫生局与社会工作机构签订合作协议，协商与指导具体服务的开展；医疗单位为专业医务社会工作开展提供实际场地，并选定一名社工为医务社工联络人，负责监管和协调一线社工与医疗单位的沟通工作；社会工作服务机构负责聘用符合条件的社工，与其签订劳动合同并派驻其到相应的医疗单位，并对岗位社工进行统一的管理。

二、东莞市医务社会工作的基本服务内容

经过一年的摸索，东莞市医务社会工作的服务得到了各医疗单位的认可。2011年，东莞市卫生局召开了医务社会工作总结会议，针对试行一年的介入服务做总结讨论，并根据医疗单位的反馈与医务社会工作的实践情况，肯定了2010年的实践尝试，进一步加大了对医务社会工作的财政投入，在增加市直岗位的同时增加了镇街医疗服务单位的医务社会工作岗位，至此，东莞市镇街医院、卫生站也开始引入社会工作服务，各市直岗位配比数也大幅增加，医务社会工作者的人数从18名增至45名，医疗服务机构由8家增至12家。

从2011年开始，医务社工岗位购买的模式开始以较稳定的方式进行，其中的岗位包括了市直岗位和镇街岗位。市直岗位购买由东莞市民政局与卫生局统一出资与安置，而镇街岗位则主要由镇街民政系统根据其卫生系统需求而设置相应的岗位。而东莞市医务社会工作的服务内容和范围也逐步得到规范和明确。

（一）综合性医院：面向综合性病患及其家属

主要采用病房定驻方式和探访转介的方式开展医院服务。病房定驻主要是指医务社工分别定驻在1～2个住院科室，如肿瘤科、血液科、骨科等重症科室，参与该科室的交班、查房，深入病房了解病患需求，逐步与医护人员形成合作关系，进而开展个案、小组等专业服务；探访转介则是医务社工通过定期走访病房或接收医护人员主动转介的病友开展专业服务。

综合性医院医务社会工作的服务内容包括：

①入院适应：协助服务对象熟悉医院环境，适应治疗过程，享用医院资源；

②心理支援：提供心理辅导、支援活动、临终关怀等，舒缓心理压力，促使服务对象应对困难和自助互助能力的增强；

③社会资源链接：整合社会资源，协助患者链接所需资源；

④危机介入：及对跟进有自杀倾向和行为的患者、"三无"病患、医患矛

盾当事者等，必要时进行危机干预；

⑤康复支持网络建立：协助患者制订康复计划，链接康复资源；

⑥健康宣教：从预防的角度，增进社会大众对疾病和健康的认识；

⑦政策促进：倡导医院服务改善，促进医疗及社会保障政策趋于完美。

（二）专科性医院

除借鉴综合性医院的基本服务内容之外，专科性医院因其服务人群的特殊性，有其特定的服务方式和内容。

1. 东莞市疾病预防控制中心：面向艾滋病患者及其家属

为高危、恐艾人群及艾滋病病毒携带者提供咨询、个案服务，包括疾病认识、情绪疏导、家庭关系介入等；建立艾滋病患者互助网络平台，志愿者为同伴教育员；开展艾滋病感染者关怀活动；细分群体、提供个体式服务，如同性恋感染者、女性感染群体服务。

2. 东莞市第六人民医院：针对肺结核及职业病患者、家属

通过探访转介的服务方式进行专业服务，消除病患及家属对结核病的认知误区和恐惧，疏导情绪压力；开展康复、康娱活动，促进身心康复；病患互助网络平台建立；职业病知识普及；进驻企业宣传等。

3. 东莞市精神卫生中心：针对精神疾病患者及其家属

通过探访转介方式开展住院适应、个案跟进服务；促进病患社会功能康复；建立"医院—社区"的社区回归康复网络；建立院内病患志愿者服务队；提供针对家属的支持服务等。

（三）医务信访系统

1. 东莞市卫生局医政科

协助医疗争议患者及其家属了解医疗争议处理政策信息及处理途径，促进病患群体与卫生行政部门、调解部门、司法部门等良好沟通，引导理性维权。

2. 东莞市医疗事故技术鉴定办公室

协助涉及医疗争议的群众处理医疗事故技术鉴定相关事宜，根据群众需求

提供情绪疏导、政策咨询、资源链接及转介服务，促成争议顺利解决。

三、东莞医务社会工作特色服务介绍

2013年以来，东莞市医务社会工作岗位增加至51个，介入医疗单位12个。医务社工岗位购买的数目和设置也有了不少变化，具体情况如表1所示。

表1 东莞市医务社会工作岗位配置情况一览表

岗位购买方式	分配单位	服务机构	岗位配置数量	岗位配置时间
市直岗位购买	东莞市人民医院	东莞市展能社会工作服务中心	12人	2010.5
	东莞市中医院		3人	2010.5
	东莞市疾病预防控制中心		8人	2010.5
	东莞市精神卫生中心		5人	2010.5
	东莞市第六人民医院		3人	2010.5
	东莞市卫生局医政科	东莞市乐雅社会工作服务中心	3人	2010.5
	东莞卫生学校		2人	2010.5
	东莞市医疗事故技术鉴定办公室		2人	2011.3
	东莞市石龙人民医院		4人	2011.3
	东莞市太平人民医院		3人	2011.3
	东莞市人民医院		2人	2013.7
镇街岗位购买	东莞市长安卫生站	东莞市展能社会工作服务中心	2人	2011.5
	东莞市长安人民医院	东莞市普惠社会工作服务中心	2人	2013.2

至此，东莞医务社会工作开始发展出具有本土特色和亮点的服务，服务模式也开始多样化。在岗位购买服务的基础上发展多样化的项目服务目前已经成为东莞医务社会工作发展的趋势，越来越多的岗位项目开始运营发展，并逐渐有岗位项目转化成为独立项目。具体特色服务介绍如下。

（一）病房定驻方式——医疗系统融入方式探索

东莞医务社工作为"空降军"在进驻医院后遇到的首要挑战就是融入医

院系统内开展专业服务。定驻病房的方式一方面让医务社工了解科室新收患者及重症患者的情况,能够及时跟进患者的需求开展服务;另一方面也对科室的一般事务,甚至医院的运作及管理系统有一定的了解。此外,通过频繁的接触,医护人员对社工的服务内容也逐步加深了解。因此,这种方式对医务社工快速融入科室和医疗系统,与医护人员建立良好的合作关系,深入了解病友需求产生了积极的作用。

同时,为满足更多患者的需要,医务社工建立了阶段性的融入策略计划(见表2)。

表2 医务社会工作阶段性融入策略计划

发展阶段	服务范围	服务方式	服务目标
第一阶段 (第1~2年)	部分科室,以重症科室为主	每个社会工作者分别定驻1~2个重症科室,参与科室交班、查房	融入医院,与科室建立良好的关系,了解本科室病友特点和服务需要,做好院内宣传
第二阶段 (第3~4年)	扩大服务范围,增加有需要的科室	每个社会工作者在原来的基础上多兼顾至少一个分科室,采用轮流走访式服务	在已定驻科室初步建立转介合作关系;做好新定驻科室的宣传、融入工作;轮流走访科室病房,扩大服务范围
第三阶段 (第四年后)	逐步将专业服务范围扩展到全院	片区式发展,采用走访式定科的方式,以重症科室为主,兼顾全院其他科室	建立稳定的科室转介制度,发展跨专业合作模式,更高效率地将服务带到全院病区

(二) 信访部门介入——医患和谐的促进

为了及时、公平、公正地处理医患关系及医疗纠纷问题,东莞的医疗系统内部设立了处理信访投诉及纠纷的相关职能部门,包括一般性医院内部的信访部门、卫生局下的医政科与医疗事故技术鉴定工作办公室等。

医院内信访投诉部门:在医疗系统中,医院内的信访投诉部门一般处理患者或家属在住院或就诊过程中因医患双方沟通不畅、患者对医学知识的不了解而产生的负面情绪等,以及患者、家属对医护人员服务态度、医院环境等的投诉。

医政科：卫生局下的医政科则主要负责拟订医疗机构、医疗技术应用、医疗质量和服务、采供血机构管理等有关方面的政策、规范、标准，并组织指导实施等。

市医鉴办：医鉴办的全称是医疗事故技术鉴定工作办公室，主要负责组织专家鉴定组，运用医学科学原理和专业知识，独立进行医疗事故技术鉴定。

这些职能部门的建立在一定程度上解决了医患矛盾及纠纷问题，促进了医疗服务质量的改善。但这些部门在患者、家属及相关人员眼里往往会被认为是医院的代表。医患矛盾发生后，投诉的一方往往情绪非常激动，在认定投诉部门为医院代表的情况下，往往无法理性沟通，甚至出现"医闹"事件。

在医患关系紧张的情况下，医务社工作为第三方介入医疗矛盾及纠纷的处理中，其公益性质的"第三方"角色容易获取投诉者的信任，进而建立起医患沟通的桥梁。而医务社会工作专业的价值理念与工作手法，也为"柔和"地处理医患矛盾，协助投诉者理性处理矛盾起到积极的作用。

目前东莞市医院的信访部门及医政科和医鉴办均有医务社工介入，而普通医院的信访部门也主动寻求社工的服务。具体的介入方式详见表3。

表3　不同部门医务社工的介入

介入部门		介入方式	介入的服务内容
卫生系统行政部门	医政科	作为第三方进驻该部门开展专业工作	通过接听来电、来访咨询与投诉等，为服务对象提供短时咨询服务，解答医疗纠纷处理程序、医疗事故技术鉴定申请相关事宜，并为有需要的服务对象提供转介服务
	医鉴办		通过咨询、来访登记、接案跟进等方式协助处理医疗鉴定案件中患方群体的纠纷处理、环境协调、生活适应、常态生活规划及发展等问题
医院内信访部门	信访投诉办	与该部门形成合作转介服务机制，并开展社会工作者轮值信访及门诊服务	①建立信访对象转介渠道，社会工作者对信访部门转介的投诉患者做情况了解、关系协调、情绪疏导、资源链接等服务跟进工作 ②在门诊及信访办轮值，提供咨询、引导及纠纷处理等服务，有需要的进行个案跟进或转介服务

续表3

介入部门	介入方式	介入的服务内容
医院内信访部门	客服中心	轮流值班的方式	接待患者及家属咨询、建议及投诉，提出改进意见，完善医院管理及提高服务质量；与客服中心共同开展门诊巡查工作，及时处理门诊突发情况，促进门诊服务改善；通过电话及短信对唐氏筛查高风险、临界风险的产妇进行产后随访

（三）跨专业团队合作模式在个案、项目中的应用

1. 跨专业团队合作模式在个案管理层面的运用

现代社会环境下，患者的需求呈现复杂化及多元化发展，医务社工在处理个案问题上须用动态的、发展的眼光看待个案处境，并链接多方资源协助个案处理问题。目前东莞医务社工从两方面开展个案管理工作：① 结合患者的需求建立个案资源系统库，有效掌握各领域资源；② 统筹各专业人士，形成合作协议，紧密跟进个案每个阶段的需求。

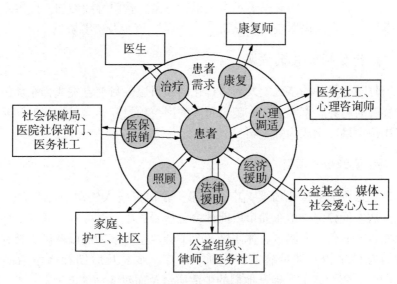

图1　患者"需求—资源"系统

2. 跨专业团队合作模式的项目发展——"医院—社区"康复网络

医务社会工作者和医院人员在医院服务过程中都充当有健康教育宣传和健康促进的角色，如对个体和群体的健康问题及健康危险因素进行管理。而健康教育需求不局限于病患，社会大众也需要预防性的健康教育宣传。"医院—社区"康复网络主要是通过将医疗资源、特殊患者照顾技巧等以讲座、义诊、座谈会等方式带到社区、学校、工厂等，以提升该地区居民对照顾和康复等知识、技巧的认知，建立"医院—社区"康复照顾桥梁。

东莞市人民医院自 2011 年以来开展的社区健康讲座，实行了"医院 + 社会工作者 + 社区"的新型合作方式，由医务社会工作者结合医院和社区的需求，每个月请 1~2 位临床科室的医生作为医疗志愿者到东莞各大社区、学校和工厂（医疗资源短缺社区优先）开展健康讲座，为广大群众普及健康知识。该讲座服务成效较显著，覆盖了东莞市多个镇街，得到了居民的热烈欢迎。截至 2013 年 12 月，讲座开展的两年时间里，东莞市人民医院共完成公益讲座 57 场次，覆盖 38 个社区，直接参与讲座受益人为 6482 人，间接受益人为 94220 人。讲座的开展得到了各家医院、社区及社区居民的大力肯定和支持，在 2013 年度健康讲座情况抽样调查中，居民对讲座的满意度平均分达 9.57 分（总分 10 分），97.8% 的居民表示讲座很有意义，希望继续参加。此讲座项目也先后获得东莞市人民医院、东莞市"三关爱"资金及资源资助。

（四）岗位项目化的发展

在岗位购买服务的基础上发展多样化的项目服务目前已经成为东莞医务社会工作发展的趋势。事实上，在越来越多的岗位项目开始运营发展的同时，已逐渐有岗位项目转化成为独立项目。

1. 病人资源中心项目

为满足患者的多样化需要，广东省第一家医务病人资源中心在 2013 年 4 月成立。病人资源中心由东莞市展能社会工作服务中心医务社工建立，中心内设资源库、图书角、上网区、休闲区及个案会谈室等多功能服务区，旨在创建病友资源互助平台，满足病友在诊断、治疗、康复及后期社区生活的"生物—心理—社会"需求，提升他们的生活质量及面对疾病的能力。

病人资源中心项目具有可复制性，目前以"实体 + 网络"的形式在东莞市展能社会工作服务中心所驻各市直医院推行（见表 4 与表 5），并开始在佛山、广州等地试行。

表4 实体"资源中心"推广情况

所在医院	挂牌时间	名称
东莞市人民医院	2013年4月10日	病人资源中心
东莞市精神卫生中心	2013年9月10日	家属资源中心
东莞市第六人民医院	2013年11月	患者资源中心
东莞市中医院	2014年11月	病友俱乐部

表5 网络"资源中心"推广情况

单位	服务对象	推广情况	服务方式
东莞市疾病预防控制中心	艾滋病感染者及其家属	网络资源交流平台运行	"生如夏花"网络平台组织、管理

资源中心成立以来，获得市级以上报道10余次，社会爱心人士主动捐赠20多次，捐赠图书、刊物、音像资料近千册，医院提供健康教育册子2000多册；建立发展资源库服务，所接来电咨询、转介个案数达500多个，专业资源转介输出几千次（仅东莞市人民医院即近2000次），并与部分公益机构签订跨专业合作协议；为病友链接经济救助资源几十万元，其中，东莞市人民医院病友资源中心在2014年获得资金捐助230000元；拥有稳定志愿者达500多人，2014年服务时数超过1000小时。

2. 医务志愿者项目

在东莞发展医务社会工作的过程中，志愿者成为重要的资源：既能够弥补岗位社工人手不足的现状，又可以联结志愿者的力量满足病友的多元需要。目前东莞市的医务志愿者数量上不断增加，服务内容不断丰富，在志愿者身份、服务方式上也更加多元化，并形成了每院独具特色的志愿服务项目。

（1）在服务方式和类型上。

综合性医院：院外＋院内志愿者。院外志愿者包括学生、社会人士、出院患者、工友志愿者等；院内主要为医护志愿者及长期病患的病友志愿者。服务方式以协助探访、节日送暖、陪伴、协助活动为主。

专科性医院：因病友的特殊性，以院内患者志愿者为主。服务形式包括协助院内活动，辅助社工开展个案、小组，协助开展科室/病区工作等。如状态稳定的精神疾病患者，在进行志愿服务的同时，能够让志愿者本身获得更多社会技能的恢复；疾控中心的"同伴教育员"，东莞市第六人民医院的肺结核、职业病"过来人"等，因为具有相似经历，更能与患者拉近距离，提供深入服务。

（2）特色志愿服务项目简介。

东莞市中医院"医义同行"志愿服务：这是"学校+医院+社工机构"志愿服务模式在东莞首次推行。该志愿服务项目由高校、医院及社工机构三方共同合作，在医院内践行志愿服务的理念，在院内开展"门诊导医""病房陪伴""义教"等志愿服务。项目分三大阶段推行志愿者服务：第一阶段，志愿者先参加导诊服务培训，慢慢熟悉医院的环境与服务对象；第二阶段，社工组织志愿者参与病友活动，逐渐放手由志愿者尝试自主策划活动；第三阶段，志愿者走进病房，提供陪伴、义教、社保知识宣传等服务。

东莞市人民医院根据综合性医院服务涵盖人群类型广的特点，结合该院医务社会工作发展重点，发展了专项的志愿者服务。主要内容包括："医心相伴"——长期病患一对一服务，提供定期陪伴、心理疏导、阅读等服务；"医路友爱"——工伤患者互助支持服务，提供工伤处理资源链接、情绪疏导、互助支持等服务；"医路畅通"——提供门诊导诊、门诊就诊协助、门诊服务提升等服务。

东莞市疾控预防控制中心、东莞市第六人民医院推出"同伴教育员"项目，为艾滋病/肺结核患者提供关怀服务。"同伴教育员"用自身的知识和技巧来帮助其他的艾滋病/肺结核患者，从而在这一群体中树立榜样的力量，带动患者之间的互助和正能量的传播。

东莞市精神卫生中心通过"身心"康复培训让精神病患者志愿者熟悉服务事宜，之后由志愿者带动其他病友进行身心康复工作，发挥互帮互助的力量促进病患社会功能的康复和对病区生活的适应，创建"身心管理"精神病患者志愿者联动项目。

（五）注重服务经验总结和实践累积

个案服务是东莞市医务社会工作者的重要服务内容，在东莞市医务社会工作发展的5年多时间里，各院形成了较为深入的个案服务实务经验，对"三无"人员服务、工伤病患服务、肿瘤病患临终服务等进行了总结。2014年，东莞市展能社会工作服务中心印制第一本《医务案例实录》，涵盖了14种类型、21个实务案例，而东莞市民政局在东莞社会工作发展五周年会议上也推出图书《探索之路——东莞医务社会工作本土探索》。

从医院社会工作到健康社会工作

——江门市医务社会工作发展情况概述

徐春玲

（江门市利民社会工作综合服务中心）

生物医学模式向"生理—心理—社会"医学模式的转变，使医务社会工作成为"全人服务"中不可或缺的一部分。随着人们对健康需求的不断增加，医务社会工作在医药卫生体制改革、构建和谐医患关系、改善民生服务中发挥着越来越重要的作用。

江门市从 2006 年开始开展医务社会工作服务，是我国医务社会工作发展较早的一个城市。近年来，随着政府对民生服务的不断重视与"大民政"等政策方案的出台，江门市社会工作迎来了新一轮的发展，医务社会工作的服务和范围也在不断拓展。笔者梳理了自 2006 年以来江门医务社会工作的发展情况，并以此作为总结，探讨分析江门当前医务社会工作的不足及发展建议。

一、医务社会工作的萌芽——医院里的人文关怀

医务社工是医患关系的润滑剂。这是医务社工给人最直接的一种认识和印象。在医院里，社工运用其专业的理念、技巧，为病友及其家属提供情绪、心理、社会、经济等方面的协助，为病友提供互助、发展的专业服务，协助其渡过困境。同时，医务社工通过搭建医患沟通的桥梁，增强医院的人文关怀因素。

江门市残联康复医院是内地比较早开展社会工作服务的医院，该院社工部（全称为"社会工作部"）成立于 2006 年。社工部提供的服务主要有：① 为经济困难的病友链接资源，解决医疗费用负担。社工通过其工作方法，协助这些病友申请政府的相关资助，并通过与社会热心人士、慈善团体、热心企业的联系，为病友减轻费用负担，争取相关福利，如购买职工医疗保险。② 丰富住院生活，提升病友能力。社工通过开展院内康乐活动、小组活动，丰富住院病友的住院生活，同时通过互助小组等形式，鼓励病友积极面向生活、自助互

助，提升病友的自信心和能力，如组织开展瘫痪病友互助组，鼓励瘫痪病友定期开展聚会、一起探望新病友，以增加病友的自我效能感和积极性。③ 通过个案管理，增强医患互动。对有需要的病友，社工以个案管理形式跟进，与医生、护士、治疗师等一起沟通病友状况，制订适切的服务计划，通过多方的互动，使病友获得"身、心、社、灵"全面的服务。④ 制订出院计划，协助病友融入社会。病友出院前，社工与病友及其家属进行沟通，协同医护人员一起为病友制订出院计划，如协助截瘫患者预防各类并发症的发生，减轻病友出院的恐惧心理。同时，社工联系社区、相关机构，为病友转介社区服务，促进其融入社会。⑤ 开展社区宣传活动。社工联同医务人员下乡开展残疾功能鉴定、康复评估、探访、筛查等活动，增加群众对康复的了解和认识。

2006 年，内地的社会工作并未起步，当时政府和社会对社会工作的了解非常少。在当时的情况下开展社会工作服务是非常困难的。而江门的专业社工，凭借着对社会工作的热忱和坚守，在工作开展中不断地探索、尝试、反思、总结，为医务社会工作打下了良好的基础。

医院设立社工部之后，通过社工的介入，加强了病友与医护人员的互动，补充了医疗服务中的不足之处，缓解了病友与医护人员之间的矛盾；同时，开展病友满意度调查，开展各类促进病友康复的活动，促进医疗服务质量的提升，增强医院的社会效应，推动了医院的发展。

二、医务社会工作的起步——服务范围的不断扩展

北京大学医学院刘继同教授指出，医务社会工作范围广泛多样，覆盖疾病预防、临床医院、康复服务、社会卫生服务、公共卫生、区域卫生规划和环境保护等领域，遍布于医院内外，甚至涉及医院之外非医疗健康照顾的服务领域。医务社会工作覆盖个人生命周期的全过程，覆盖个人工作、生活所有领域，覆盖人群健康状况的方方面面。江门市残联康复医院社工部在开展院内服务的基础上，也在不断拓展和丰富服务范围。

（一）工伤康复服务

随着时代的发展，人们对"健康"概念的理解和意识不断提升，与健康相关的因素也在不断增加。工伤就是其中一个与人类工作和健康息息相关的领域。

2008 年起，江门市残联康复医院成为工伤康复定点医疗机构，医务社会

工作开始介入工伤领域服务。社工的工作主要有：① 工伤早期筛查和介入。社工以"工伤协理员"的身份，到劳动与社会保障局（现称为"人力资源与社会保障局"）与工伤科工作人员协同开展工作，通过工伤认定这一道程序，了解工伤病友的情况。通过与工伤患者及单位接触，宣传有关工伤的政策和服务，如向患者和单位介绍工伤康复的政策，协助其办理相关手续，让工伤患者及时享受到康复服务，最大限度地让患者得到康复，减轻伤残程度，从而促进其回归岗位，回归社会。② 以"个案管理"方式跟进住院的工伤病友。工伤病友住院期间，社工为其提供入院适应、工伤政策解答、康复互助小组以及各类康乐活动，并协助其处理与单位的关系，促进其顺利回归工作。③ 工伤政策宣传与介绍。社工协同医护人员到工厂、患者家庭进行探访、举办工伤政策讲座，让参保单位和参保人了解更多的政策和服务。同时，社工还会以视频、简讯、摊位展示等形式，加强人们对工伤的认识和理解。

如果对医务社会工作了解不多的话，很多人难以明白这个"工伤协理员"做的工作是属于医务社会工作范畴的。正是因为当下人类的健康面临着越来越多的挑战和困境，医务社会工作才在这些"影响人类健康的领域"里不断介入和发展。工伤康复社会工作，呈现了医务社会工作服务范围不断向"健康社会工作"发展的趋势。

（二）"机构—社区—家庭"康复服务体系的建立和完善

康复患者从医院回到社区、家庭，需要持续的康复。如何让患者在社区、家庭也可以享受到康复服务，是医务社会工作需要探索和完善的。

2009 年，江门市试点推行医保家庭病床制度，江门市残联康复医院是其中的一家试点单位。与此同时，社会工作也迎来了新的发展，各地出台政策鼓励发展社会工作机构。在各种契机下，江门市首个社会工作机构——江门市利民社会工作综合服务中心（以下简称"江门利民"）成立。江门利民成立之初，与康复医院协同开展家庭病床服务，探索以家庭病床为基础的残疾人社区康复服务，服务内容主要有：① 全科康复服务。由具有执业资格的医生、护士、治疗师上门为家庭病床病人提供疾病诊断、护理、送药、运动治疗、物理治疗、作业治疗、传统针灸推拿、语言治疗等服务项目。② 个案管理服务。由专业社工上门为家庭病床病人提供个案管理服务，了解病人的需要，为病人及其家属宣传和解释政府相关政策，如医保报销政策、最低生活保障政策、贫困残疾人康复救助政策等，并协助申办残疾人证、低保及其他救助等；为病友及家属建立资源网络，分享患病经历及照顾的心得；为他们提供情绪支援、家庭综合治疗、转介服务；为建床病友提供义工配对服务，由受过培训的义工提供上门探访、义务剪发、义务维修、读报等服务，并组织病人和家属走出家门，参加社区活动，促进他们融入社区。③家政服务。由受过培训的家政人员上门为有需要的对象提供有偿家政服务，如辅助煮食、辅助穿脱衣、辅助进食、辅助大小便、辅助沐浴、辅助购物、家庭清洁、洗衣服务、辅助吃药、辅助剪发、辅助看病等。④居家无障碍改造服务。由执业治疗师与工程维修部工作人员上门为有需要的人士改造家居环境，如蹲厕改成坐厕，在厕所、阳台、楼梯等处增设扶手等。

"机构—社区—家庭"康复服务体系，使有需要的病患者、残疾人士出院后得到了持续的关怀，也将医务社工的服务从医院带到家庭，带到社区，推向社会。医务社会工作的服务场域也由此得到延伸和拓展。

三、医务社会工作的发展——多元化服务局面初呈现

江门市的医务社会工作从 2006 年开始起步，但真正发展应该是从 2012 年开始。2012 年起，随着政府对底层民生的重视，江门市委、市政府加强了对民生服务的投入。政府职能的转变、创新社会管理等要求，催生了社会工作机构和服务的发展。2013 年，江门市出台了"大民政"工作方案，社会工作迎来了快速的发展。医务社会工作也在此背景下呈现了服务多元化的局面。

（一）医务社会工作从城市延伸到农村

由于历史、地理、经济等原因，生活在农村里的人们在生活、教育、工作等各方面都与城市有着巨大的差距，尤其是医疗服务方面。随着政府对底层民生的重视，江门市加强了对农村这一特殊领域的投入。

江门市从 2009 年开始试点推行医保家庭病床政策，当时医保家庭病床政策仅局限于城镇职工参保人，这部分参保人符合家庭病床建床条件可享受与住院报销同等的待遇。该政策从试点推行开始便受到患者及家属的一致好评。而在推行过程中，政府和服务单位也发现农村居民相对于城镇职工而言，在经济条件、外出交通等方面都更显困窘。因此，2012 年起，农村居民参保人也纳入医保家庭病床的范围。

医保家庭病床从城市逐渐拓展到农村，为农村医务社会工作的发展带来新的契机。2013 年 7 月，在恩平市社保局、卫计局、残联等部门联动下，圣堂镇三山村设立了农村家庭病床和社会工作服务站。工作站以江门市残联康复医

院恩平分院和恩平利民社工中心为依托，由医护人员和社工在农村协同开展工作，为村民提供家庭病床、居家康复、居家无障碍改造、心理支持、情绪疏导、资源链接、公共安全教育及社区公共活动等服务。工作站通过跨专业团队的合作，以下乡上门的服务模式，将党和政府关注农村底层民生的政策转变为村民切实可感受到的服务，将医务社会工作从城市延伸到农村。这也是江门市为推动农村卫生发展和城乡公共服务均等化所进行的一大创新探索。

除上述的江门市残联康复医院恩平分院外，蓬江区的中区卫生院、北区卫生院，新会区新城卫生院、双水卫生院，台山市三合镇海军医院等医疗机构也在江门各镇的农村开展了家庭病床、残疾人居家康复服务，当中部分机构也在近两年开始了社会工作服务。

（二）精神健康社会工作不断发展

精神健康社会工作是健康社会工作中重要的组成部分。随着"人人享有康复服务"以及各项加强、重视精神残疾人服务举措的推行，江门市精神健康社会工作得到不断的发展。如江门市第三人民医院社区防治科引入专业社工开展精神康复患者社区回访、精神康复社区教育等服务；蓬江区祥光社会工作综合服务中心依托北街街道家庭综合服务中心开展"关爱玻璃心患者"项目，为社区精神康复患者提供心理疏导、情绪支持、康乐活动、小组活动等服务，并发展他们的潜能，鼓励其参与社区义工活动；恩平市引入广州利康家属资源中心，在当地注册成立恩平市利康社会工作服务中心，开展社区精神健康教育服务项目。值得一提的是，当前江门全市范围内建有56个社区康园中心，这些康园中心以智力、精神残疾人士为主要服务对象，对他们提供日常照料、文化康乐活动以及生活自理能力训练、运动功能训练、社会适应能力训练等服务。康园中心项目的发展，推动了江门精神残疾人事业的发展，也为社会工作介入精神健康领域提供了平台和契机。目前56个康园中心有16个是社会工作机构在管理运营。

（三）养老助残服务不断拓宽和深化

如前所述，医务社会工作的领域和范围比较广，其中老年人、残疾人领域是当前需要优先介入的领域。2013年年底，中共江门市委制订出台"大民政"工作方案；在工作过程中，将养老、助残、社会组织培育作为"大民政"的突破口。在此背景下，江门市分别在2014年、2015年开展了第一届和第二届"养老·助残"公益创投活动，引入社会力量参与江门养老、助残公益事业的建设，推动多元化养老、助残服务体系的建立。

"养老·助残"公益创投，整合各方资源，开展老年人和残疾人多元化的服务内容。这些服务项目分几大类，主要有：① 利用政府闲置资产，引入社会资本和社工机构，由他们进行改造装修、运营管理，开展机构养老助残服务；② 公办养老机构委托经营项目，探索尝试社工机构参与养老机构的运营管理，提供专业和有针对性的养老服务；③ 在镇、社区、农村设立养老助残服务站，提供养老、助残各项服务；④ 平安钟服务；⑤ 养老、助残方面的创新项目。

在开展"养老·助残"公益创投活动中，由于经验、场地等方面的原因，遇到了一些问题和困难，但不可否认的是，正是开展了如此多元化的服务，才构成了当前多元化的养老、助残服务体系，大幅提升了老年人、残疾人的幸福指数。

需要指出的是，"大民政"工作方案中明确提出了推动医养融合发展，探索医疗机构与养老机构合作新模式，支持有条件的养老机构设置医疗机构，引入有资质的医疗机构和社会工作机构参与养老服务，充分运用政府购买服务的方式提升医疗、养老的服务质量。这为养老服务从单一服务向"医、养、社"多元服务内容发展奠定了良好基础。

（四）健康领域项目不断增加

近年来，江门市政府不断增加对社会组织的购买服务力度。在此背景下，健康领域的服务项目也不断增加。如从2012年起，江门市社保局连续3年向社会工作机构购买"特殊人群上门年审项目"，由社工上门为特定病种人群、80岁以上的行动不便人员、重度残疾人提供上门年审、社保政策宣传、信息采集以及各类转介服务。通过这个项目，医务社工对现行的医疗保险制度、养老保险制度有了更深刻的认识，从而给医务社工的工作带来更多的思路和更深的思考。从2014年起，蓬江区在10个学校试点推行学校社会工作项目，民政局出资购买社会组织的农村留守儿童项目。这些项目为青少年、儿童的成长提供必要的支持和援助，有利于他们的健康成长，进而促进社会的健康发展。类似这些与"健康"相关的服务项目，一步一步地推动着医务社会工作不断向前发展。

（五）更多医院开始引进社会工作

医务社会工作起源于医院，本质上来说，医院是医务社会工作发展的最大阵营。2013年起，江门市不少医院纷纷借鉴、效仿康复医院，在医院招聘或引进社工，成立社工部，如中区卫生院、新城卫生院等。而江门市最大的三甲医院——中心医院也在2015年探索尝试与社会工作机构合作，开展癌症患者社会工作服务项目；江门市妇幼保健院也在2015年公布了医务社工的招聘启事。随着各大医院对医务社会工作认识的不断加深，江门的医务社会工作迎来了不断发展的契机。

四、不足与发展建议

在过去的几年，江门市的医务社会工作在不断地发展、成长，但也有不足之处，主要有以下几点。

（一）起步早，发展慢

江门市医务社会工作从2006年开始出现，是内地起步比较早的地区。在发展过程中，江门市残联康复医院医务社会工作服务一直在不断地发展、延伸，但其他医院的医务社会工作服务或医务社会工作领域的服务项目发展比较慢，整体形势与东莞、深圳等地区相比存在比较大的差距。

（二）缺少卫生部门的指导、支持

江门市医务社会工作发展离不开政府的指导和支持，过去几年江门多个政府部门积极参与其中，如社保局以购买服务项目的形式推动医务社会工作从城市向农村发展，残联向社会工作机构购买康园中心等服务项目，民政局、社工委等向社会工作机构购买养老、助残服务项目等。但目前没有卫生部门关于推进医务社会工作的举措，如出台政策或购买社会工作服务。

（三）缺乏行业指引与规范

医务社会工作是跨专业合作程度最高的领域，也是接触知识面非常宽的领域。作为一名医务社工，不仅要有扎实的专业知识，还要有医学常识、对医疗卫生体制的认识、对相关政策的熟悉和运用，以及沟通协调能力等。当前，由于社会工作教育体系的限制，刚出来工作的社工在从事医务社会工作时常常显得力不从心。医务社会工作涉及的领域非常广，缺乏行业指引和服务规范，也让医务社会工作的发展受到限制。

医务社会工作与人类健康息息相关，是社会工作服务优先介入的领域。近年来，深圳、广州、东莞、佛山等发达地区不断加强对医务社会工作的重视和支持。江门作为起步较早的地区，应在大力开展民生服务的背景下积极发展医务社会工作服务，包括建立医务社会工作服务体系和规范，加大对医务社会工作岗位和项目的购买力度，加强对医务社会工作专业人才的培训等。

社会工作是一个比较新的行业，医务社会工作又是其中发展不太成熟的领域，发展医务社会工作可谓任重而道远，需要政府、社会、社工等各方力量共同努力。

本土模式篇

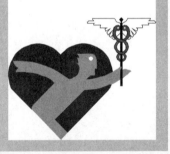

加强政府购买医务社会工作服务制度化的研究

关冬生

(广州市北达博雅社会工作资源中心)

一、认识加快推进政府购买医务社会工作制度化研究的重要意义

国务院办公厅 2013 年 96 号文《关于政府向社会力量购买服务的指导意见》提出,"要按照公开、公平、公正原则,建立健全政府向社会力量购买服务机制"。

自 20 世纪 80 年代社会工作恢复重建以来,社会工作的实务发展基本以政府推动,尤其是以购买服务的形式进行,医务社会工作也不例外。广东医务社会工作的发展,就起源于 2008 年 6 家医院 8 个医务社工岗位的购买。据不完全统计,到 2015 年,广东省卫生系统已有 80 多家医疗机构开展了医务社会工作,由 20 多家社工机构提供 200 多名社工开展服务。以广东省第一、第二、第三荣军医院为代表的民政优抚医院则自 2009 年起开展购买社会工作机构服务试点,到 2013 年已全部完成了自设部门、配置社工岗位的转型。

医务社会工作,是在医疗卫生服务领域中的社会工作。我国医疗卫生服务领域的体制特征,决定了医务社会工作有别于其他社会工作领域的发展特征,在强调社会工作的专业化、职业化的同时,制度化既是独立的进程,也是决定能否实现专业化与职业化的制约因素。2004 年,国家劳动与社会保障部将"社会工作者"正式纳入中国职业标准目录。2009 年,《中共中央 国务院关于深化医药卫生体制改革的意见》中,要求"开展医务社会工作,完善医疗纠纷处理机制,增进医患沟通"。这些决定,形成了我国医务社会工作专业化、职业化发展的政策性、制度性背景。

当前内地医务社会工作的发展,主要集中于上海、广东两地。上海医务社会工作的迅速全面铺开,完全取决于政府的政策性推动和制度化执行。广东的

发展模式，则相对呈多样化，但其背后也主要来自政府的试点。尤其是深圳市、东莞市以及佛山市南海区等医务社会工作发展较快的地区，均以政策为先导，开展了有序的试点。尽管如此，几个城市的政策还只是原则性的，在执行层面还缺乏明确的方向、定位、路径和措施；而广东多样性探索的实践，尤其是其间遇到的种种困难与困惑，恰也说明了解决缺乏统一的、明确的、细化的政策指引与执行制度这一问题的必要性与紧迫性。

要加快推进政府购买医务社会工作服务，则需要深入总结、分析过往几年的探索，切实实现政策、制度的指导性作用。

二、了解政府购买医务社会工作的发展历程，把握发展脉络，探索发展方向

梳理 7 年多来广东各级政府、医疗机构以购买服务形式推动医务社会工作的发展，可以概括出以下几个发展脉络。

1. 以民政部门为主要推动者，卫生行政部门、医疗机构作为参与者及购买者

几年来，政府购买服务的工作基本可用图 1 描述：

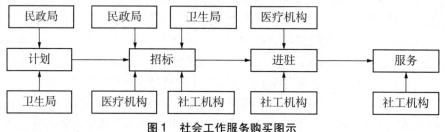

图 1　社会工作服务购买图示

无论是购买岗位还是购买项目，主要还是在医疗机构内实施。当然，财政部门在中间也扮演重要的角色，但由于出资方式的多样化，以及试点初期主要由民政部门牵头，相对而言，财政部门的角色略显被动。而随着试点规模的不断推广、服务成效的逐渐彰显、认识与共识的不断增进，财政部门的作用将会更加重要。

2. 购买服务主要采用招标方式

在起步阶段，购买服务多经历了"相亲式"的邀请招标。目前则主要采取公开招标的方式，部分项目因资金额度太小，低于实施单位（政府部门）公开招标额度标准，而采用竞争性谈判。单一来源采购的方式极少采用，一般是在多次流标情况下才转为单一来源采购。

近两年，又出现了"资助式购买"的新形式，即由社工机构根据社会需求分析，找准服务方向和服务对象，以项目的方式向政府相关部门申请经费，政府相关部门则用竞争的方式，公开评选中标项目和机构（其流程如图2所示）。目前，深圳、广州、佛山等地的公益创投即是采用这种新方式。这类型项目的实施场域，可能在医疗机构，也可能在社区，其对象属于"功能性社区"，即具有同样或类似问题的人群。

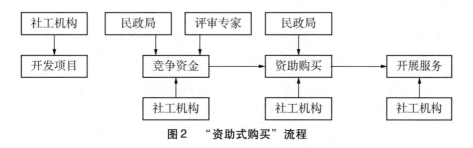

图2 "资助式购买"流程

3. 购买服务的资金来源多样化

虽然各城市的试点已有好几年的时间，但将医务社会工作的资金正式纳入财政预算，还是非常有限的。目前省内购买服务范围最广的深圳，也一直使用福利彩票公益金。同时，当前开展医务社会工作的80多家医疗机构，既有市级的、区级的，也有镇街级的，由于医院管理体制的不同，医务社会工作经费来源就非常多样，并常常需要相关部门协商出资比例，如南海区的出资方就涉及医院、医院的上级行政部门（街道办、镇政府）、医院的行业主管部门（区卫计局）。医务社会工作经费的固化、恒常化仍然困扰着各相关方。

4. 购买服务的产品主要是"岗位服务"和"项目服务"

深圳、东莞两市从开始至今，一直采用"购买岗位服务"的方式，近两年在服务过程中呈"项目化"执行，形成一些具体的服务产品，部分也已经成为有一定影响力的服务品牌。佛山、中山、广州等市则是"购买项目服务"。因都处于试点阶段，同样的，单个医疗机构的岗位职数配置一直都较低：2015年，深圳是2.26人，东莞是4.25人，中山是2.3人，广州是5人（红十字会医院）。职数的配置依据目前都没有与床位或其他要素挂钩。

5. 购买服务的范围主要从医院起步，逐步向社区拓展，服务对象从医院患者向社区健康照顾需要者及家属扩展

民政系统、卫生系统起步试点社会工作，均选择在医院进行。目前200多名医务社会工作者，主要也在50多家医疗机构服务。向社区拓展的政府购买的医务社会工作服务，目前主要有两个路径：一个是从医院直接延伸到社区，或者是社区服务作为子项目，或者是对出院者的延伸服务；一个是近几年出现的，由社工机构根据社会需要开发项目，以竞投方式获得政府资助式购买（前面第二点已谈及）。

6. 购买服务的内容主要包括病患服务、医护人员服务、医患关系服务、公共健康医疗服务以及病患家属服务

正如前面所述，广东的发展方式多样，各城市之间、同一城市不同医院之间，都根据自己的实际情况来确定试点所需要解决的问题，这样，服务内容就有点百花齐放的样子。这个状况，好处与困难都非常明显：好处是一路摸索，贴近需求，有许多卓有成效的经验与成果；困难之处在于缺乏一个明确的指引，事实上要形成一个有效的指引也不容易。《佛山市南海区医务社会工作服务标准》的出台过程就是一个明显例子。

7. 购买服务的相关方均逐渐成为积极的推动者

有两个转变非常明显：一是由"民政部门主导，卫生部门与医疗机构参与"，到"卫生部门与医疗机构主动，民政部门协助"的转变；二是由"民政、卫生、医疗部门提出岗位与项目需求，社工机构回应岗位与项目需求"，到"社工机构研发项目需求，民政与卫生部门回应与支持项目需求"的新转变。

这两个转变，均表明购买医务社会工作服务已逐渐成为政府相关部门的共识与方向。

三、解决政府购买医务社会工作服务制度化的关键问题

(一) 建立制度框架

政府购买医务社会工作服务的制度建设，首先应该充分体现医务社会工作本身的制度规范。医务社会工作的制度体系，应该包括医务社会工作的价值体系以及有形制度。价值体系包含价值目标和基本原则；有形制度则是在医务社会工作的功能定位基础上，所形成的医务社会工作者在医疗卫生服务领域中的岗位类别、设置比例、业务领域、服务职能、任职资格、职级要求，医务社会工作职能部门的组织结构，以及医务社会工作的服务标准，也包括为保障医务社会工作服务顺利进行的资金制度。

其次，政府购买服务，同时适用预算法、采购法和合同法。这三个法律框架，也基本成为形成购买医务社会工作服务制度的规范。整体制度框架，应该包含制度的制定、制度的主体、制度的执行。制度的主体是核心，包括价值体系、主要规范体系、支持性体系。

政府购买的医务社会工作服务属于公共服务，基于内地的现状，是在政府公共服务体系上的增量性服务，因此，价值体系显得尤为重要。可以说，价值取向是贯穿于制度的制定和执行的整个过程的。

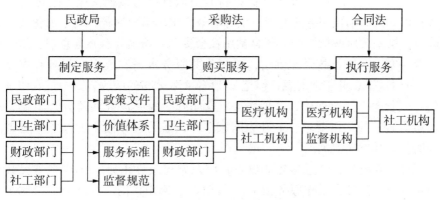

图3 政府购买社会工作服务制度框架

（二）解决制度化进程中的关键问题

按照上述制度逻辑框架，下文将主要就价值体系与政策体系、项目立项与招标评审、合同管理与监督机制 3 个关键方面进行分析。

1. 价值体系与政策体系

（1）加强价值认同。

当前，医务社会工作发展步履较为艰难，关键因素是其价值还没有获得医疗领域，即是卫生行政部门与医疗机构的广泛了解与认同；在当前的试点工作中，出现的服务需求与招标需求含糊不清、招标中的价格因素经常左右甚或决定中标结果、服务内容摇摆不定、服务需求方与服务提供方期待不一致甚至冲突、服务使用方被动接受服务、服务进入医疗机构需花大力气和许多时间进行宣传、服务成效评估标准不一致及变化不定等问题，也与社会各界对医务社会工作缺乏根本认识有关。

（2）加快政策拟定。

可喜的是，在宏观政策层面，在各地社会工作服务试点基础上，国务院办公厅 2013 年颁发的《关于政府向社会力量购买服务的指导意见》明确提出，"加强和创新社会管理，改进政府提供公共服务方式。在公共服务领域更多利用社会力量，加大政府购买服务力度"，要"构建多层次、多方式的公共服务供给体系"，并指出，"实践证明，推行政府向社会力量购买服务是创新公共服务提供方式、加快服务业发展、引导有效需求的重要途径，对于深化社会领域改革，推动政府职能转变，整合利用社会资源，增强公众参与意识，激发经济社会活力，增加公共服务供给，提高公共服务水平和效率，都具有重要意义"。虽然这个意见非常宏观，但把 2009 年 4 月公布的医改方案中首次明确规定的"完善医疗执业保险，开展医务社会工作，完善医疗纠纷处理机制，增进医患沟通"的工作要求，上升为国家战略，表明医务社会工作发展将进入崭新时代，其意义深远。

同样可喜的是，经过多年的试点，广东省民政厅出台了《广东省民政事业单位优抚医院社会工作服务指引》（试行）、佛山市南海区出台了《佛山市南海区医务社会工作服务标准》，具体地从政策上肯定与明确了医务社会工作服务在医疗卫生服务体系中的作用和地位。

但仔细分析，我们不难发现，自 2008 年至今，我们都还没有任何一份省级、市级、区县级的，由民政、卫生、财政等部门制定的关于医务社会工作发展的独立文件,即便医务社会工作发展较快的深圳、东莞、佛山等城市,依靠的还是全地区统一的发展社会工作的政策文件。深圳在2007年9月制定了《关于加强社会工作人才队伍建设推进社会工作发展的意见》及7个配套文件。该意见提出了按一定比例在社区、学校、医院等设置社会工作岗位,医务社会工作以"一院一社工"推广。东莞则以此为借鉴,2009年5月出台了《中共东莞市委 东莞市人民政府关于加快社会工作发展的意见》和相关的7个配套文件。

我们也同样看到,政策的逐渐建立与规范,众多社会工作者的不懈实践努力,把医务社会工作的专业价值观从宏观到微观上推送到了医疗卫生领域和社会大众面前,在以医疗专业技术为核心的相对封闭的医疗卫生领域中,已经逐渐在一定范围里建立了其相对独立的专业地位,社会工作者的专业角色和专业价值观也逐渐获得了更多的认可。这一切,为广东医务社会工作的发展奠定了良好的观念与思想认识基础,我们有理由相信,在接下来的医务社会工作发展中,通过进一步的实践,通过实务界、理论界和教育界的通力探索、研究、传播,医务社会工作的专业价值体系将会更加完善和更为多数人所接受,前面谈及的诸多问题,将会越来越少,迷茫以及阻力也将越来越少,而形成强大的思想动力。

2. 项目立项与招标评审

(1) 解决公益性社会工作服务的市场化冲突。

医务社会工作服务,是公共服务资源配置体系与供给体系的组成部分。政府作为提供主体,输送主体既由政府承担,也由社会渠道承担。社会性渠道则由政府向有资质的社会组织购买。

政府购买服务适用预算法、采购法和合同法,无论是购买服务岗位还是服务项目,都将主要由市场化竞争的竞投制度、合同制的拨款制度、多部门的监察制度、恒常的资质评估制度等构成政府购买服务机制。其核心是市场化方式,遵循"竞争择优"原则,采用公开招标、邀请招标、竞争性谈判、单一来源采购等方式,通过合同对服务的时间、范围、内容、服务要求、资金支付和违约责任等进行约定。在政府购买社会工作服务的实践中,为避免以"成本—效益"为主的采购原则,提出要突出"公共性"和"公益性",兼顾"突出社会效益"和"降低行政成本"。

"市场化"与"公益性"的关系,既是实践问题,也是价值认知问题。目前,招标的评审指标体系主要由"技术部分""商务部分"和"价格部分"三部分构成。在公开招标方式中，价格分数的权重虽然最低，但往往会成为左右甚至决定招标结果的因素，竞争性谈判则干脆直接采用"价低者得"的原则。虽然从理论上讲不允许以明显低于成本的价格来恶性竞争，但由于社会服务的成本核算难以把握，目前更没有一个何谓"低于成本"的标准作为评判标准，因而经常在招投标实践中出现以价格取胜而不是以技术以及商务条件取胜的例子。因此，在招投标实践中，"市场化"可以用价格因素来体现，"公益性"还无法用数量来体现与保证。在一些城市的实践中，将出于对"价低者得"的修正，调整为"服务工时"标准，并设定一个上下限浮动比例。但实际上这是与采购法有冲突的。这个问题，至今仍对政府购买社会服务工作造成困扰。

（2）通过科学立项解决购买公益性服务的定价问题。

上述问题，就提出了一个社会工作服务的定价问题、成本核算问题。而这项工作，是属于社会工作服务项目立项范畴的。社会工作服务的支出构成基本包括人员薪酬福利、服务活动费用、行政费用、培训与督导费用、税费与中标服务费等部分。其中人员薪酬福利占整体经费的60%以上，甚至东莞市规定不得少于经费的80%。因此，人员编制职数与薪酬标准就成为关键。

人员职数的多少是与服务量匹配的，这样，社会工作服务的定价就与服务所需的服务工作量相关。

服务工作量的测算又是与服务覆盖度和深度相关的，因此，购买一个社会工作服务的岗位或者一个项目，需要先规定其服务覆盖度和深度，这就需要在购买前对服务的范围进行厘清和确定，也即是要进行"服务立项"。

项目"立项"是政府相关部门的重要职责，国务院办公厅《关于政府向社会力量购买服务的指导意见》要求"建立健全项目申报、预算编报、组织采购、项目监管、绩效评价的规范化流程"。

当前实践中的突出问题是，"立项"论证工作的科学性、严谨性亟待加强。总的来说，服务定位还比较宽泛模糊、服务内容也是宽泛不清，从而对服务工作量的测算就难以准确进行，人员需求也就相应难以准确估计，从而最终影响购买服务定价。这既影响招投标过程，也在后面的服务过程中带来工作与角色定位不清楚，招标方与中标单位理解、期望常常产生不一致甚或冲突等问题。

从过往几年的实践看，立项工作需要较大规模与较有深度的调研为基础。影响科学性、严谨性调研的因素主要有两个方面，即政府相关部门中专业人才的缺乏及调研资金不足。

破解这个难题，似乎前面提到的深圳、广州、佛山等地以公益创投方式出现的"资助式购买"是一个方向。这种方式把调研社会需求、找准服务方向、研发服务产品所需的专业人才需求、资金需求都转移到社会组织身上，而政府又约请第三方专家团队进行多番评审，通过多轮筛选，确定合适的服务项目。香港地区实施了多年的"一笔过拨款"与"购买服务"结合的方式，也给予我们很多启发。但政府购买服务目录的编制与购买服务计划的制定，还是需要政府解决专业人才与资金的问题，图1所展示的方式是难以被完全替代的。可行的路径是根据现实状况综合应用两个方式。香港地区的模式非常值得借鉴，但与现行内地政府预算法、采购法有较大差距，需要有新的突破才可行。

3. 合同管理与监督机制

（1）加强合同管理的规范性，切实践行契约精神。

政府购买社会工作服务，适用的是经济合同法。按照国务院的要求，要在合同里"明确所购买服务的范围、标的、数量、质量要求，以及服务期限、资金支付方式、权利义务和违约责任等，按照合同要求支付资金，并加强对服务提供全过程的跟踪监管和对服务成果的检查验收。承接主体要严格履行合同义务，按时完成服务项目任务，保证服务数量、质量和效果"。

从这几年的实践看，合同的签署是规范的，但执行的规范性就常常受到较大的影响，主要反映在以下几个方面：

一是虽然多数购买服务是试点性质的，但基本只规定了服务任务，而不明确试点任务。所以，在履行合同的时候，购买方等对社会工作者的要求，就常常超出合同约定。

二是购买方会把其临时性的任务、其他部门的任务或无关的行政事务转嫁到社会工作者身上。

三是资金拨付的滞后，已经严重影响了服务的开展、社工队伍的稳定、社工机构的运行甚至生存，以及业内业外人员对社会工作服务行业前景的信心。而购买方对此解释的理由往往就是一句话：在走程序。以政府内部的拨款规范流程来作为不能按时支付资金的理由，反映的是契约精神还需要加强。

（2）加快制定统一的服务标准，建设内部监督、第三方监督、社会监督体系。

监督机制是贯穿政府服务计划制定、购买服务、开展服务等全过程的，监督的对象既包括购买服务主体，也包括承接服务主体；监督的客体既包括相关方的行为，也包括资金、服务结果。

在项目立项的计划环节，主要监督信息公开、资金预算；在购买服务的招投标环节，主要监督信息公开与公平公正；在履行服务环节，主要是根据规范的、统一的服务标准进行绩效评估、成效评估。

当前最薄弱的是第三个环节，主要问题在于缺乏一个规范、统一的服务标准。民政系统的医务社会工作，所依据的是广东省民政厅2013年出台的《广东省民政事业单位优抚医院社会工作服务指引》（试行）；而卫生系统，则还没有全省性的标准。

因此，于2015年9月成立的广东省社会工作师联合会医务社会工作专业委员会，以及已获准筹备的广东省医务社会工作研究会，需要加大研究投入，协同政府相关部门，推动行业标准的尽快形成。

引入医务社工开展医务人员压力管理的创新性探索

甘艺平　梁欢澜　关淑凡[①]

前言

近年来，从频频出现的恶性医闹，到媒体的不实报道，再到如今不断有优秀杰出的医务人员用极端方式结束自己的生命，这一切在让人深感惋惜和痛心的同时，不禁令人担忧医务工作者的心理健康状况。广州医科大学附属广佛医院是一家大型综合性二级甲等医院，2012年前后历经数起恶性医闹及伤医事件后，地方政府及医院领导层高度关注医务人员日益显现的职业倦怠感以及高风险、高强度的工作压力背后所承受的巨大的精神、心理压力。经过考察香港地区的相关机构，查阅相关文献资料，2012年9月，广州医科大学附属广佛医院在桂城政府"关爱桂城"督导委员会和南海区卫计局的支持下，以购买服务的方式引入第三方医务社会工作机构进驻医院开展医务人员压力管理的创新实践性探索，旨在通过社会工作的专业知识与技巧，关注医务人员的精神和心理健康，缓解和疏导医务人员的压力，提高其幸福指数，进而提高患者的就医舒适度，缓解医患关系紧张的局面。

一、项目定位

有别于传统医务社工以患者为服务对象，本项目以广佛医院全院医务人员为服务对象，以关爱员工、缓解压力、改善医患关系为主线，从医务人员的实际需要出发，借鉴EAP服务理论，从社会工作视角对医务人员开展压力管理服务。

[①] 甘艺平，广州医科大学附属广佛医院院长、党委书记。梁欢澜，广州医科大学附属广佛医院党委办公室主任，负责对接医务社工项目。关淑凡，广州市北达博雅社会工作资源中心医务事业部总监、项目负责人。

二、社会工作视野下的医务人员压力分析

医务社工进驻医院后,通过文献法、访谈法、问卷法、观察法等研究方法,进行了为期3个月的深度调研。调研覆盖临床、医技、护理三类医务人员达700余人。由此,初步梳理了医务人员的主要压力来源和症状表现(见图1):医患层面,医患间信任缺失、沟通障碍以及社会和媒体的高度关注度带来医患关系高度紧张;医院层面,工作考核、晋升及人际关系处理等不确定因素带来不同程度的焦虑;个人层面,不断增加的工作负荷与专业知识不断更新带来的学习压力挤压着个人空间与时间,使生活与工作难以平衡。数据显示,63.5%的医护人员感觉身体疲惫,55.3%表示睡眠质量下降,38.7%反映精神紧张,36.1%时有烦躁不安的情绪表现等。过多的压力与负面情绪必然会对整体医疗服务水平和医务人员的身心健康产生重大影响。

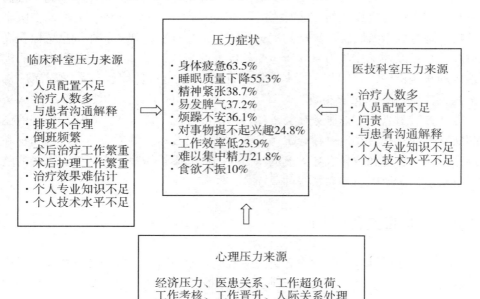

图1 医务人员压力来源与症状表现

为了更有针对性地开展医务人员压力管理,社工根据"人在情境中"的理论观点,在调研数据基础上进一步把压力来源分为工作性压力和社会性压力,并在此二元基础上提出对应的维度(见图2):工作性压力维度——管理

支持、工作条件、医患沟通、朋辈支持；社会性压力维度——人际交往、家庭、自我价值。这两个维度形象地说明医务人员在作为职业人和社会人双重角色身份时，在不同的空间场域面对错综复杂的情境（泛指个体可以直接接触到的环境）下产生的不同的压力。

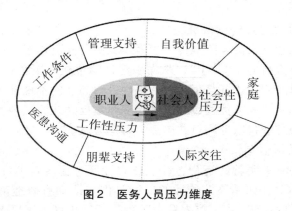

图2　医务人员压力维度

三、医务社工介入医务人员压力管理的实践

医务社工以第三方身份介入医务人员压力管理实践秉持如下理念以"环境"为切入点，通过改变环境因素对医务人员的影响，改善压力状况，实现个体福祉的提升。

（一）基于环境干预的工作性压力介入实践

基于"人在情境中"的理念，在医院这一工作区域内，医务人员与其密切相关的"环境"存在着3种类型的关系（图3）：①医患关系，包括两种情

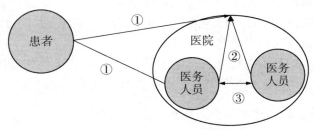

图3　医务人员与"环境"的三种关系

形：一是医务人员与患者的关系，二是医院与患者的关系；②医务人员与医院的关系；③医务人员之间的关系。"环境"的支持程度与医务人员对当下"情境"的处理能力直接影响医务人员的压力感受。

1. 针对患者的"情境"介入实践（以急诊科为例）

（1）医务社工急诊驻点夜班。

急诊科是医患冲突高发的地带，患者及其家属在就诊过程中的不理性行为将直接影响医务人员的正常工作，从而引起情绪危机。医务社工从2014年开始定期到急诊科开展夜班驻点工作，一方面针对患者的不理性行为以第三方身份进行及时干预，另一方面通过与患者沟通收集反映较为强烈的问题，然后以工作坊的形式与急诊科医务人员共同探讨解决方法。

（2）文明就医倡导。

针对患者的不文明就医行为，社工联合社区志愿者定期在院内开展"文明就医"倡导活动，如"飞沫传播的危害"倡导活动有效地消除患者对医务人员长期戴口罩的误解，"医院零暴力"倡导活动更增加了患者对医务人员工作的理解，不少群众更亲自录制视频表达对医务人员工作的支持。

（3）志愿服务置换。

社工充分链接社区资源开展"志愿服务置换计划"：一方面邀请急诊医务人员走进社区为群众开展急救培训和义诊服务，增进医患交流；另一方面引入社区志愿者协助医务人员开展患者服务，如"急诊8小时"志愿服务，让社区内"潜在"的患者通过志愿服务换位思考，发挥他们在社区的传播效应，让更多的患者感同身受地理解医务人员的工作价值。

（4）流浪人员服务。

2015年4月，一名流浪患者经治疗达到出院标准却滞留急诊室，严重占用医疗资源。社工接到急诊求助后通过链接公安、民政及救助站等资源成功协助转介此名滞留医院的流浪汉，有效解决流浪人员滞留对医务人员带来的困扰。此外社工通过与职能部门沟通，明确了流浪滞留人员的饮食供给及转介方式，为急诊科医务人员提供坚实的支持。

经过近两年的社工支持介入，急诊科在2015年人流高峰时期，所收到的投诉同比下降，医务人员情绪稳定，积极性较以往有明显改善。

2. 针对医院的"情境"介入实践（以儿科为例）

医院"环境"包括客观物理环境（即医疗服务过程中的设备、场地设施条件、标识等与服务提供直接相关的客观条件）和规章制度等人文环境。医务社工日常工作中通过定期科室巡访、科室个案服务等方法，了解医务人员在工作和生活中对医院的期待与建议，主动与相关职能部门沟通，及时有效地回应医务人员的需求。

（1）与医护人员共同打造"色彩医院"。

针对儿科病房及门诊装饰布置较为单调、患儿家属情绪较为焦虑烦躁等特点，2014年社工以打造科室文化和为患者提供便民服务为目标，开展了"色彩医院"项目。在社工倡导下，科室医护人员积极参与，对儿科病房进行装饰布置，通过改变环境氛围有效降低患儿对病房的恐惧心理，舒缓家长的焦躁情绪。另外儿科门诊增设儿童小乐园，定期邀请志愿者开展手工制作培训，有效舒缓家长和患儿的焦躁情绪，一定程度缓解了医务人员的诊疗压力。

（2）形成医务人员危机与突发事件的社会工作介入流程。

社工通过调研、观察、访谈等形式，了解医院处理危机事件的制度流程，并根据现实需求，与医院相关部门共同讨论，初步形成医务人员危机与突发事件的社会工作介入流程（见图4、图5）。2015年年初，儿科一名医生因医疗纠纷事件受到患儿家属长时间严重的人身攻击及诽谤，受到严重困扰。医务社工收到职能部门转介后迅速启动"危机与突发事件的社会工作介入流程"，通过科室主任与当事医生取得联系，以个案辅导手法进行接触、访谈、评估、跟进等服务，消除了医生对事件的错误认识，避免了医生不必要的极端做法，有效缓解了医生的心理压力。随后，该医生开始与医务部门协商通过法律途径解决事件。

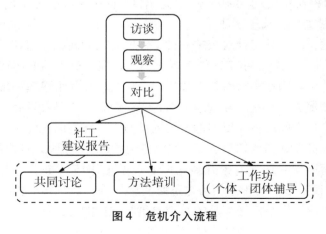

图4　危机介入流程

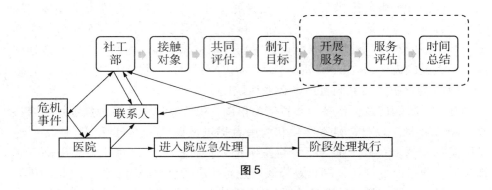

图 5

3. 针对医务人员间的"情境"介入实践

（1）团队危机介入。

医疗服务中容不得个人英雄主义，临床医生、护理人员、医技科室分别在各自的领域和岗位发挥着专业作用，一系列专业的医疗服务流程需要多部门的团结协作。2013年，一名皮肤病患者由于诊断不明未及时采取隔离措施，导致病房多名护士感染疥疮，恐慌情绪一度在科室中蔓延，医护人员间出现了严重的信任危机。医务社工接到职能部门转介后，对10多名相关人员就心理伤害严重程度、情绪状态及其他相关因素（如对家庭结构的影响、科室关系与社会支持网络）等进行评估，通过多次个案辅导、情感支持与减压工作坊等方式进行精神关爱服务，同时跟进当事医生开展医护间沟通协调服务，最大限度地减少危机与突发事件对相关人员的影响，营造出良性的医院科室支持氛围。

（2）朋辈支持，减压互动。

与此同时，医务社工针对医护人员工作压力大的问题，定期举行丝网花制作、"心灵音乐"欣赏、手工制作等减压小组，促进员工间的沟通，加强朋辈间的支持。其中丝网花小组参与人数达到100人次，并组建起一批小组骨干推广教学，有效促进了科室的互助与团结；"心灵音乐"压力释放小组以音乐为媒介，借助组员之间的正向影响力，促进科室人员之间的正能量提升，加强了科室间医护人员彼此的认识与了解，使工作中的配合与默契得到提升。此外，社工定期邀请资深心理学专家开展正向心理学工作坊，如"护士职业倦怠及压力管控""医护积极心理工作坊之正面文化"等，通过知识传授、案例讨论及课后作业等形式提高医务人员的心理素质与抗逆能力，加强了对彼此工作的理解和支持。

（二）以个人潜能开发和增进家庭沟通为主的社会性压力介入实践

作为社会的一员，医务人员在坚守岗位的同时，往往疏忽了个人的兴趣爱好，错过了与家人共聚的许多重要时刻，有的为此产生家庭矛盾，有的内心埋下深深的歉疚。为此，医务社工开展了以个人潜能开发和增进家庭沟通为主的社会性压力介入实践，组织医务人员开设兴趣小组、亲子工作坊等。

1. 开设兴趣活动小组

2013年4月，在医务社工的倡导和协助下，医院40多名摄影爱好者自发组建摄影兴趣小组，并定期组织摄影培训、外出采风。此后摄影小组成功举办一次院内摄影比赛，并为桂城摄影协会输送了大量优秀作品。此外，医务社工还以员工生日会的形式，多次开展烘焙、月饼制作、手工肥皂制作等工作坊，满足医务人员对日常生活技能的学习需求。

2. 定期组织亲子活动

通过调研、访谈，了解员工需求，定期开展亲子课堂，如"亲子科普行""亲子环保SHOW""亲子园艺小组"等，帮助医务人员与子女间建立亲子互动沟通平台。针对暑期职工子女无人照顾的问题，社工部连续3年举办暑期职工子女志愿服务活动，一方面让小朋友通过在不同岗位的服务了解父母日常工作，增进亲子沟通理解；另一方面也将问题转化为资源，为医院的服务提供有效的支持。

3. 打造"心晴空间"

参考香港医管局"心灵绿洲"的设计理念，医务社工为医务人员打造了一个属于他们的"心晴空间"。"心晴空间"的营造，为医务人员提供了一个随时可以放松、减压和宣泄的平台。同时，也能够让医务人员在公共空间的使用中，增加院内人际交往互动，加深彼此沟通，进一步提升朋辈群体的相互支持作用。

四、项目成效及推广前景

在传统医务社工以患者为主要服务对象的背景下，探索以医务人员为主要服务对象的医务社会工作实践，是一种大胆的创新尝试。在几乎没有可借鉴经验的情况下，医院与社工受到过质疑，也得到许多专家的肯定与支持。经过近3年的实践，引入医务社工开展医务人员压力管理服务取得了一定的阶段性成果。

（一）服务成效

1. 医务人员从被动接受服务到主动寻求帮助

在项目开展初期，基于对医务社工服务的误解，大部分医务人员对社工的服务表示抗拒或被动接受。随着服务的不断深入，医务社工的服务成效逐步得到认可，越来越多的医务人员和科室在遇到非医疗性问题时都会主动寻求社工部协助。

2. 医务人员的压力得到有效缓解

90%的医务人员在个案服务或团体服务回访中反映焦虑情绪有所缓解或消除，工作间暴力发生减少，员工关系有所改善。随着业余生活逐渐丰富，心情得到放松，有机会陪伴家人及孩子，医务人员对自我及家庭的关注意识也在增强。与此同时，医务人员压力情绪改善有效促进了医患间的沟通和理解，医院医疗投诉和纠纷呈同期逐年下降趋势（见表1）。

表1 2012－2014年广佛医院医疗投诉、纠纷对比

年份	第一季度	第二季度	第三季度	第四季度
2012年	54	51	19	32
2013年	15	20	17	20
2014年	12	19	8	19

（二）医务社工在医院的角色功能逐步清晰

经过3年的实践，医务社工在医务人员压力管理服务中充当着辅导者、关怀者、资源链接者、协调者、危机评估者、倡导者和研究者的角色。作为医院及员工以外的第三方机构，有别于医院工会、团委及相关职能部门，医务社工通过改变环境因素对医务人员的影响，改善他们的压力状况，进而促进医疗服务质量的提升，改善医患关系。

(三) 服务模式框架基本形成

经过多年探索,以医务人员为主要介入对象的服务模式框架已基本形成(见图6)。在此框架中,医务社工在通过个案、小组、工作坊等社会工作专业方法直接服务医务人员的同时,一方面通过干预影响工作性压力源的"环境"因素对医务人员发挥正面影响作用,另一方面通过链接社会资源为医务人员自我增能和角色功能发挥提供积极支持作用。三者联合以期通过改善医务人员的工作效能感与满意度,提升医疗服务质量,促进医患关系和谐。

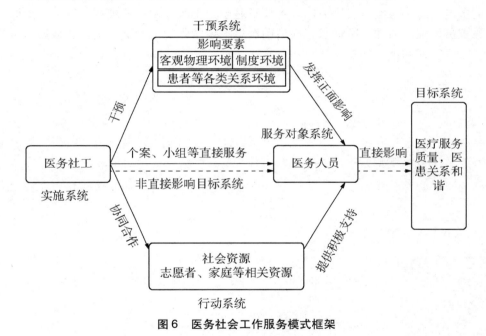

图6 医务社会工作服务模式框架

(四) 创新路径具有可行性

以患者为中心的传统医务社会工作服务从一个方面证明了"生物—心理—社会"全人医疗服务理念对提高患者就医体验和福祉有明显的帮助。而医院近3年针对医务人员开展的医务社会工作创新实践,从另一个侧面展示了以医务人员压力管理为主要目标的医务社会工作服务对整体医疗服务水平和各类人群的幸福指数提升具有积极的作用和意义。

五、结语

　　综上所述,当前我国医务人员的压力问题十分严峻,医务人员的压力不仅会对其自身的生理、心理及家庭造成不良影响,还直接影响医疗服务治疗,关乎人的生命与健康安全。3年来,广佛医院与医务社工这一新生力量紧密合作,运用社会工作方法介入医务人员压力管理的创新实践,对缓解医务人员精神、心理压力起到有效的积极作用,同时也为医院开展医务人员压力管理提供更多空间思考与实务发展方向。本项目基于本土医疗发展的现状,符合本土医务人员面临压力的实际需求,在当前医患关系紧张的情境下,这种实践模式有进一步加强和推广的意义。

岗位服务模式下医务社会工作医疗系统融入方式探索

——以东莞市岗位医务社会工作为例

黄肖凤

（东莞市展能社会工作服务中心）

摘 要：近年来，随着社会福利与社会工作越来越受重视，医务社会工作服务在医疗服务中的作用和必要性也逐步呈现。目前，中国内地医务社会工作在各地的发展和服务模式各不相同，主要分为医院内设、政府购买和项目承接等。本文主要通过参与式观察法、访谈法及文献案例研究法，对社会工作服务模式、东莞市医务社会工作发展背景及岗位医务社会工作的医疗系统融入过程进行回顾与对比分析，阐述岗位医务社会工作医疗系统融入的方式、策略与相关政策制度建议，旨在为其他地区医务社会工作的开展提供借鉴，推动我国医务社会工作的发展。

关键词：医务社会工作 岗位购买模式 医疗系统融入

一、综述及问题提出

1921年，北京协和医院成立了社工服务部，这是中国内地医务社会工作制度化服务的诞生标志。但由于时代原因，此后，医务社会工作长期处于停滞状态。直至2000年，医务社会工作才得以复苏发展。广东医务社会工作也在2000年后得到发展。2006年，深圳市召开了"全国民政系统社会工作人才队伍建设推进会"，并在2007年制定了关于推进社会工作发展的意见。深圳医务社会工作以"一院一社工"的形式推广，走在了全国的前列。2010年5月，在相关政策的推动下，东莞市民政局牵头东莞市卫生局，采用向东莞市社会工作机构购买岗位社会工作者的方式，派了第一批医务社工进驻东莞市8家市直医疗机构。医务社会工作的发展在近年才兴起，因此在我国内地的相关文献中，关于医务社会工作发展模式方面的研究主要集中在服务内容和可行性预测评估方面，而真正根据服务实践经验对服务推行模式进行探索的研究几乎没有。而从医务社会工作发展与推行的角度出发，当一个地区需要推动医务社会工作时，首要考虑的问题是采用何种方式进行服务，而无论何种模式，医务社会工作者在介入服务时，不可避免地都需要先融入院医疗环境和系统内，才能更好地开展专业服务。

东莞医务社会工作发展已有 5 年多，积累了较为丰富的发展经验和成果。因此，本文根据东莞 5 年来的实践经验，通过文献研究法、案例分析法、非结构式访谈法及实地参与式观察法，总结并提取经验，进而提出服务建议，在理论和实践层面均填补了该部分的空白。在政府层面，本文能够对其开展医疗福利服务提供有效建议；在专业发展方面，本文的研究实践性和可行性较高，对中国内地本土医务社会工作的开展有一定的现实借鉴意义，有利于促进医务社会工作的专业化和职业化发展。

二、岗位服务模式下东莞市医务社会工作的开展

（一）社会工作岗位与项目服务模式简述

本文涉及的岗位服务模式、项目服务模式，均主要指广东省内在推行社会工作的过程中，政府购买社会工作服务时采用的岗位服务与项目服务两种模式。

1. 社会工作岗位服务模式

社会工作岗位服务模式是指政府根据公共服务需求进行评估，在社区、学校、司法、卫生等部门设置相应的社会工作岗位，为该岗位的运作投入财政支持，并采用公开投标的方式让社会工作服务机构或公益机构竞投，成功竞投的机构提供专业社会工作人员与政府共同服务于该岗位。

2. 社会工作项目服务模式

目前广东省内的社会工作项目服务模式按购买主体一般分为政府购买、相关单位购买、公益基金支持 3 种，其中比较普遍的是政府购买和公益基金支持方式。

（1）政府购买下的项目模式是指政府就某一社会问题征集解决方案，不同社工机构一起竞标，自行设计项目组成项目实施团队，最能解决问题的项目

获得政府的支持。

（2）相关单位购买的项目模式是指某一单位根据自身需要，指出项目方向，通过招投标或自主招聘方式向社会工作服务机构以项目形式购买服务，提供财政和场地等支持。

（3）公益基金支持下的项目模式则是指社会工作服务机构针对存在的社会问题与公众需求形成解决问题的服务项目计划，并主动申请相关基金支持。

3. 岗位购买与项目服务模式两者比较

在广东地区，社会工作服务主要以岗位购买与项目购买两种方式进行，两者的比较见表1。

表1 岗位服务模式与项目服务模式的对比

项目	岗位服务模式	项目服务模式
购买方	政府，一般为民政局	政府、公益基金等
被购买方	社会工作服务机构	社会工作服务机构、其他公益组织等
服务导向	侧重于在特定领域设置岗位，如司法、医务、学校等	侧重于特定群体服务，如残疾人、癌症患者、老年人等弱势群体
服务实施点	一般在社区、政府部门等单位开展工作	
社会工作者与服务实施点的关系	联系紧密，社工面对社会工作机构与服务单位的两方管理，并需配合服务单位的工作时间、任务等；服务单位提供相应的办公、行政等资源	社工主要遵循项目目标与内容开展工作，服务开展较独立，与服务点关系相对较自主
特点与优势	由政府自上而下推动，模式简洁清楚，容易复制；能快速在某地区全面推广社会工作服务；有利于促进某一领域的社会工作服务规范形成	应社会问题与需求而生，具有针对性；服务对象、内容、步骤明确，能够在短时间内显现成效，有效做出服务评估；注重资源的多方链接等

续表1

项目	岗位服务模式	项目服务模式
局限与困境	岗位职责与内容仍未清晰，行政化问题，工作者归属问题，专业服务开展较分散，成效不明显等	通常以一般性问题为导向，解决和处理的较多是微观性的问题；项目的资金来源和周期容易造成服务无法深入，无法真正改善问题等
代表地区	深圳、东莞	广州、佛山

4. 社会工作服务开展模式结论

从上述分析可以看出，岗位和项目服务模式各有利弊。在选取发展模式方面，部分学者也提出了自己的观点，笔者总结归纳为以下几点：第一，从服务性质方面考虑，特定的服务领域如医务、司法、戒毒等领域可以选取岗位服务模式，如要深入解决某一服务人群的问题，项目服务模式更为合适；第二，从社会工作发展进程考虑，在发展初期，采用岗位服务模式更有利于快速打开局面，而项目发展模式则更有利于社会工作者及机构提升专业能力[①]；最后，其实两种模式都具有一定的可行性，可以根据实际情况同时采用，如目前深圳、东莞的"岗位项目化"模式。

（二）岗位服务模式下东莞市医务社会工作开展情况分析

1. 东莞市医务社会工作岗位购买情况

2010 年 5 月，东莞市民政局牵头东莞市卫生局，采用岗位购买服务模式开展医务社会工作，至 2013 年 7 月，全市已有 3 家机构在 13 个单位开展医务社会工作服务，详见表2。

---

① 参见刘志鹏、韩晔《交易成本理论视角下的政府购买社工服务：模式比较与策略选择——以广州、深圳的实践为例》，载《广东工业大学学报（社会科学版）》2013 年第 6 期。

表2 东莞市医务社会工作岗位配置情况一览表

岗位购买方	分配单位	服务机构	岗位配置数量	岗位配置时间
市直岗位购买	东莞市人民医院	东莞市展能社会工作服务中心	12人	2010.5
	东莞市中医院		3人	2010.5
	东莞市疾病预防控制中心		8人	2010.5
	东莞市精神卫生中心		5人	2010.5
	东莞市第六人民医院		3人	2010.5
	东莞市卫生局医政科	东莞市乐雅社会工作服务中心	3人	2010.5
	东莞卫生学校		2人	2010.5
	东莞市医疗事故技术鉴定办公室		2人	2011.3
	东莞市石龙人民医院		4人	2011.3
	东莞市太平人民医院		3人	2011.3
	东莞市人民医院		2人	2013.7
镇街岗位购买	东莞市长安卫生站	东莞市展能社会工作服务中心	2人	2011.5
	东莞市长安人民医院	东莞市普惠社会工作服务中心	2人	2013.2

2. 东莞市岗位医务社会工作服务的发展历程

第一阶段（2009年），政策支持与推动阶段。东莞市正式出台了《中共东莞市委 东莞市人民政府关于加快社会工作发展的意见》和7个配套文件，明确指出岗位设置原则、类别、职责及人才配备标准。这为东莞市医务社会工作岗位的开启提供了政策支持和规范标准。

第二阶段（2010年），试点阶段。在政策和服务框架确立的基础上，东莞市在8家市直医疗单位推行了医务社会工作试点，由两家社会工作服务机构承担服务工作，涵盖范围包括综合性医院和各类专科医疗单位，较其他地区的推广力度和范围要大很多。在此阶段，医务社工着重于介入模式的探索和医务社会工作的宣传，并逐步熟悉和融入医疗系统。

第三阶段（2011—2012年），推行发展阶段。2011年，东莞市卫生局召开了东莞市医务社会工作总结会议，根据医疗单位的反馈与医务社会工作的实践情况，对试行一年的介入服务做总结讨论，肯定了2010年的实践尝试，并进一步加大对医务社会工作的投入，医务社会工作岗位从18个增至45个。此阶段，医务社会工作者的任务在于总结反思介入医疗系统的经验，明确定位医务社会工作的服务内容，院内外宣传相结合扩大医务社会工作认知度，尝试形成特色服务。

第四阶段（2013年至今），稳定发展阶段。2013年，东莞市医务社会工作岗位增加至51个，介入医疗单位12个。东莞医务社会工作开始发展出具有本土特色和亮点的服务，服务模式也开始多样化，如"医院—社区"康复模式的形成、广东省第一间病人资源中心的成立等。而个案管理、跨专业合作模式探索、志愿服务项目等服务也在不断增多，并向制度化完善。

（三）岗位医务社会工作医疗系统融入困难分析——以东莞市人民医院医务社会工作服务为例

东莞市人民医院属于三级甲等医院，医院从2010年5月开始引入医务社会工作服务，是东莞市第一批引入医务社会工作服务的市直医疗单位，其医务社会工作服务发展较为系统，有一定的代表性。当时的医务社工仅有2名，负责监管的部门为医院医务科，目前，医务社工的数量增加至14名。

1. 医务社工与医院的关系及其身份定位较为模糊

医务社工由卫生局购买并"空降"到医院里。医院大部分人员对医务社会工作的认识几乎为零，对于医务社工能够做什么、对医院有何作用及如何安置医务社工的工作等较为模糊，因此对社工的工作安排和管理也比较模糊。在介入初期，医院方面未有安置医务社工的准备，也没有配套相关的办公位置和设施。社工当时只能在一个临时会议室办公，电脑设备也是由社工机构自行提供。

但较幸运的是，医院的社工联络员[①]曾接触过东莞社工，本身有着多年的志愿服务经验，对社工接纳度非常高，也有一定的认识和定位，能够带领社工熟悉医院环境，并提出一些有效建议。这为医务社工的工作开展提供了很大的支持。据东莞市人民医院的社工联络员描述："医院部分行政科室最初认为医务社工是协助医院做些杂事的，但是医务科和我的认识较为一致。我们认为医

[①] 医院的社工联络员负责监管社工工作，提供工作支持，并与机构进行行政沟通。东莞市人民医院社工联络员为医院医务科工作人员。

务社工的工作与医护人员是不同的，他们应该有自己要做的工作，如提供救助、心理辅导之类的……"

2. 医务社工与临床医护人员的合作关系难建立

在我国目前的医疗系统里，医院的工作是以医疗为本，并有着成熟的管理、运作体系。在社会大众对社会工作者认知度较低的情况下，医院同样对这个"空降"的第三方了解甚少。在缺乏了解与信任基础的情况下，医院难免会怀疑社会工作者的专业性和能力，并会考虑这种介入是否会阻碍医疗服务工作的开展。此外，身份定位的问题也是医务社工介入初期不得不面对的困难。医务社工在科室开展工作的身份是什么，服务有哪些均不清楚，这也是医护人员质疑和抗拒的原因。

进驻东莞市人民医院的一名社工表示："当时某重症科室不了解我们，认为我们不是专业人士，不方便进入病房，较为抗拒我们的工作。当时我们没有工作服和工作证，医护人员也不清楚我们的身份和工作，态度比较抗拒，不是很愿意我们进驻。而病人方面，也觉得我们是不明人士，我们的介入比较唐突。所以开始的一个月非常艰难……"

3. 医务社工医务服务经验几乎为零，初期介入处于较被动状态

刚进入医院开展工作的两名社工虽然都是社会工作专业出身，但是在医务工作方面的经验几乎为零。在当时，对于在医院应该如何开展社会工作也没有过多的内地经验可以参考。因此，他们处于比较迷茫和被动的状态。在开展工作的前3个月里，医务社工的主要工作是熟悉医院环境、复印病历，协助医院开展义诊活动等，在专业服务开展方面，仅局限于初步接触病友处理个案。

据医务社工A描述："刚开始进入医院，联络人和我们讲了医院的情况，带我们熟悉了医院行政的各个部门。第二天让我们先看医院的介绍，其后带我们去看了医院的重症科室，如肿瘤科、ICU、急诊等，让科室主任和护士长认识我们。第二周，我们试着去科室跟着医生查房和看病历，护士长也告知我们如何查病历……开始的一两个月我们都在不断地介绍我们是社工，但是介绍并不顺畅（不知道该如何形象地介绍），医生、护士也并不理解……而在这个过程中，我们都是协助医护人员工作为主……这个过程医院比较主动，而我们比较被动一点……"

三、岗位医务社会工作医疗系统融入方式研究总结

（一）明确医务社工在医疗系统中的角色定位与服务内容

1. 把握好医务社工角色定位

（1）医护人员的合作者。

刘继同教授在《医院管理的层次结构与医务社会工作者的角色》一文中提出：医务社会工作者应该是医护人员的专业合作伙伴，为病人提供"心理健康"和"社会健康"的临床医疗服务，使医生能够专心致志地为病人解除生理疾病带来的痛苦。现实工作中，由于医护人员缺乏对医务社工的认识，医务社工在开展个案、活动等专业工作时，可以更为主动积极地寻求与医护人员的合作，让"合作者"的角色理念逐渐融入日常工作和医护人员的概念中。

（2）医院人文关怀理念推进者与医患关系调剂者。

在目前的医疗环境中，受各种因素的影响，医院更多的是注重治疗，在人文关怀方面的工作较少。因此，医务社工进驻医院后，从人文关怀角度开展工作，为紧张的医疗关系注入温馨互助的关怀理念，有助于缓和目前紧张的医患关系。

（3）"全人照顾"理念实践者。

"全人的照顾"包括对个人身体、心理、社会、心灵等需求的全方位的关怀照顾。在目前的医疗环境中，病友的需求呈现出多样化的变化。从关注治疗到健康维护，从关注生理健康到心理健康的延伸，人们不再局限于治疗，而更多的关注社会资源、心理调适及生心理健康等。因此，"全人照顾"需求理念越来越得到重视，而医务社工正是以病患为中心，全方位关注病患从治疗到康复的需求，是该理念的实践者。

2. 服务内容的界定

笔者根据医务社会工作实务经验和相关资料查阅，将医务社工的服务内容界定为以下几点：

（1）入院适应：协助服务对象熟悉医院环境和适应治疗过程，享用医院资源。

（2）心理支援：提供心理辅导、支援活动、临终关怀等，舒缓心理压力，

促使服务对象应对困难和自助互助能力的增加。

（3）社会资源链接：整合社会资源，协助患者链接所需资源，如社会救助、工伤支援等。

（4）危机介入：及时跟进自杀、医患矛盾等事件与"三无"患者，必要时进行危机干预。

（5）康复支持网络建立：协助患者制订康复计划和链接康复资源，以便更好地回归社区生活。

（6）健康宣教：从预防的角度，增进社会大众对疾病和健康的认识。

（7）政策促进：倡导医院服务改善，与社会各界共同完善医疗及社会保障政策。

（二）医疗系统介入模式总结：病房定驻方式

病房定驻主要是指医务社工分别定驻在1～2个住院科室，如肿瘤科、血液科、骨科等重症科室，参与该科室的交班、查房，深入病房了解病患需求，逐步与医护人员形成合作关系，进而开展个案、小组、活动等专业服务。这种方式既让社工了解科室新收患者及重症患者的情况，能够及时跟进患者的需求开展服务；也令社工对科室的一般事务，甚至医院的运作及管理系统都有一定的了解。此外，通过频繁的接触，医护人员对社会工作服务的了解也逐步加深。因此，这对医务社工快速融入科室和医疗系统，与医护人员建立良好的合作关系，深入了解病友需求产生了积极的作用。为满足更多患者的需要，这种定驻病房的形式需要分阶段进行，形式也需要多样化。表3总结出定驻病房方式的阶段性融入计划：

表3　定驻病房方式的阶段性融入计划

发展阶段	服务范围	服务方式	阶段目标
第一阶段（第1～2年）	部分科室，以重症科室为主	每个社会工作者分别定驻1～2个重症科室，参与科室交班、查房	融入医院，与科室建立良好的关系，了解本科室病友特点和服务需要，做好院内宣传
第二阶段（第3～4年）	扩大服务范围，增加有需要的科室	每个社会工作者在原来的基础上多兼顾至少一个分科室，采用轮流走访式服务	在已定驻科室初步建立转介合作关系；做好新定驻科室宣传、融入工作；轮流走访科室病房，扩大服务范围

续表3

发展阶段	服务范围	服务方式	阶段目标
第三阶段（第4年后）	逐步将专业服务范围扩展到全院	片区式发展，采用走访式定科的方式，以重症科室为主，兼顾全院其他科室	建立稳定的科室转介制度，发展跨专业合作模式，更高效率地将服务带到全院病区

（三）关注医疗环境热点与医院需要，促进医疗系统中跨专业合作模式产生

在医院对医务社工认识度不高的情况下，医务社工主动观察医院需要和关注点，从中找到医务社工介入点，让医院看到社工的专业性和作用，从而较快与社工建立关系及真正接纳社工作为"合作伙伴"的角色。

1. 医疗系统热点与需求

（1）医患关系日益紧张，医患矛盾成了全民关注的社会问题。

据《法制日报》2002年的报道，中华医院管理学会对全国326所医院进行的抽样调查显示：医疗纠纷发生率高达98.4%；医疗纠纷后，73.5%的病人及其家属曾发生扰乱医院工作秩序的过激行为，其中43.86%发展成打砸医院。

（2）公共卫生职责下社区健康预防的关注。

近年来，社会大众对健康的认识不仅仅停留在疾病治疗方面，而且开始更多的关注疾病预防和保健方面。医院方面也应社会大众需求，开始关注疾病预防宣传方面。这也是医院的医疗社会责任，一些医院本身也有公共教育方面的指标。

（3）医疗制度下病患经济问题、安置问题突出。

《法制日报》2002年的报道指出：在326所医院中有86%~96%的医院发生过因医疗纠纷导致病人滞留医院、不出院或不缴纳医疗费用的现象。这种情况也已成为医院面临的非常棘手的问题。社工在工作中也发现医护人员在尽力做好治疗工作之余，难以有精力兼顾这方面的资源链接，为病患解决相应问题。

2. 积极寻求专业合作机会，促进医疗系统中跨专业合作模式的形成

跨专业团队合作模式是指以专业成员相互成长，以提供个案整体性服务为重点的合作性服务方式。在目前的医疗系统内，几乎所有的卫生服务机构都是多学科综合的，即由两个或两个以上的团队或学科专业组成专业组织，在同一个机构中共同开展工作。跨专业团队合作模式将患者放入整个医疗系统中考虑，注重发挥各学科的资源和优势，制订全方位的计划为患者服务。这对满足患者的需求起到了非常积极的作用。

（1）医患协调合作：医务社工在信访部门的介入。

医务社工作为第三方介入医疗矛盾及纠纷的处理中，其公益性质的"第三方"角色容易获取投诉者的信任，进而建立起医患沟通的桥梁。而医务社会工作者专业的价值理念与工作手法，也为"柔和"处理医患矛盾，协助投诉者理性处理矛盾起到积极的作用。因此，医务社工与医院信访部门做好合作，能够较好处理医院医患矛盾的疏导。

首先，社工需要清楚信访部门工作流程及医疗应急处理程序等。可以通过在门诊及信访办轮值，提供咨询、引导及纠纷处理等方式逐步了解。

其次，建立信访对象转介渠道。信访部门将一般投诉病患转介给社工，社工通过了解情况、关系协调、情绪疏导、资源链接等服务跟进工作，预防医患矛盾的进一步恶化。

再次，清楚界定社工的角色。社工作为第三方，要处于中立的角色，做好医患沟通。在处理医患矛盾过程中，患者往往容易激动，社工应该先理解和认同患者的情绪感受，从关心和协助患者的角度出发，建立良好关系才能有利于问题的改善。如果社工在开始接触患者时就向其过多解释医院的规定做法等，很容易引起患者的抗拒和排斥。

最后，促进医院医疗纠纷应急处理启动机制中社工的介入。每个医院基本上会有自己的医疗纠纷应急机制，通常由医院医务科、医院法律顾问等组成。医务社工由于发展滞后，大部分医院并未将社工纳入该机制。社工通过信访部门介入，可以与医护人员建立合作关系，让医院看到社工在医患矛盾处理过程中的作用，推进医院将社工纳入纠纷应急机制。

（2）发挥预防性功能，合作推动公共健康建设。

医务社工本身有着预防性功能，和医院人员都有着健康教育宣传和健康促进的责任，如对个体和群体的健康问题及健康危险因素进行管理。由于医院的工作人员通常难以调动社区资源，深入分析社区需要，容易让讲座、义诊这一类教育活动流于形式。因此，社工可以与医院合作，由医院提供医疗资源，社工发挥资源链接和需求评估的功能，共同合作推动社会公共健康的发展。

（3）病患突出需要合作跟进：跨专业团队合作模式在个案管理层面的运用。

首先，用动态的、发展的眼光看待个案处境，链接多方资源协助个案处理问题。医务社工在处理个案问题上须将个体放入整个社会系统及治疗、康复过程中予以考虑。

其次，结合患者的需求建立个案资源系统库，有效统筹各领域资源。个案资源库包括：医护人员、预防保健知识在内的健康教育系统资料，社保政策、咨询热线等社保医保报销资源，社会福利政策、社会救助基金、公益基金、媒体等经济救助资源，工伤、职业病等基本法律知识，民间工友公益组织、法律援助等权益维护资源，社会工作服务转介系统等。

最后，医务社工需统筹各专业人士，紧密跟进个案每个阶段的需求。患者从治疗到康复，需要各类型的专业服务，而每个阶段的需求重点又都是有所不同的。医务社工在跨专业团队合作个案管理模式中需要承担统筹者的角色，评估个案的需求，并链接发挥各专业人员的专业职能和优势，以满足个案的动态性需求。

（四）正确看待医院安排的行政工作，将行政工作与专业工作结合

在介入医疗系统的初期，由于医院并不清楚社工的工作内容，会给社工安排一些行政性工作。社工需要正确定位这些工作，把握好度，既不强硬拒绝，避免与用人单位关系僵化，也不盲目接受，避免过度行政化。

1. 简单的、临时性行政工作，可以积极主动协助

介入初期，医院和社工均不清楚社工的具体工作任务，考虑到日后的合作，社工可以主动协助简单的行政工作，在共同工作过程中促进彼此的沟通、交流。

2. 辩证地看待医院希望协助的行政工作，以社工角度和专业性介入

当医院布置一些无法拒绝或不好拒绝的行政任务时，社工可以辩证看待这些工作，寻找与社工相关的介入点，将行政工作转化成社工的专业工作。

四、相关建议

（一）机构层面

1. 招募具有相关经验的专业社会工作人才有利于服务的开展

医务社工进入医院初期，需要面临需求评估、关系破冰等工作，病患的问题也较复杂多样，需要有一定实务经验的社工进驻才能较快打开局面。

2. 提供相关的入职指引与针对性的培训

医务社会工作领域对社工的实务能力要求较高，机构需要提供相应的培训，聘请资深督导跟进。培训也需要根据社工的服务年限有针对性地进行。此外，根据岗位服务经验，制订具体可行的岗位指引对于医务社会工作的发展是必要的。

3. 与高校共同培养专业医务社工，避免社会工作人才青黄不接

社工的流动性较大，服务几年的社工，刚拥有一定的工作能力却离职，新社工不熟悉环境容易导致服务停滞甚至倒退。因此，社会工作机构可以尝试与高校对接合作，通过提供实习岗位、定期培训等方式培养医务领域的社会工作人才。

（二）医疗单位层面

1. 加深对医务社会工作的认知

医疗单位尤其是负责医务社会工作的科室与人员需要对社会工作有一定的了解，才能够合理安排和跟进医务社工的服务。

2. 提供配套设施支持，做好合作准备

医疗单位工作人员需要正视医务社工作为医护人员合作伙伴的角色，相信医务社工的专业和职业性质，为其工作开展提供相应的支持。

3. 定期沟通，做好监管工作

医院是医务社工服务的场所，为了增进彼此的沟通和更好地合作，医疗单位需要做好定期沟通和日常监管工作。

（三）政策层面

1. 完善医务社会工作开展的支持政策

一方面，仍有许多地区缺乏明确的医务社会工作发展计划和实施方案。政策文件通过明确指出岗位设置原则、类别、职责及人才配备标准，能够对医务社会工作岗位的开启起到政策支持和规范标准的作用。

另一方面，已有政策比较笼统，并没有细化到具体操作，只是方向性的指引，在实务开展过程中可参考性不高。如医务社会工作在医疗卫生体系中的地位作用、准入制度，社会工作人才引进、培养和福利晋升待遇，服务评估与考核体系等方面仍不够清晰。

2. 由上而下推动医务社会工作的快速发展

在目前的岗位购买服务模式下，主要出资方为市民政部门和财政部门，卫生部门的参与程度较低，有的甚至几乎不做任何干预。这样的方式并不利于明晰医务社工在医疗系统的地位，容易让进驻的医疗单位因不清楚医务社工的工作内容而消极对待，甚至抗拒医务社工的进驻。因此，岗位社工作为第三方介入医疗系统开展服务，需要得到上级部门的理解支持及其对直接用人单位的明确指引。

参考文献

［1］刘继同．改革开放 30 年以来中国医务社会工作的历史回顾、现状与前瞻［J］．社会工作，2012（1）．

［2］刘继同．转型期中国医务社会工作服务范围与优先介入领域研究［J］．北京科技大学学报（社会科学版），2006（1）．

［3］刘继同．美国医院社会工作的历史发展过程与历史经验［J］．中国医院管理，2007（11）．

［4］刘继同．医务社会工作导论［M］．北京：高等教育出版社，2008．

［5］刘继同．医院管理的层次结构与医务社会工作的角色［J］．卫生经济研究，2006（12）．

［6］刘继同．中国特色社会工作实务"基本问题清单"与"通用型"社会工作实务模式（上）［J］．社会福利（理论版），2014（1）．

［7］刘继同．构建和谐医患关系与医务社会工作的专业使命［J］．中国医院管理，2006（3）．

［8］刘岚．我国医务社会工作制度框架及政策研究［D］．武汉：华中科技大学，2011．

［9］刘岚，孟群．当前我国几种医务社会工作实务模式比较［J］．医学与社会，2010（2）．

［10］刘慧．当代中国医务社会工作发展的路径分析——以济南S医院为例［D］．济南：山东大学，2012．

［11］马馨逸．我国社会工作介入医疗服务体系的可能性和路径研究［D］．兰州：兰州大学，2013．

［12］谷晓阳，甄橙．协和医院医务社会工作的当代启示［J］．中国医院管理，2014（12）．

［13］王献蜜，薛蒙，邱霈．医患沟通现状及医务社会工作介入空间［J］．医学与哲学，2014（12A）．

［14］李雅倩，李丹阳，刘博维．医务社工进驻医院的可行性分析及模式探索［J］．管理观察，2015（8）．

［15］张洁．北京市某医院医务社会工作者介入医院信访工作实践研究［J］．医学与社会，2015（6）．

［16］张波．跨越困境：作为"第三方"的医务社会工作［J］．西南石油大学学报（社会科学版），2010（4）．

［17］齐海丽．我国地方政府购买服务模式研究——以上海市政府购买岗位为例［J］．西北农林科技大学学报（社会科学版），2013（5）．

［18］马墨玄．医务社会工作嵌入性发展初期的路径分析——以C市J医院为例［D］．长春：吉林大学，2014（6）．

［19］陈琴．政府购买社工服务的实践分析与困境研究——以A区"社区服务中心"为个案［D］．武汉：华中师范大学，2014．

［20］陈文江，马馨逸．从医患关系中的信任危机看医务社会工作制度建设的必要性［C］．首届社会工作学术论坛论文集，2012（5）．

［21］郑宏，叶永安，刘松荐，石玉会．北京三甲中医医院医患关系的现状调查与对策研究［J］．中医药管理杂志，2015（2）．

［22］刘晓玲．深圳社会工作发展模式分析［J］．特区实践与理论，2010（6）．

［23］刘志鹏，韩晔．交易成本理论视角下的政府购买社工服务：模式比较与策略选择——以广州、深圳的实践为例［J］．广东工业大学学报（社会科学版），2013（6）．

［24］刘美含．社工服务政府购买的现状及发展对策——以深圳市为例［D］．南昌：

南昌大学，2013.

　　［25］李越．深圳市政府购买岗位社会工作服务的问题与对策研究［D］．福州：福建师范大学，2013.

　　［26］林奕辰．医务社会工作在本土医院中的实务探索——以复旦大学附属华山医院为例［D］．上海：复旦大学，2013.

　　［27］温馨．医务社会工作介入医院工作的探究——以内蒙古医科大学附属医院为例［D］．呼和浩特：内蒙古师范大学，2013.

　　［28］钱美娟，王辰辰．医务社会工作发展现状分析［J］．社会福利（理论版），2012（11）.

　　［29］郭永松．我国医院试行医务社会工作的初步研究［J］．中国医院，2009（7）.

　　［30］刘斌志．我国医院社会工作部门的设置与功能运用［J］．中国医院管理，2007（9）.

　　［31］陆春萍．我国政府购买公共服务的制度化进程分析［J］．华东理工大学学报（社会科学版），2010（4）.

　　［32］邓斯怡．论我国医务社会工作发展的必要性［J］．湖北中医杂志，2015（5）.

医务社工在康复专科医院的角色定位

——以广东省工伤康复医院为例

高振林

（广东省工伤康复医院）

摘　要：医务社工为住院患者提供服务的同时，离不开与医生、护士、物理治疗师、作业治疗师、言语治疗师等专业治疗师的互动配合，有时还需要与患者家属、社保部门、企业等主体进行沟通。医务社工定位准确，可以发挥自身价值，丰富医院的服务职能，让住院患者获得更加优质高效的服务，也可以证明自己的价值，获得其他专业人员的认可。因此在康复专科医院，医务社工作为团队的一员，树立角色、厘清角色边界显得尤为重要。医务社工服务范围如何界定，如何与团队配合，确定专业地位，将是本文探讨的内容。

关键词：医务社工　康复专科医院　角色定位　团队配合

一、康复专科医院医务社工的发展

中国医务社会工作的雏形形成于20世纪初，标志性事件是1921年北平协和医院成立社会服务部，为困难患者提供医疗救助服务。遗憾的是医务社会工作并未获得广泛发展，到了20世纪80年代随着社会工作专业的恢复，医务社会工作的服务领域才重新被提及，总结医务社工在康复专科医院的角色定位就显得很有必要。康复专科医院相比临床医院在人员构成、服务内容、服务理念等方面都有着较大的差异。但在康复专科医院设有医务社会工作岗位的却不多。广东省工伤康复医院在2003年开始探索医务社会工作的服务模式，至今已经有12年的历史。

二、康复专科医院医务社工的特点

（一）服务重点在患者的活动及参与层面

康复专科医院的医务社工服务内容与临床医院的并不相同：临床医院的医

务社工很多精力会投放在医患关系、患者医疗救助等及时性呈现的层面，而康复专科医院的医务社工更多要关注患者的伤残适应、社会功能重建及重返社会生活的适应能力。这与患者的特点及医院定位不同有较大关系。首先，与临床医院相比，康复专科医院急诊的患者并不多，进入康复专科医院康复的患者，一般来说已经脱离危险期，处于医疗后期。这个时候患者一般会处于伤残适应阶段的"讨价还价期"或"抑郁接受期"，患者关注的问题一般不只是情绪上的问题，更多的是思考关于治愈后或出院后的生活、家庭、工作安排等实际性的问题。其次，如果说临床医院的功能定位为救死扶伤，康复专科医院的功能定位则是术后功能恢复。根据韦德的观点，康复的目的是协助患者消除病理障碍及资源获取方面的限制，最大化实现角色独立，适应角色差异带来的改变，并适时调整自己的期望。按照国际功能、残疾和健康分类（ICF）的理念，康复除了要关注患者的身体功能以外，患者的活动及参与能力也应该是要关注的重点。相比临床医院，康复专科医院的患者住院时间都较长，这也给医务社工留出充足的时间介入患者面临的问题。

（二）需要扮演多种角色

目前国内外关于医务社工的定位一直存在两种争论。一种是采取立法的形式确保康复团队中包含医务社工，发挥医务社工在团队中的作用；另外一种是根据服务的需求定位来决定团队中是否要求有医务社工的参与。不论哪种形式，对于医务社工都提出了很高的要求，即能够发挥自己的作用，让团队其他成员信服，让患者感觉有需要。所以，医务社工要想在康复专科医院发展顺利，需要扮演沟通者、促进者、教授者等多种角色。沟通者的角色类似个案管理员，医务社工要做好患者与治疗团队的沟通，反馈患者的诉求，将医生及治疗师的反馈用通俗的语言反馈给患者，协调患者与家属关于康复目标不一致等问题。在促进者角色方面，医务社工要为患者解释康复治疗项目的意义及作用，推动患者参与治疗，促进其配合治疗，提升患者对康复的满意度，同时也要促进医护人员及治疗师对患者的服务态度提升，改善医患关系。教授者方面，要求医务社工为患者提供相关的政策咨询，教授相关资源的获取途径，训练沟通技巧等。

（三）需要接触的群体种类多

在康复专科医院，医务社工不仅要与医生和护士产生接触，还要与物理治疗师、作业治疗师、言语治疗师等专业治疗师接触。与患者利益相关的家属、公司人事、政府机关工作人员等群体也是医务社工在服务患者的同时需要接触的群体。每个群体都可能在患者出院转归方面起到重要作用，所以需要医务社工了解、把握好每个群体的特点及需求，不断地总结、积累经验。

三、医务社工在康复专科医院的定位

（一）促进患者康复目标实现，顺利重返社会/社区生活

无论是什么类型医院的医务社工，患者的需要永远是第一位的。在康复专科医院，医务社工的首要目的就是要促进患者康复目标的实现，能够顺利重返社会/社区生活。康复专科医院的患者除了康复时间相对较长、处于医疗后期等特点以外，还有一些特点也非常鲜明，像患者以青壮年为主、年龄层次集中在25～45岁、一般都为家庭的经济支柱。患者能否成功转归，可能会影响到整个家庭的稳定，所以康复后能够重新回归社会/社区生活，是医务社工最主要的介入目标。

（二）增加与团队的沟通，尝试改变医护治人员的态度

目前虽然很多医院都设有专业的医务社工，这除了医务社工自身的努力外，更多的是来自医院领导层的支持，如通过规章制度来确定医务社工的地位。但是在实际工作中会遇到很多方面的困难，无法在短时间内解决或改善，例如医生、护士及治疗师（以下简称"医护治"）对医务社工的接受程度还不高，对医务社工的服务采取消极应对或者观望的态度。经过传统医学教育出来的医护治人员，习惯性地把患者作为一个生理人来看待，并不会将其看成是一个完整的社会人，重点放在关注患者的手术情况、功能恢复情况，而患者的社会心理及社会参与问题并不会引起太多重视。按照病历书写的规范及要求，医务社工的评估报告并不会出现在患者的病程记录或者出院小结中。医务社工的评估报告很多时候只能作为一个参考，也会影响医务社工话语权的表达。所以医务社工需要重视每一次与团队沟通的机会，增加在团队中的曝光，积极表达自己的意见，反馈患者的需求，重申康复的最终目标，逐渐引导医护治人员改变态度，架起医患沟通的桥梁，提升患者对康复服务的评价及治疗积极性，让医护治人员了解到医务社工的作用。同时将患者出院转归情况及时反馈给团队，让成员感受到服务成效，在提高成员成就感的同时，也能提高团队成员对医务社工服务的评价。

（三）协调团队之间的争论，提升专业地位

在康复专科医院，一般以康复治疗为主，临床治疗为辅，所以针对手术方案发生的争执并不多。但是在康复方法及康复目标订立方面，医护人员与治疗师经常会发生意见不一致的情况。例如针对手指肌腱断裂的早期患者，医护人员建议应该以安全为主，控制训练强度；治疗师方面提议应该加大训练强度，否则可能会出现因为缺乏训练导致关节活动受限的问题。即使是在治疗师内部，不同专业的治疗师对于相同患者的评估数据可能也会不同。团队内部存在的种种争执，如果长时间意见不能达成一致，很容易造成人力资本的消耗，影响团队和谐，也会影响患者接受服务的质量，从而引发患者对服务的不信任。这个时候，医务社工作为一个中间人，可以倡议召开评价会、特殊案例讨论会，处理团队之间的争论，达成统一意见，以维系或平衡团队成员之间的关系。

（四）关注团队成员的问题，促进和谐关系建立

除了服务患者以外，医务社工也可以拿出一部分精力，关注医护治人员的压力问题，通过设计减压、团建类活动，缓解医护治人员的压力。通过换位思考，了解医护治人员的苦衷，改变很多先入为主的观念，促进康复团队与患者之间真正达成关系和谐的局面。

四、医务社工的伦理困境

医务社会工作在2004年被列为医生、护士、医技之后的第四大诊疗职业，由此确定了其在医疗卫生服务体系中的地位。2009年卫生部出台医药卫生体制改革文件，鼓励"医院开展医务社会工作，探索解决医患纠纷的新途径，增进医患沟通"。国家在政策上高度保障了医务社会工作的服务开展，但是这些政策更多的是给予建议及倡导，医院是否聘用医务社工与领导层决策、医院的服务发展定位、医院的社会责任意识有较大的关系。医务社工因为专业等方面的限制，并不能为医院带来明显的经济创收。受市场经济大环境的影响，医务社工如何在医院兼顾社会责任、社会福利理念的同时生存壮大，难度确实很大。

医务社工大部分为医院直接聘用，由政府购买服务派驻医院工作或来自基金会等第三方机构支持的并不多。因此医院的需求是医务社工在考虑专业定位

的时候所无法回避的，医务社工要与医院的价值观及理想保持一致。在绝大部分时候，医院的需求与医务社工的专业定位是切合或是不冲突的，例如在解决医患矛盾，提升患者满意度，提高医院运转效率及社会效益方面。但是也会遇到一些冲突情况，例如遇到患者要状告医院，且已开始收集相关资料，医务社工是否应该透露相关信息给领导层；又如患者不想继续住院，但是医院有经济上的需要，不想患者出院，要求医务社工进行介入，社工是否要选择拒绝；等等。

除了面临来自医院方面的伦理困境以外，医务社工还会面临来自专业要求与自身价值观的冲突。如果遇到文化程度较低的患者，医务社工是为其代理全部事项，还是任其凭能力行事？如何区分是医务社工的需要还是患者的需求？以上伦理困境都是未来需要探讨及解决的问题。

服务实践篇

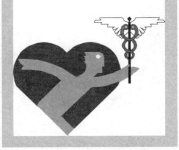

内地早期医务社工的探索与实践

——以江门市残联康复医院社会工作部实践探索为例

梁健玲

(五邑大学社会工作系)

摘　要：目前，我国各类矛盾正日益突显，医疗问题尤其严重，"看病贵，看病难"成了居民关注的问题。医患关系的恶化也可以从各类媒体的报道中得以体现，"以病为本"向"以患者为本"的态度转变也成为趋势，病人与医生的角色与地位也越发尴尬。在各类矛盾中，对医务社工的需求呼声越来越高。事实上，医务社工所接受的教育是否足以让他们具有这方面的能力？他们的工作究竟如何？书本上的理论能否适用？港台地区的医疗社工能否借用？这一切都是我们需要思考的问题，也是笔者在探索过程中的反思。

关键词：医务社工　医院社会工作　残联康复

一、江门市医院现状

目前医院所设立的部门很少涉及如下内容：对病人家庭的关注、对病人情绪的支援、协助处理病人费用问题、病人出院后的安排、志愿服务方面的跟进工作、病友会或者互助组的专职管理。江门市的医院或设有病友会或者互助组、病人出院后管理小组、病人医疗纠纷解决小组等与医务社工职能类似的部门，但里面的工作人员大多是曾经工作在一线的医生、护士或者办公室人员。他们很多时候都身兼数职，对社会工作的理念、工作技巧等是闻所未闻，开展各项活动往往会从医院的利益出发，以大型活动为主，忽略了病友个体心理的感受。以病友会为例，大多停留在每年开展一两次大型活动，大型讲座、活动以后，工作人员对病友情况的了解以及病友之间的了解还是很少，起不到病友会互助的作用。病人医疗纠纷解决小组，该小组专门解决医患纠纷发生以后的问题，但是在纠纷发生的前期却没有工作员的介入。其实医患纠纷是可以预防的，初期的介入就是关键。在医患纠纷的发生初期，医患双方都处于紧张的关系中，医生为了维护自身的专业形象与利益，很少会主动与病人和解；病人本身就受到疾病的折磨，在医疗过程中更感觉自己受到了委屈、不被尊重，要寻求公理，最后导致了矛盾的激化。笔者认为，社工在矛盾激化之前应该介入，减少医患纠纷的发生。

在本地医院中，志愿服务大多也停留在每年举办几次大型活动的层面。大型活动确实能增加医院的宣传，但是给人的感觉是流于形式，志愿者的自我实现要求得不到满足。志愿服务难以持续，病友对大型活动的感觉就是医院在搞活动了，好热闹。但是在活动之前，医院会不会征求病人的意见？他们喜欢什么样的活动？其实，病人进入医疗机构，不单是其"身"（疾病）要得到关注，其"心"也需要得到关注。目前，我国大部分医疗机构只重视病友疾病的痊愈，医院的医疗技术、先进设备不断引进，却忽略了病人受疾病影响不单单是机能上受限制。由生理对心理造成的影响，由疾病对家庭所带来的影响，这些方面的需要也应该受到关注。也正是因为病人的这些方面的需要，笔者认为，医务社工的介入是必要的，而且是医疗服务重要的补充。

二、医务社会工作如何介入

当医务社工的介入成为必要的时候，问题就产生了，究竟如何介入？内地的医务社工应该具备什么样的职业技能？接受内地社会工作专业训练的学生能胜任医务社工的工作吗？一连串问题都是目前人们所关注的。

社会工作者在服务过程中持守平等理念，尊重人，一切为了服务对象。他们不是出于怜悯，而是出于责任；不是施舍，而是服务。这样能够最大限度地调动服务对象的能动性，从而实现其个人的发展，这也是社会工作基本服务理念在工作中的体现。医务社工在提供服务的时候要注意案主个人能力的提升，这是责任，是在服务过程中需要坚守的社会工作价值伦理。笔者根据自己的实务经验，将医务社工的介入分为7个方面，如图1所示。

（一）资源的寻找、整合、善用者

在社会工作的服务中，社工要追求社会的公义，与弱势社群一起争取他们的权益，保障他们的生活。在医疗机构里，病患的需要就是医务社工所关注的焦点。很多患重大疾病或肢体功能障碍者，大多失去了工作的能力。他们在急救保命时已花费巨额的医疗费，或者已因长期疾病花光积蓄，有的病患家人辞去工作变成照顾者，有的病患还要面对亲人离弃的打击，家庭入不敷出，顿时陷入困境。作为医务社工，第一时间应该关注如何解决病患的实际困难，如经

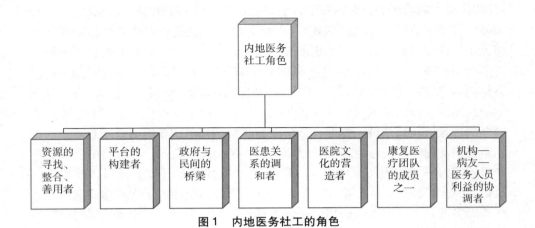

图 1 内地医务社工的角色

济援助、各项基金申请、协助开展募捐工作、解决陪护问题等。而目前我国医院普遍存在资源稀少的问题。这个时候社工往往比较关注病患的心理需要，与病患进行沟通，实际的援助却很少。事实上，假如案主担心的是自己的身体状况、治疗费难以筹集、家人的生活困境，再多的心理支援也只能是杯水车薪。笔者认为，初期医务社会工作的成功介入点是寻找充足的资源，此处的资源包括物质资源与非物质资源。

物质资源包括：①与慈善团体合作，争取有效的资源。如与媒体合作，在征得病友同意的基础上，通过媒体报道病友的困境，募集社会捐赠。与社会上的义工合作，如设计一些精美的物品用于义卖，用于支援经济困难人士。或与基金会合作，争取项目经费。2007年11月，江门市残联康复医院的"同行瘫痪病友互助组"项目成功得到香港复康会的支持，取得了10000元的项目经费，为互助组的发展奠定了物质基础。②争取政府、机构资源。每年的"残疾人康复需求调查"就是为政府制定救助政策提供依据，促成政府修改、完善政策或者规定。"病人满意度调查"为医院改善医疗质量、医疗环境等提供依据以及方向。如今，江门的"贫困残疾人康复救助政策"为每一名符合条件的申请者提供一次性3500元的康复医疗救助，社工应充分利用这些现成的资源，协助有需要的人群申请资助，切实减轻患者的负担。

非物质资源是为病患创建支持性、支援性网络。笔者在工作的过程中发现一些病友在自己身体功能发生变化的时候，性格也发生改变，不配合医生、护士做治疗，不喜欢跟别人沟通，只是天天在病房里面等日子过去。在征得病友家属的同意后，笔者决定邀请一些热心的病友和义工与这些病友沟通，发现效果显著。一些病友的积极性得到提高，病友的家属也表示，病友及义工的支持和鼓励非常有效。因为"同病相怜"，病友的一些康复心得、治疗体会能够互相分享，康复资源的利用能够更加充分。由此，可以得到一些启发：①善用患者本身的资源，每一名长期病患都拥有丰富的经历和资源，成立"互助组"就是把病患的资源加以整合。"同行互助组"于2007年11月成立，由一群肢体功能障碍，曾接受或正在接受康复治疗的人士组成。他们一起寻找适应残疾的办法，强调互相扶持、帮助，分享康复经验，交流最新的康复动态。他们期望康复病友能够尽快适应残疾，回归小区，能合理地安排自己以后的生活。互助组相信每一名肢残人士（先天或后天的）都有能力去改变自己目前的状况及得到成长；相信每一名接受过互助组组员帮助的肢残人士将成为助人者，去服务更多的有需要的人士；相信在助人的过程中，自己也能得到帮助及提高；相信通过互助，康复的资源能够得到更有效的利用。同时，互助组也关注照顾者的需要，照顾者的互助也是互助组的基本内容之一。②善用社区资源，构建社区网络。病患在机构治疗只可能是一段时间，待病情稳定或肢体功能恢复到一定程度的时候，就需要回归社区。社工与社区负责人保持紧密的联系就变得很重要，关系到病患社区内的生活质量。③善用义工资源。善用义工能够协助医院提升对病友的服务，使病友的就医过程更顺利，并得到精神上的支持与鼓励，能够以适当的态度面对疾病；善用义工也可为社会各界人士提供服务病患的机会，使有心人士透过付出，学习成长，共创一个更有希望、温暖和爱心的社会；同时，也可让医院内部的员工学习义工精神，改善工作态度及服务精神。

资源是无处不在的，我们在寻找、整合资源的过程中，时时刻刻都要从"病患"的需要出发，与机构的目标相符合，不要因善小而不为，很多时候一个小小的资源将会带给病患及其照顾者自信与快乐。

（二）平台的构建者

当我们拥有一定的资源后就需要懂得把资源整合成服务。平台的构建实际就是服务的创建。社会工作服务的基础就是平台，一个平台代表一项服务，两个平台就代表两个服务之间的相互合作与促进。病友能否得到优质的服务与社工构建的平台质量有关。江门市残联康复医院医务社工所构建的3个平台如图2所示。

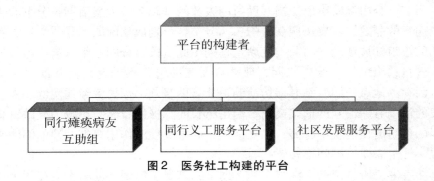

图 2　医务社工构建的平台

1. 同行瘫痪病友互助组

瘫痪病友的康复是一个漫长的过程，他们需要坚持康复锻炼。这是需要决心和恒心的，很多病友坚持一段时间后见康复效果不明显就开始消极治疗了，其实这是很可惜的。另外有一些病友经过一段时间的治疗后，虽然肢体功能得到了部分恢复，但是他们已经失去了工作的能力。这个时候需要得到别人的认同，不希望别人认为他们是无能的。瘫痪病友的家人，既要面对大量的医疗费用，又要面对照顾病友的压力，甚至还有的要兼顾照顾家里老少的重担。这些压力，家属们不敢或者很少在病友面前表现出来，得不到有效的宣泄则会直接影响照顾者的身心健康与照料的质量。因此，互助组的成立是非常有必要的。

互助组经费来源：香港复康会发展项目、病友活动经费筹集、医院社工部发展经费、社会募捐。

互助组的发展历经以下3个阶段：

第一，零散活动阶段。这一阶段主要是相熟的病友一起活动，在日常生活中互相照料，譬如相约到酒楼喝茶、互相安慰、鼓励等，经费主要是个人承担。此阶段活动无序，没有一个具体的带领者，病友的资源得不到有效的利用，但已具备互助组的雏形。

第二，大型活动阶段。当零散活动发展到一定阶段，社工开始介入，通过组织大型培训、茶话会、外出回归社会活动，将病友互助的精神体现出来，同时规范和强化病友自助，增大互助组的宣传作用。此阶段活动有一定的计划性，以凝聚组员力量为主，有一定的社会影响力，得到机构的认可及财政支持。但是这个阶段的活动由社工策划、组织，每次活动参与人数达100人之多，病友个体的需要不一致，活动容易忽略个体的感受，互助组的功能尚未得到有效的体现。

第三，分组互助阶段。当互助组的人数越来越多，大型活动、分享会难以满足病友的需要，就要按照病友的疾病分类，分别成立同质、异质小组，针对不同的小组开展活动。目前，互助组正处于此阶段，分同心组、爱心组及友谊组，各自选出组长，设立"同行瘫痪病友互助组"活动室，让互助组有开展日常活动的地点。同时举办探访活动，让互助组外出探访曾经住院的病友。此阶段的活动有序、互助形式突出，但是组长的积极性及能力仍较为欠缺，患者家属的参与度比病友本身高，在互助组中起主导性的作用等细节性的问题常有出现，社工需要以顾问形式解决。

在香港复康会两名资深社工的帮助下，笔者了解到互助组大多按照上述阶段发展。实践证明，病友在互助组帮助下确定加强了抵抗疾病的信心。今后互助组将沿着加强组长的培训、规范活动流程、注重质量评估、扩大影响力等方向发展，而社工的角色则慢慢由组织者变为顾问，将互助组的策划、筹备等功能交还给组员。

2. 同行义工服务平台

在义工发展的领域，中国内地以政府部门牵头成立的"青年志愿者协会""义工联合会""红十字会义工"为主，香港地区的义工则大部分属于非政府组织管理。在内地医院里面成立义工队，并将义工队变成可持续发展的队伍，是一件不容易做到的事情。与香港地区相比，存在经费不足、社会大众对义工认识不足、缺乏系统的培训教程、机构对义工的认识程度不高、宣传途径单一、服务欠吸引力等问题。要使义工队的服务能够有效且有可持续性，需要规范的管理、合理的培训、充实的服务内容、完善的激励机制等；既要考虑义工的需要，又要考虑病友的需要。当病友的需要与义工的需要不一致的时候，就要思考义工服务是不是出现了问题，及时进行改善。

以笔者服务的医院为例，"同行义工队"发展了两年，已度过服务不明确、零散服务为主、欠缺管理经验、义工流失严重、义工招募渠道单一的第一阶段。目前，义工队与江门市义工联合作，拓宽宣传、招募途径，开始制订有效的管理办法、服务计划和相应的激励制度。"同行义工队"注重服务理念与伦理的践行，具体如下：

（1）我尊重机构的政策与制度，并坚持对病患对机构以及对社会的伦理守则。

（2）我自认是医院团队中的一员，愿意与医院中的工作人员及其他义工互助合作，相辅相成。

（3）我愿意尽量参与机构提供的各种有关的训练及学习机会，并接受院方的建议与指导。

（4）我在服务病患的过程中，不给予病患、家属任何有关诊断与治疗的意见，也不随意评论医院的措施，慎将问题反应给院方有关人员。

（5）我愿意保守任何直接或间接获得有关病患的消息或资料，且不加以探查、渲染。

（6）我不利用服务病患之便，在医院从事各种交易、图利的活动或接受任何金钱馈赠。

（7）我前往病房提供服务时，须考虑病患的需要，先征得病患的同意，以免造成病患的困扰。

（8）义工乃是具有独特个性及价值的个人，我愿自重以求人重。

3. 社区发展服务平台

目前，城市建设多以单家独户的单元式住房为主，邻里关系变得生疏，居民与居民委员会的交流也减少了很多，病患的情况并不能第一时间反馈给社区，致使病患在回到社区后不能得到有效的援助。医务社工以医院为立足点，能掌握病患的第一手资料，第一时间与病患及家属进行会谈，了解情况、评估需要，然后向社区转介。当社区发现急需转介的个案也可以与医务社工取得联系，让病患得到最合适的治疗，形成医院—社区的有效沟通模式。此外，疾病预防与社区健康教育也是社区服务的重点，其互动关系如图3所示。

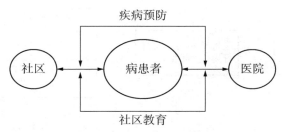

图3　医院—社区—患者互动关系

以笔者服务的医院为例，作为社工，笔者参与的社区外展服务如下：①定期参与社区内工厂、居民委员会、学校、总工会等单位举办的活动，为社区居民提供健康课程，积极宣传康复救助政策。②为社区居民印制社区宣传小册子，告知居民周边最近的医院、学校、便利店与各项服务的申请流程，以及所需条件。③定期组织医务人员、社区干部、互助组成员以及义工进入病患家庭探访、义诊，宣传新政策。④进行社区康复需求调查，了解社区病患需要。⑤协助病患重返社区服务。社区服务进行了两年多了，社工基本上与全市的社区取得了联系，当有病患咨询的时候，社工先做好预估，发现需要社区协助的时候，社工会先与当地社区相关工作人员取得联系，把病友情况转介，然后让病友到社区寻求帮助。

笔者认为，社区工作是开拓性的工作，我们不能要求社区为我们做什么，我们只能寻求他们的合作，先与当地街道办事处合作会是一个不错的选择。

（三）政府与民间的桥梁

1. 社工充当宣传员的角色

医务社工设计好各项政策的宣传单、小册子等，把居民关注的政策、医疗改革等知识发放出去。同时与新闻媒体保持良好的沟通。

2. 社工充当资源收集、总结员的角色

设计调查问卷，用电话调查或上门调查形式了解病患（肢体功能障碍人士）的需求，总结成调查报告，为政府的决策提供一定的依据。

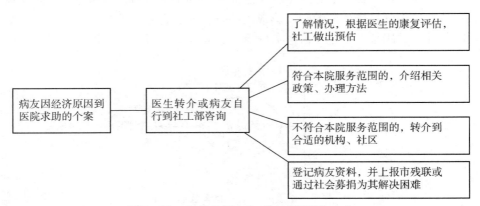

图4 社工在处理某个案时的"桥梁"角色

如图4所示，社工在扮演"桥梁"角色时需要与医生合作、了解各项救助政策、链接合作资源，达到有效转介、上传下达的作用。

（四）医患关系的调和者

目前，医患关系紧张的新闻不绝于耳。医生每天面对不同的患者，加班、超时工作的情况十分普遍，难免会有情绪低落、疲倦的时候。而且，医生拥有的专业技能就是了解人体疾病，他们不会去了解患者的经济状况、患者与家人的关系、患者生活的环境与他们疾病的关系等情况。随着社会的发展，人们的权利意识开始增强，对医疗服务质量的要求不断提高，需要医生耐心、友善地讲解，而医生也认为需要获得患者的信任。但是医生理解患者的需要吗？患者谅解医生的难处吗？社工是一门应"需要"而产生的学科，社工能关注医生的需要：他们面临繁重的工作量、压力缺乏宣泄、面对高要求的患者，需要人们的关注、支持、理解。社工同时也可以关注到患者的需要：患者希望自己明明白白看病，在自己饱受疾病折磨的时候，有人能体谅自己的辛苦。通过社会工作专业方法，医务社工能将医生与病患组合在一起参与小组和大型活动，增加病患与医生沟通、合作的机会，促进双方的互动，提供双方表达期望的机会。医患双方的矛盾其实是可以预防的，而通过医务社工的介入，为医院营造和谐的气氛，使双方的需要得到满足，能较好地预防医疗纠纷。

在这方面我们做过的探索有：①每季度病友满意度调查；②每年年终举办医患同乐晚会；③为病患提供康复咨询、电话咨询、医疗收费咨询、求诊指南等服务；④建立个案转介制度，医务人员在治疗过程中发现病患出现情绪问题、经济问题、家庭问题、疾病适应问题、不配合治疗等情况时，会做转介处理；⑤用互助组的活动平台，邀请医务人员分享治疗中需要注意的问题，并邀请病患分享对医生的感谢。经过实践，医患关系变得和谐，由医务人员转介社工部的个案也不断增加，医生更加注重与患者的沟通，因医务人员态度引起病患不满的案例为零，很多已经出院的病友也经常回来医院探访医务人员和病友，医生也听到更多的赞赏。可见，社工在推动医患关系和谐方面能起到一定的作用。但医生"权威观念"的改变不是一时半刻能做到的，需要不断努力，增加医生与病患沟通的机会，让医生也从患者的角度思考，慢慢地向"服务人"的观念转变。

（五）医院文化的营造者

提到医疗机构，人们总会想到冷冰冰的机器、穿白大褂的医务人员、昂贵的医疗费用。这一切都让人不能安心下来，潜意识里对医疗机构产生了恐惧的心理，令人敬而远之。社工的介入，其中一个职责就是要"营造一个人性化的医疗文化"。人性化不单是医疗质量的人性化,还有行政管理的人性化、病房管理的人性化。关注医务人员的需要是基本,医疗机构能够人性化地对待医务人员,医务人员才明白"人性化"的重要性,对患者、对工作才能抱有100%的热忱,这一部分就关系到整个医院的管理、医院经费的投放。

在医院文化方面,江门市残联康复医院社工部做了以下努力:①开展"以人为本"讲座,让医务人员更加注重与病友的情感交流,而不单单是治疗的关系。②以医务人员为主体,设立活动筹备小组,申请活动经费,举办员工生日会、员工外出旅游、羽毛球混合比赛、交谊舞训练班等活动。③半年一次的员工意见征集会,倾听员工的意见,并把意见及时反馈。社工部与办公室合作,根据医务人员的需要开展不同的活动,得到了各部门的认同,医务人员也以社工部为榜样,多关心患者,多倾听他们的需要。现在医院的患者普遍感受到医院就是自己的家,员工对医院的认同度也提高了很多。需要指出的是,医务人员、病患态度的转变是一个长期的过程,可能活动开展一两年后才能看到效果。

（六）医疗团队的成员之一

医务社工作为第三种力量介入医疗机构,既要得到病患的认同,也要得到医务人员的认同,这不是一件容易的事情。社工部需要建立专业的工作技巧、规范的工作流程,才能有效地介入。具体而言,社工部在医疗团队中承担的工作主要有以下3个方面。

1. 社工查房

每周二,社工与医务人员一起进行查房,了解每位病友的康复进度,并记录好每位患者的诉求、情绪状况。如果查房过程中发现需要介入的病友会与医生进行沟通,再做进一步跟进。

2. 开展个案管理

从社区发现病患开始建档,社工填写"社工外展登记表",外展医生填写"病患康复筛查表",把社工在案主家所观察、了解的情况与案主的健康状况形成文字,用作初步评估。当案主成功申请资助金进入医院治疗后,社工将评估该个案要否继续跟进,或与医务人员商量后再决定。在还没有成立社工部的时候,医院设有评价科,专门组织主治医师、各学科治疗师、主管护士、患者家属进行针对患者的评价会。自设立社工部后,社工便介入了对病患的评价。

当医务人员个案转介给社工部，社工将会与康复医师讨论案主的治疗进度，预计治疗时间，再与评价组组长确定案主初评、中评、末评的时间，将案主所面对的问题及处理的方法、进度进行划分，让主治医师、护士、治疗师了解案主的进步及最近的情绪变化，使治疗过程能更顺利。同时，医务人员也会反映案主最近的情况，寻求与社工部合作的方法。

3. 危机介入

当发生病友自杀等紧急情况时，社工必须立即进行危机干预，经验不足的情况下需要寻求医护人员的协助与合作。

（七）多方利益的协调者

1. 医务人员与社工的角色冲突与合作

在医务社会工作起步的初期，医务人员对社工都不是很了解，有的甚至没有听说过。而刚刚进入社会的年轻社工，没有太多经验可借鉴，往往教条套用书本上所宣扬的社会工作的理念，如要求"平等"地对待你的服务对象，让他们有选择的权利。这对于习惯于以"专业人员"身份自居的医护人员来说，是很难理解的。这个时候，社工和医护人员很容易产生隔阂：社工希望医护人员从患者的需要出发，让他们能清楚自己的病情，把医护人员的角色变成服务者的角色，而不是像从前一样高高在上，代表着一种权威；医务人员觉得社工太迁就患者，什么事情都由患者选择。在医院里，有着不同专业所形成的不同价值观，包括医学专业、护理专业、管理专业，而促成不同专业的合作是社工的责任。每一个专业都有其专业的特色，当一个专业的价值观与社会工作专业发生冲突的时候，社工不是去敌对或者隔离，而应该去思考出现这种情况的原因，站在对方专业的角度去思考问题，理解和接纳出现问题的原因，让两者当中产生可以合作的平台，从根本上去化解矛盾。这个时候，社工与医务人员的沟通就显得极为重要，既要将自己的想法与做法跟对方分享，也了解他们对自己工作的建议，希望专业间有合作的空间。经过坚持不懈的努力以及院领导的支持，社工部得到了医务人员的支持，如今各项转介服务、咨询服务正在有序地进行着。

2. 自我目标与机构目标不相符合的困惑

对机构文化的理解与接纳。现在有很多社会工作系的毕业生，一毕业到了社会上的福利机构从事社会工作者的工作，但是有的工作不到一年就离开了。当笔者与其聊天的时候，他们回答说觉得机构不适合自己，跟自己原先的想象有很多不符合的地方。其实这是很正常的，社会工作作为一个新生事物，我们的就业就等于创业，我们不像香港地区或者国外，我们没有一个成熟的体系，遇到困难只能自己想办法解决。这就是我们的实际，就需要我们去理解和接纳。记得刚刚进入医院工作的时候，笔者也产生过很多想法，觉得机构不是自己理想中的福利机构。所以很多时候，我们要做大量的宣传、外展工作，而笔者自己的理想是想从事个案、小组的工作。当时笔者很疑惑，一度情绪低落。后来，笔者也接受了这个现实。笔者认为进入机构以后，我们不应该想机构能够给予我们什么，而是要思考我们能给予机构什么，只有我们接纳了机构的文化，去调适自己，让机构发展了，才有条件去开展不同的服务。假如不理解机构的发展状况，只考虑自己的专业发展，最后我们也必然不能被机构所接纳。在工作的两年多时间里，机构发展了，同样笔者在医院的服务项目也多了。

面对不同的矛盾，社工最好的做法就是从不同群体的角度出发，了解他们的难处，找出解决问题的最好的方法，理解、尊重和接纳的态度是开展社会工作的关键。

三、所遇困难及今后发展方向

（一）所遇困难

（1）观念的转变需要时间与社工不断的努力。在很多医疗机构里面，医疗机构决策者、医务人员的观念依然守旧，难以接受社会工作为第三方力量介入医疗团队，致使内地的医疗社会工作发展缓慢。

（2）内地社会工作教育不足以应付医疗机构在服务过程中存在的问题；社会工作专业毕业生从事医疗机构的工作，缺乏医疗知识，开展工作没有一个明确的督导，缺乏事件发展方向的指引，很多时候，只能靠实务工作者不断地探索以及总结，服务的发展欠缺规范性。

（3）内地医务社工能够接受的培训少，难有提升的机会，缺乏情绪抒发的机会。有香港地区的同仁说："社工就是一个无底的垃圾筒，大家把垃圾倒进去，永远都到不了底。"医务社工每天都要面对很多负面的信息，自身的调节非常重要，在内地没有专门顾及社工情绪宣泄的机构，社工难以找到支持的力量。

（二）今后发展的方向

（1）巩固现有资源，规范各项服务，整理出服务的流程，设计出"医务社工工作手册"。

（2）在合理安排自己工作的前提下，多参加进修，提升自我，了解各地医务社会工作的发展，发展具有本地特色的医务社会工作。

（3）寻求香港督导的指导，使服务发展得更好。

（4）壮大本院社工部力量，增加人手，推广更多优质社会工作服务，建立江门医务社会工作服务资源中心。

（5）推动江门市政府部门对医务社会工作的关注，让政府能在政策上有所照顾。

（6）作为研究者的角色，探讨内地医务社会工作的发展模式。

（7）作为实习老师的角色，招收实习生，并完善实习带教工作，使在学校的学生能够了解医疗社工的工作，培养医疗社会工作人才。

笔者从事医务社会工作虽然只有短短的两年多时间，但感觉社会对医务社工的关注、认同程度是比预期要好很多的，医务人员对医务社工的接纳程度也在慢慢地提升。目前，社会大众对医务社工充满了期望，如今也是内地医务社会工作发展的最佳时期。文章中的7个角色只是笔者工作过程的真实反映，也许还不尽完善。在今后的工作中，笔者会继续坚持自己的理想——发展本地特色医务社会工作，无论遇到多大的困难都不会放弃。在尊重服务对象的基础上，相信我们的服务对象会有转变的一天。

白血病患儿的医务社会工作实务探索

——以广州穗星医务社工为例

梁子珊

(广州市穗星社会工作服务中心)

摘　要：医务社会工作在广州地区仍处于起步探索阶段，面对不同类型的群体，其服务应具差异性。白血病治疗有着留院时间长、治疗风险大、儿童比成人配合治疗程度低、治疗期间护理细节繁多、监护人陪护等特点。本文对白血病患儿留院期间的普遍需求进行分析，总结出医院环境适应需求、日常护理需求、心理调适需求、社会支持需求、监护人与医护人员沟通需求，并总结出对应的医务社会工作方式，叙述针对白血病患儿的心理疏导、医患沟通、家庭成员沟通、社会支持的具体方式，希望对医务社会工作实务有经验借鉴作用。

关键字：医务社工　白血病患儿　普遍需求　社会支持

引　言

　　医务社会工作在广州地区仍处于起步探索阶段，如何运用社会工作的办法协助患者解决涉及经济、社会、家庭以及心理方面的问题，并在医院之间构建沟通桥梁成为医务社会工作探索的焦点。广州市穗星社会工作服务中心自2012年开始在广州市内的部分三甲医院开展医务社会工作，其中"坚持的希望·贫困重症患儿家庭社工服务项目"至今服务超过200户患儿家庭，大部分为白血病患儿家庭。面对不同类型的群体，社会工作服务应具差异性，根据需求提供相应服务。

一、白血病患儿留院期间普遍需求分析

（一）环境适应需求

　　广州市医疗资源集中，汇集了超过50家三甲医院。治疗儿童白血病口碑

较好、经验丰富的专科也集中在广州市内的三甲医院。这样的医疗资源分配，导致了广东省内乃至周边省份的白血病患儿家庭都选择到广州治疗。这些家庭面对两个客观环境的变化，一个是陌生的城市，一个是陌生的医院环境。

陌生的环境意味着原本的熟人社交网络的作用减弱，也意味着获得资源支持的难度增加。如患儿家属需要在医院附近寻找出租屋、市场、超市。

医院环境有其特定的管理制度，不了解或不适应医院的管理是产生医患矛盾的重要原因之一。留院住宿期间生活物品摆放不当、病房内的卫生保洁问题、个人生活习惯与医院管理相悖、不能容纳同病房其他人的个人习惯等都可能造成医患关系的紧张。

（二）心理调适需求

对于患儿而言，他正处于成长阶段，对世界充满好奇心，渴望接触世界，了解世界，渴望与同龄人交往，却要长期住院。为了避免感染，病房之间的走动也会减少。为了配合药物治疗，很多小朋友喜欢的食物都被禁止食用。患儿几乎每天都要输液，每周进行一次痛苦的腰穿，药物会导致情绪暴躁等。因留院治疗的诸多限制及变化而产生的心理抵触，需要患儿逐渐调适。

对于家属而言，心理调适主要有两大方面。一方面，是接受子女患白血病的事实。家属不了解白血病，不知道治愈率，不清楚治疗过程，担心失去至亲而陷入恐惧。家属目睹治疗过程中患儿的身体变化，心疼孩子承受的痛苦而不能释怀。另一方面，是接受突如其来的巨大经济压力。白血病治疗期长，需要用到很多价格高昂却不在医保报销范围内的进口药，治疗费用动辄几十万元。为筹集医药费，有些家属甚至有轻生念头，面对这些变故都需要较好的心理调适。

（三）护理需求

护理需求基于配合患儿治疗而产生。白血病患儿免疫力低下，容易感染。感染意味着病情加重，影响治疗进程，治疗费用增加。治疗的不同阶段对日常护理、保健有不同的要求。日常饮食、病房环境都能影响康复进程。一些来自贫困地区的家庭，家属知识水平及受教育程度较低，卫生、护理、保健常识严重缺乏。家属都希望了解护理患儿的最佳办法，希望事无巨细都能按照医嘱行动，尽可能地减少感染机会。但医护人员的日常工作繁重，无法满足每户患儿家庭的日常护理需求。日常护理需求还包括获取常用的易耗品、生活用品，及对白血病患儿普遍适用的营养食品。

(四)社会支持需求

白血病患儿家庭对社会支持的需求主要源于两个方面：一方面是经济压力，另一方面是血源紧张。

白血病治疗费用动辄几十万元，如果需要骨髓移植，至少需要50万元的手术费用。异地就医报销比例十分有限，一些贫困家庭甚至从来没有为患儿买过社会保险。大部分家庭希望得到社会支持，但信息收集渠道有限，影响力也有限。

受血源限制，重症患儿在治疗过程中如需用血，医院一般会建议家属发动亲友互助献血。但由于很多患儿家庭来自异地，无本地交际圈，缺乏发动社会救助能力，互助献血对他们来说难以实现。血液来源受限，患儿生命受到严重威胁，还需通过社会支持解决献血问题。

(五)医患沟通需求

白血病患儿住院病区的医患关系整体良好，虽未出现媒体报道中的尖锐矛盾，但因互相不理解而产生怨言的情况时有发生，累积的误解会埋下隐患。医患沟通需求主要在以下几方面产生：

第一，家属不清楚治疗进程及患儿病情发展规律，对治疗过程中患儿的正常身体变化过于敏感，而产生对医护人员的不信任。

第二，医务人员不了解患儿家庭情况，不了解每位家庭成员的性格特点，与情绪激动、语言偏激的家属沟通困难。

第三，受教育水平、知识水平、理解能力影响，家属对医护人员提供的病情介绍及医嘱理解不一，甚至不理解。

二、针对白血病患儿的医务社会工作服务

(一)以"家庭"为服务立足点

白血病儿童无疑是家庭的核心，家属的行动也必然以患儿为核心。家属的心理状态变化将直接影响患儿的心理情绪变化，家属的决策、行动力会影响患儿的治疗。医务社会工作以"家庭"为服务立足点，将家庭社会工作融入实务中。香港学者马丽庄指出，家庭社会工作就是指帮助求助的家庭发展，并运用自身及社会的资源，增强家庭日常功能，改善家庭关系和解决家庭问题。台

湾学者徐震、林万亿认为，家庭社会工作是指社会工作人员应用社会工作的原则与方法，为增进家庭生活，扩大家庭功能，而对家庭所提供的服务与治疗。医务社工不以为患儿筹款为目的，而以整个家庭为立足点，运用家庭自身的及社会的资源，建立支持体系，支撑家庭度过治疗期，即使家庭失去患儿，家庭仍然存在，服务也不会戛然而止。

（二）在优势视角下制订帮扶方案

个案社会工作是最基本的医务社会工作方法之一。当患儿家属主动求助，医务社工详细了解患儿家庭情况，运用优势视角找出帮助求助家庭的切入点。优势视角是社会工作领域运用的一个重要方法，它"强调以人的优势为核心，在对案主进行帮助时将关注点聚焦在发现并发挥案主自身的优势和潜能上，并利用这些优势对案主进行帮助并使其得到自我发展"[①]。在优势视角下，根据患儿家庭所处的情景和病情，社工相信每个家庭都有自身优势，相信所有环境都具有可利用的资源，为求助家庭度身定制合适的帮扶方案。例如，发掘家属所在单位或患儿所在学校的资源，根据条件协助申请困难证明、低保证明、救助基金等。

医务社工在了解患儿家庭现状的同时，向医护人员反馈关键信息，深入了解患儿病情及未来治疗方案，协助医护人员解答患儿家属提出的有关疾病与治疗方案的疑问，为患儿及其家属提供心理咨询与辅导。

（三）运用小组的互动模式发挥潜能

医务社工将同病区的白血病患儿家属组成小组，利用小组辅导的方式引导家属纠正不当行为，满足合理需求，发挥受助家庭自身潜能。互动模式既关注个人，也关注环境。它强调通过个人、小组和社会系统之间的互相影响，以达到增强个人和社会的功能。在这个过程之中，小组代表一个小社会，每个成员都具有一定社会价值的社会资源，可以成为其他组员的有效支持系统。[②]

在实践中，医务社工整理出白血病患儿普遍的治疗进程，每个阶段的身体反应特点，每个阶段护理的普遍注意事项，社会救助政策及渠道，医院周边与留院生活相关的场所、设施等，并邀请护理经验丰富的家属与其他患儿家属分

---

① 参见付立华《优势视角下的社区矫正介入策略研究》，载《中国社会科学院研究生院学报》2009 年第 5 期。

② 参见王思斌主编《社会工作概论》，高等教育出版社 2006 年版。

享。因缺乏这些知识而感到焦虑的患儿家属，通过经验分享小组，得以解答心中的疑问，预见未来可能发生的情况，提早进行心理建设，有助于尽快适应医疗环境，以积极的心态应对变故。

此外，医务社工为白血病患儿家庭募集生活必需的大米和食用油，把有此需求的患儿家属组成互助小组，轮流到社工机构领取物资，到病区派发。医务社工登记白血病患儿家属的血型信息，把同病区的白血病患儿家属组成互助献血小组，当有患儿急需血小板或全血补给时，由家属组成的小组将成为血源之一。

（四）针对普遍需求设计子项目向社会延伸

医务社工推行爱心生活包计划，从受助家庭的需求出发，设计不同类型的爱心生活包，向社会募集生活物资，如大米、食用油、粗粮、护理用品等，满足其在广州求医期间的生活物资需求。医务社工向社会招募志愿者，组建互助献血志愿队，满足白血病患儿家庭对不同血型血小板的需求。为满足白血病患儿的心理需求，丰富白血病患儿的留院生活，医务社工在病区推行医院学校计划，招募志愿者为患儿提供文化课辅导、音乐兴趣培养课程。

这些子项目可以整合社会资源，降低患儿家庭生活成本，减轻患儿家庭生活负担，帮助白血病患儿及其家属进行较好的心理调适，让其将财力和精力放在患儿的治疗上，恢复治疗信心，度过最艰难时期。同时，项目的推广让社会大众了解白血病，了解白血病患儿家庭，让更多人关注弱势的贫困白血病患儿家庭。

上文总结了针对白血病患儿的医务社工服务的对策：以"家庭"为服务立足点，在优势视角下制订帮扶方案，运用小组的互动模式发挥潜能，针对普遍需求设计子项目向社会延伸，一切都以受助家庭的需求为出发点。这些由实践中总结的经验，希望对医务社会工作实务有经验借鉴作用。

居家养老服务中的临终关怀模式初探

——以东莞市普惠社会工作服务中心居家养老服务为例

姚耿洁

(东莞市普惠社会工作服务中心)

摘 要：在老龄化趋势下，开展居家养老服务成为缓解养老服务的重要举措，而在居家养老服务当中，临终关怀服务需求日益凸显。本文尝试以现有的居家养老服务团队成员为依托，成立社区居家临终关怀服务团队，探索在居家养老服务中开展临终关怀服务的模式。

关键字：居家养老服务　临终关怀　模式探索

一、研究背景

2010年，东莞市中堂镇率先探索由社工机构承担居家养老服务。经过近5年的持续探索，由东莞市普惠社会工作服务中心创立的"四工（社工＋社工助理＋护工＋义工）＋三师（康复师、营养师、护理师）"的中堂模式已被证明为东莞市居家养老服务切实可行的模式，中堂的服务经验得以在东莞市全市推广。目前，居家养老服务已在东莞各个镇街铺开，基本达到全覆盖。

东莞市开展的居家养老服务，90%以上的服务对象都是80周岁或以上的老人，临终关怀服务成为重要的服务需求，也是居家养老服务中的重要内容。在东莞市，家庭受中国传统文化的影响较为深刻，绝大多数老人愿意选择在熟悉的居家环境中度过生命最后的时光。在这种熟悉的环境下，有利于老人保持良好的心情，有利于家属参与关怀和护理。在老人生命的最后时刻，给予关怀和支持，是居家养老服务应该要做好的工作。

如何在居家养老服务模式的框架下开展以"家居为本"的临终关怀服务，这是非常值得我们探索的。查阅现有文献，可知这方面的讨论和研究尚存在不足，总结和探索出居家养老服务中的临终关怀模式具有重要的意义，可深化居家养老服务中的临终关怀模式研究，指导居家养老中临终关怀服务的开展，探索出可借鉴、可推广的经验。

二、居家养老服务中临终关怀的团队构成

一般来说,临终关怀主要有住院病房、居家照顾、日间照顾中心 3 种形式。本文所谈的居家养老服务中的临终关怀,其实质是一种以"家居为本"的临终关怀,不同于院舍类和医疗机构类的临终关怀。居家养老服务主要面向重症老人、长期患病老人、家属转介的高龄老人,在老人症状得到有效控制,可以回家调养的情况下,给予"身、心、社"的整体关怀和支持,使老人可以在熟悉的居家环境中安详、宁静地度过最后的生命时光。

以"家居为本"的临终关怀服务主要包括医疗护理、生活护理、建立社会支持系统和提供精神慰藉 4 个方面。完成这些服务,需要一个跨专业的团队。以东莞普惠为例,居家养老项目采用"四工(社工+社工助理+护工+义工)+三师(康复师+营养师+护理师)"的服务模式,组建一支跨专业的"社区居家临终关怀服务团队",去开展社区居家型的临终关怀服务。

根据东莞普惠居家养老服务的经验,这支由"四工三师"组成的"社区居家临终关怀服务团队"可以为老人提供以下方面的关怀服务:

(1)由护工提供居家照料和生活护理服务。如为临终老人提供购物、家居清洁、个人清洁、卧床照料、饮食照料、排泄照料等服务,减轻家属照顾压力。

(2)由护理师提供医疗护理。医疗服务的主要目的是舒缓老人的疼痛,提升最后的生存质量。如处理褥疮、口腔护理、皮肤清洁护理等。同时给予家属在护理老人方面的指导,讲解与老人相关的病理知识,提升家属照顾的质量和能力。

(3)由康复师提供保健服务。保健服务的目的是尽可能保有老人的身体功能,如为老人按摩、翻身、敷热水袋、协助其采取舒适的卧床体位等。

(4)由营养师提供营养指导服务。营养师在了解老人的饮食习惯和身体状况后,在符合治疗原则的前提下,给予营养指导,改善老人的营养状况,从而提升老人的生活质量。

(5)由社工和社工助理作为服务的统筹者,协调"四工三师"之间的服务,给予老人精神慰藉,处理老人心理和情绪方面的问题,协助老人建立和完善身边的社会支持。

(6)由义工作为服务的支援者,鼓励和招募社区居民、社会热心人士、医学院师生等作为义工参与到居家临终关怀服务中来,定期探访老人,陪伴老

人进行相关的娱乐休闲活动，协助老人完成临终遗愿，为老人处理身后事提供相关的支援。

三、居家养老服务中临终关怀的模式初探

以上是社区居家临终关怀服务团队的分工，在团队合理分工的基础上，可以按照以下模式和程序去开展居家临终关怀服务：

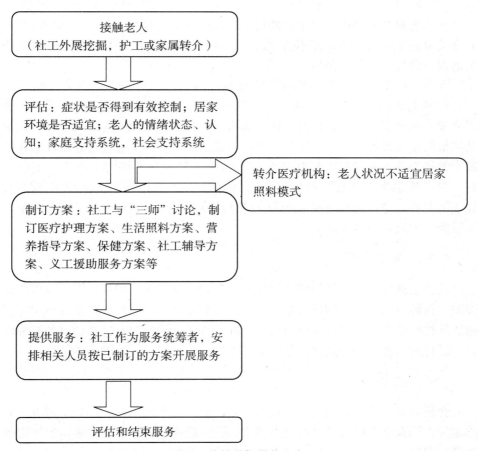

图1 临终关怀服务程序

（一）服务对象来源

通过社工日常的探访，主动挖掘潜在服务对象。对于高龄老人、长期病患老人、重症老人，特别是经常入院治疗、病情反复的老人，社工密切关注其身体状况。此外，护工及家属根据自身判断转介而来的老人也是潜在的服务对象。

（二）评估

评估是整个服务程序中重要的环节，此环节应注意判断老人整体状况是否适合采取居家照料模式，而不是盲从老人或家属的意愿，必要情况下，以安全为前提，建议转介医疗机构。

评估由社工统筹开展，根据团队成员专业背景进行分工。首先，由"三师"评估老人的症状是否得到有效控制，其身体状况是否适宜居家照料，家居环境是否适宜；其次，由社工评估老人的情绪状态，包括老人对疾病的认知及病情的接受程度，对目前状况的整体看法。此外，社工还要重点评估老人的家庭支持系统，家属是否接受老人在家临终，是否有足够的家庭支持提供照料。对于孤寡及"三无"老人，重点评估其是否有其他社会支持系统，如无，社工则要评估是否可以发掘潜在的支持系统或协助建立新的支持系统，给予老人以完善的居家照料支持。

（三）制订方案

我们尝试以服务套餐的模式提供医疗护理方案、生活照料方案、营养指导方案、保健方案、社工辅导方案、义工援助服务方案等。社区居家临终关怀服务团队按照个案管理模式进行讨论，结合老人的实际情况，选择适宜的服务内容，制订适合老人的个别化的临终关怀方案。

（四）提供服务

在征得老人及家属同意后，按照既定的服务方案，由社工作为统筹者，安排相关人员提供上门服务。服务过程中，社区居家临终关怀服务团队以个案管理模式定期举行会议，密切关注老人的变化，及时调整服务方案，提高团队成员服务的有效性和配合度，切实为老人提供适宜的服务。

（五）评估和结束服务

待老人离世后，社区居家临终关怀服务团队协助家属处理老人后事，也要评估老人家属的情绪状态，必要时提供哀伤辅导。待家属能坦然接受老人的离世，恢复正常生活后，临终关怀服务才正式结束。

在老龄化趋势下，居家养老服务作为养老服务的重要形式，缓解了社会及家庭的照顾压力，而深受中国传统文化的影响，老年人选择居家养老的需求日益凸显。探索以现有的居家养老服务为依托，开展居家养老服务中的临终关怀模式具有现实意义，而如何完善这一模式，仍需持续探索！

参考文献

[1] 秦燕. 医务社会工作［M］. 台北：巨流图书公司，2010.

[2] 李玉梅，黄海. 关于社区临终关怀发展模式的 SWOT 分析与思考［J］. 中国医学伦理学，2015（2）.

[3] 谢开，巫纪英，黄伟坤，罗叶容. 跨专业合作运作模式在临终关怀中的实践运用［J］. 基层医学论坛，2009（16）.

[4] 张士斌. 社区家庭临终关怀服务模式探讨［J］. 河北医药，2006（8）.

[5] 中国生命关怀协会. "创建社区老年临终关怀服务模式"研究调研报告［R］，2011.

[6] 宋强玲. 老龄化社会的临终关怀［J］. 中国老年学杂志，2009（20）.

[7] 石礼华. 老龄化背景下我国临终关怀事业发展策略研究［J］. 中国医学伦理学，2009（4）.

[8] 汤忠萍. 医务社工介入临终关怀服务的实践研究——以"临终关怀"器官捐献与社工服务项目为例［D］. 武汉：华中农业大学，2013.

[9] 刘维. 人口老龄化背景下居家养老模式思考［J］. 理论月刊，2010（9）.

[10] 谭卫华. 论居家养老服务中专业社会工作者的介入［J］. 洛阳师范学院学报，2010（4）.

医务社会工作中工伤服务的实践与探索

陈汝青　屈东阳

（深圳市龙岗区春暖社工服务中心）

摘　要：随着社会经济的不断发展，大量农民工涌入城市，成为城市发展基础建设最重要的组成部分，而农民工发生工伤事故与职业病的风险也不断增加。医务社工在实务工作中发现，农民工在工伤发生后对工伤政策、工伤权益、工伤康复了解甚少。工伤服务因此成为医务社会工作一个新的服务内容与介入视点。本文中，医务社会工作者从工伤患者康复需求出发，提出个案分类干预，针对心理康复类、权益维护类、资源整合类、教育康复类四类不同工伤需求，形成不同的介入方法与路径。医务社会工作者通过探索与完善工伤康复体系，协助工伤患者"生理—心理—社会—职业"的全面康复，以提升工伤患者应激心理调适能力与合理维护工伤权益能力，同时探讨医务社会工作推动工伤社会政策倡导与政策实施的方法与路径。

关键词：医务社工　工伤康复　介入探索

引言

工伤，又称为产业伤害、职业伤害、工业伤害、工作伤害，是指劳动者在从事职业活动或者与职业活动有关的活动时所遭受的不良因素的伤害和职业病伤害。

随着社会发展，我国的工伤保障等制度建设不断推进，但是工伤病患服务依然存在较多问题。工伤患者心理支持系统薄弱、情感支持不够，患者及家属在处理工伤问题时面临较大的精神压力，工伤患者康复资源不足等问题，严重阻碍工伤患者潜能的发挥，影响全面康复的进展。

随着医务社会工作的不断发展与实践探索，工伤病患服务逐渐成为实务工作中重要的服务内容之一。它主要是以工伤患者为服务对象，秉承专业助人理念，运用社会工作的专业理论与方法，从"工伤预防、工伤赔偿、工伤康复"

三位一体的工伤制度出发，向工伤患者普及工伤预防知识，提供工伤政策法规咨询，协助工伤患者回归家庭、回归社会、回归职业的社会工作服务过程。

社会工作的三大工作手法（个案工作、小组工作、社区工作）在工伤服务中同样适用。由于工伤病患受肢体损害、行动受限等因素影响，难以参与一些互动游戏与体验式环节，因此医务社工开展工伤服务主要运用个案工作手法，以小组工作、社区工作为辅助手段，为工伤患者提供心理支持与工伤知识宣教。本文的探讨也以工伤个案服务为主。

一、研究背景

（一）工伤服务的发展现状

随着我国改革开放的不断深入，工业化和城市化进程不断加快，大量农村户籍人口转移到城市务工，农民工逐渐成为我国经济社会发展的新型劳动大军。虽然近年来因劳动力短缺导致技术型农民工工资明显上涨，但是总体上农民工恶劣的工作环境并没有得到根本好转。相关数据反映，在政府倡导与推动下，受益于工伤保险的劳务工越来越多，他们在工伤发生后能得到有效保障。然而，农民工没有与用工单位签订劳动合同，没有购买工伤保险等现象仍然存在。这部分农民工在遭遇工伤后，往往得不到工伤赔偿，陷入因病致贫或因病返贫，贫困又反过来加重病情的恶性循环之中。

（二）医务社工介入工伤康复的实务工作经验

医务社工在实务工作中具有促进医患和谐，协助患者解除就医过程中遇到的心理、社会、经济等问题，促进患者恢复、改善与发展其自身功能的作用。在综合医疗机构，工伤患者通常面临权益维护、心理康复、社会康复、职业康复等需求，是医务社工的主要服务群体之一。蔡文星认为，医务社会工作与工伤康复在概念上有交融之处，作用对象都是社会上处于不利地位的社会弱势群体，需恢复、改善和发展其功能；在价值观上有相似之处，都以助人自助为理念，以促进患者全面回归社会和重返工作岗位，进而实现自身价值和社会价值。

近年来，随着国家对社会工作的重视和大力推动，医务社工开始进入医疗机构，为广大患者提供专业社会工作服务。随着医疗机构中医务社会工作的推动、扩展与深化，医务社工的服务人群不断拓宽。医务社工在工作中发现，工伤患者群体的需求非常突出，不容忽视。结合我国国情与本土特色，医务社工运用社会工作专业理论与方法介入到工伤康复中，对工伤患者的心理康复、职业康复、社会康复起到推动与促进的作用，对工伤患者的康复产生了积极的影响和效果，也推动了工伤康复体系与制度的完善和全面发展。

二、工伤服务需求分析

现代意义上的工伤康复应包括医疗康复、职业康复、社会康复、心理康复等。而从工伤患者的实际需要来看，医务社工的介入对工伤患者的康复过程有促进、提升、补充与完善的作用。医务社工介入工伤康复，不仅能使工伤患者个人在肢体、心理、职业等方面得到全面康复，还能减少用人单位的工伤事故及损失，对于促进建立和谐社会起到更好的作用。医务社工的介入可以满足工伤患者以下需求。

（一）工伤患者心理康复的需求

工伤患者大多为农民工人群，他们流动性较大，且远离家乡，远离多数的亲人和朋友，周围可以倾诉、排解的人较少，情感支持网络非常薄弱。在身体遭受伤害后可能出现生理功能暂时或永久性的丧失，此时他不仅不能实现当初背井离乡的初衷，无法满足家庭的需求，反而成为家庭的负担。这些巨大的落差与家庭角色的巨大改变，以及工伤问题应对等，让工伤患者的心理遭受了巨大的冲击与压力。因此，需要医务社工的介入以支持工伤患者表达与宣泄自我情绪，强化家属、朋友对服务对象的情感支持。

（二）工伤患者权益维护的需求

工伤康复服务对象在康复过程中，经常遇到医疗费用的问题。这其中很多是服务对象所在单位对工伤问题处理不当所引发的。大多工伤患者文化水平不高，对社会政策不了解，对购买工伤保险不重视，对自身权益的维护缺乏法律意识。一旦发生工伤，患者对自己的状况感到很悲观失望，不知道自己以后的生活应该怎么办，对单位的做法很无奈，产生较多无助感。医务社工的介入，一方面可以通过专业的理论与技巧，增强工伤患者的信心，鼓励其积极面对；另一方面，医务社工作为社会政策的倡导者和教育者，可以为工伤患者提供工伤的知识与信息，帮助工伤患者用合法、合情、合理的方式处理工伤问题，并陪伴工伤患者一步一步完成工伤认定、工伤鉴定、工伤赔偿的应对过程。

(三) 工伤患者职业康复的需求

在遭受工伤事故或职业病后，工伤患者的社会角色发生巨大的改变：由一个家庭的经济支柱、社会财富的生产者，变成被照顾者，加之工伤患者的职业康复体系不完善，他们难以找到适合自己的专长，因而在再就业和自主创业上遇到较大困难。部分工伤患者对自己的职业前途感到渺茫，再加上工伤患者因存在一定的肢体残疾，心理产生阴影和悲观失望，难以进行再就业的规划。也有工伤患者不相信自己残存的价值和内在的潜力，对未来的工作失去自信心。因此，需要医务社工介入对工伤患者进行职业康复，帮助他们树立职业信念，提高专业技能和创业能力，实现再就业或创业。

(四) 工伤患者构建社会支持网络的需求

在遭受工伤等应激事件时，工伤患者需要资源以应对问题，其中包括个人的内在资源与外在资源，而社会支持网络是属于外在资源的一类。当遭遇工伤时，工伤患者的正式和非正式支持网络都须发挥作用。其中，非正式支持网络的主要提供者是家人、朋友、同事，这些支持者对患者非常熟悉，无论是物质层面的还是精神层面的支持都占据了最重要的位置。根据社会支持网络体系分析，工伤患者在工伤处理过程中能够得到的支持，详细情况可见表1：

表1 工伤患者社会支持一览表

支持类型		工伤知识熟悉程度	重要程度	支持程度	距离	支持人数
非正式支持	家人	非常低	非常高	非常高	远	少
	亲戚朋友	非常低	比较高	比较高	比较远	比较少
	同事	非常低	中	中	非常近	比较多
	用人单位	比较高	非常高	比较低	非常近	
正式支持	社工	比较高	比较高	非常高	非常近	比较少
	医护人员	比较低	中	中	非常近	比较少
	社保局	非常高	非常高	中	非常近	

如表1所示，工伤患者的家人、亲戚与朋友支持程度、重要程度都非常高，但由于距离远，在身边的人数少，对工伤知识的熟悉程度非常低，工伤患者很难第一时间获得生活照顾与情感支持。工伤患者的同事在同一个工作场

所，在工伤患者受伤后，可以第一时间发现并给予支持，在工伤认定时充当人证，但因同事对工伤知识不了解，在日后工伤的处理过程中能够给予的支持有限。用人单位对工伤知识比较了解，在工伤处理过程中占据了非常重要的角色与作用，一旦用人单位拒绝帮助工伤患者支付医疗费用与生活费用，不配合或阻挠做工伤认定，工伤患者会因此承担巨大的经济压力，经历曲折与漫长的工伤认定的过程。

在正式支持网络中，社工、医护人员、劳动与社会保障部门都在当地，距离非常近。劳动与社会保障部门具有专业的法规知识又有保障监察的职能，部门工作人员是否积极地处理工伤案件对工伤患者起到至关重要的作用。社工的介入一方面增强工伤患者的正式支持网络，另一方面也通过整合链接相关各部门的资源，帮助工伤患者重新构建一个更加完善的社会网络支持体系。

三、医务社工介入工伤个案服务方法

工伤个案服务的介入流程与传统的社会工作服务流程一样，都会历经"接案（信息收集）—预估（评估问题与需求）—计划（确定服务方案）—介入（实施服务方案）—评估—结案"6个步骤与过程。

根据工伤患者的需求与特点，医务社工提供的工伤个案服务一般有4个类型：以权益维护为跟进重点的工伤维权类型，以心理疏导、工伤适应为跟进重点的工伤心理康复类型，以重建社会支持网络为重点的工伤资源整合类型，以职业观念树立、教育康复为跟进重点的工伤职业康复类型。

（一）心理康复类型

心理康复类型的工伤患者以处理心理应激反应，情绪不稳定或起伏不定，对工伤后产生的各种问题表现出不适应为主要介入点。工伤患者的心理压力主要有：害怕身体致残无法康复，担心以后无法正常生活与工作，甚至恐惧可能面临的死亡。当治疗费用庞大而患者无力支付、用人单位不愿支付，家人不在身边与无人照顾时，工伤患者的无助感、无能感会更强烈与突出。

医务社工介入此类个案的服务重点：一是建立信任关系，处理工伤患者的压力与情绪；在建立关系的初期，对工伤患者做到温暖、热情、真诚及无条件地尊重有助于和工伤患者建立良好的服务关系。二是确定问题，制定目标。工伤患者短期目标主要是解决以下4个问题：其一，对病情的不了解与不适应；其二，对工伤政策不了解，无法维护自身合法权益；其三，治疗费用庞大，用工单位不愿支付；其四，因远在他乡，身边无亲人，受伤后无人照顾。三是强化生活信心和希望，重建家庭关系。伤情严重的工伤患者可能会对身体康复与工伤赔偿失去信心，自暴自弃，产生忧郁感、无用感、无助感，对生活或家庭失去信心；社工要及时输入希望，启发工伤患者意识到他的存在与他在家庭不可替代的重要性，鼓励工伤患者积极适应病情与投入到康复锻炼当中。

案例浅析：王某，在工地上班时从高处坠落致腰12椎体骨折。数日后，服务对象在病房割腕自杀。在科室转介后，医务社工对自杀未遂的服务对象进行危机介入。第一步，及时处理，输入希望。医务社工第一时间介入，给予服务对象积极的关注、鼓励与支持，及时注入生活的希望，与服务对象一起探讨死亡不能解决问题，反而会使家人更加难过，并表示愿意与他一起面对与处理，令案主明白用人单位不支付医疗费的问题，愿意再次尝试以合适的途径来解决问题。第二步，制定目标，提供支持。经多次与服务对象面谈，案主当前面临的主要问题有两个：第一，由于没有证明劳动关系的任何材料，工伤认定困难，老板不愿意支付医疗费用，在住院期间面临经济上的困难。第二，在住院期间，服务对象没有家属陪伴与关心，感到孤独无望。在认清现状后，社工帮助服务对象认识到目前的主要目标是解决支持网络薄弱的问题。第三步，增强支持网络，培养自主能力。为了增强工伤患者的支持系统，解决服务对象最关心的费用与照顾问题，医务社工调动服务对象身边的亲属资源及工地老板来关心和帮助服务对象。经过多次电话联系，医务社工与工地的包工头沟通服务对象工伤及自杀的情况，包工头答应来到医院探望服务对象，并先支付医疗费用。由于案主夫妻关系不和，交流较少，沟通不畅，妻子不愿在医院照顾，并多次提出离婚的要求。医务社工与服务对象妻子分析了当前家庭面临的问题，理清了家庭支持对案主的重要性，随后案主的妻子决定留下来在医院陪伴和照顾服务对象。

（二）权益维护类型

权益维护类的工伤患者，需要社工介入的主要原因有3个：第一，工伤患者依法维权意识不够；第二，用人单位不严格执行劳动法规；第三，劳动部门劳动保障监察职能没有执行到位。医务社工介入权益维护类个案的主要目标是增强工伤患者的维权意识，帮助工伤患者了解工伤政策与相关信息，促使工伤患者用合法、合情、合理的方法获得工伤赔偿与待遇。

医务社工介入此类个案的服务重点为：一是及时介入，了解患者遭受工伤后的待遇，提高工伤意识；二是向工伤患者普及工伤知识，提供工伤政策咨询;三是协商与维权并存,运用工伤法规维护权益,陪伴工伤患者完成工伤认定流程,使其获得合法合理的赔偿。

案例浅析:刘某是一家工厂的厨工,在外出采购食材时发生意外跌伤,被送往医院救治,诊断为胸口12椎体骨折。经过多次面谈得知,因用人单位没有按照劳动法与服务对象签订劳动合同、购买社会保险,而拒绝继续支付医疗费用、工伤赔偿,导致案主欠下医院一万多元的费用。服务对象知识与文化程度不高,对工伤相关政策法规了解不多,对维护自身权益缺乏法律意识,感到非常无助。医务社工通过与刘某及其家属多次面谈,以讲授的形式普及了工伤的基本知识,从什么是工伤、工伤的认定流程、工伤鉴定的流程、工伤的赔偿标准,帮助案主梳理目前遇到的问题,并提出解决方案。同时,也帮助刘某了解与认识国家工伤保障的相关知识,增强她获得工伤赔偿的信心。然后,医务社工发挥第三方协调的角色,促成双方的沟通、交流,直至达成赔偿协议。因刘某无法提供与公司存在劳动关系的证明材料,常规的工伤认定程序会非常漫长与困难,刘某表示愿意尝试与用人单位协商解决问题。医务社工以调解的基本原则"双方自愿、合法、中立"为出发点,三次促成刘某及其家属与用人单位沟通协商。起初用人单位不肯答应刘某提出的赔偿条款,拒绝支付医疗费用;而刘某担心不能得到合理赔偿,在病情康复后拒绝办理出院以示抗议。在医务社工的努力协调下,双方多次沟通后都有一些让步,最后刘某与用人单位在街道办的信访部门的见证下签订了赔偿协议。

(三)资源整合类型

资源整合类型个案主要以工伤患者的社会支持网络重建为跟进重点。医务社工的介入,一方面在于增强工伤患者的非正式支持网络,另一方面也通过整合相关各部门的资源,帮助工伤患者重新构建一个更加完善的社会网络支持体系,进而克服工伤事故引起的各种困难。

医务社工帮助工伤患者重新构建社会支持网络时可以从3个层次出发。个人支持网络即是非正式的支持系统,强化工伤患者的非正式支持网络,可以帮助工伤患者获得生活的照顾、情感的鼓励与支持、医疗费用与基本生活费用的保障。医务社工在帮助工伤患者建立正式的支持网络系统时,主要从社会组织网络出发,帮助工伤患者获得家人照顾、支持与帮助之外,也帮助他们获得专业人员的协助。在建立社会支持网络时,医务社工需充分利用社区中的资源以改善工伤患者回归社区后的生活质量,帮助工伤患者与家庭获得社区的照顾与康复资源。如图1所示:

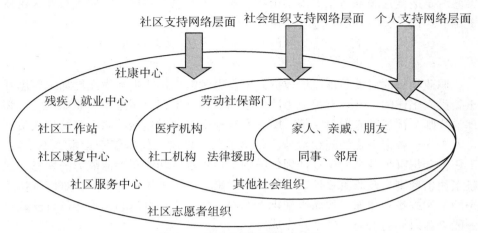

图 1　工伤患者的社会支持网络

案例分析：冯先生在上班途中骑自行车发生交通事故被 120 送至医院救治，医生诊断其腿部骨折，病情严重，需要长期照顾。冯先生入院后，怀孕 8 个多月的妻子远在老家，父母年老体弱，老家亲属都无法过来提供照顾；肇事者家属虽过来探望过，但后期一直拖欠医疗费，且无法给予生活上的照顾；用人单位没有积极跟进，并且不承认服务对象是属于工伤事故。冯先生欠费一万多元的时候，医生转介个案给医务社工跟进服务。

从个人支持网络出发，社工协助案主获得治疗与照顾的保障。医务社工与工伤患者一起分析目前困境与需求，与服务对象达成共识，确定其哥哥来负责住院照顾。在治疗费用问题上，医务社工与肇事司机的家属多次联系，对方由于没有经济能力，仍无法支付拖欠的医疗费用。为不影响治疗，社工推动患者家属筹集到一万多元的医疗费用。医务社工又教授案主与家人的沟通技巧，促成工伤患者与家属更密切的互动、沟通。

从社会组织支持网络出发，医务社工推动案主与用人单位的沟通，促进用人单位配合案主申请工伤认定，并安排同事到医院探访，给予案主经济与精神上的支持；协助服务对象到社保部门了解工伤认定的程序，到交警大队了解交通事故的责任认定与赔偿，到劳动部门与法律援助处了解劳动仲裁的申请流程等，最终在各部门的帮助下，冯先生的相关合法权益得到有效保障。

从社区支持网络出发，在患者医疗期即将结束时，医务社工与冯先生一起分析梳理康复计划及出院安置等；在其回归社区后，医务社工与他一起联络了现居住地的社区社工，由社区社工帮助服务对象找到街道的康复中心，并安排志愿者定期接送服务对象到康复中心，促进工伤患者获得社区照顾与社区康复资源。

（四）教育康复类型

职业康复的目的是透过治疗提升工伤患者的工作能力，借此增加工伤患者重新投入工作的机会。有关流程涉及不同专业人士，包括医生、职业治疗、物理治疗师、社工及心理学家等，而某些复杂个案甚至包括一名个案管理人员。

工伤患者常面临的问题包括：一是工伤患者对工伤康复不重视、不了解，不积极参与医生制订的康复计划，影响了日后身体功能与生活能力的恢复。二是工伤患者丧失职业康复信念。一些工伤患者由于工作能力丧失，难以维持原来的工作或找到体面工作而产生巨大的挫折感，失去自信心，不相信自己残存的能力和内在的潜力。

医务社工介入教育康复类型工伤个案的重点：其一，提高工伤患者身体功能的康复意识，鼓励工伤患者积极参与制订、实施康复计划，努力恢复身体功能。其二，协助工伤患者重新树立职业康复信念，制订职业康复计划。

案例分析：刘先生在工地上班时从高处坠落，后被送至医院治疗，医生诊断为盆骨裂、腰椎骨折、肋骨骨折，全身多处挫伤，伤势严重。经过一段时间的手术治疗与康复治疗，仍然卧床，不能行动与自我照顾。刘先生因此对身体康复与恢复工作能力失去信心，不配合医护人员的治疗，并经常与家属发生争执，于是医护人员把刘先生转介给社工跟进。

医务社工通过使用认知行为疗法的对质技巧、极端式对话技巧，帮助服务对象建立合理预期，树立正确的康复观念。医务社工在了解刘先生及其家属的情况后，多次使用假设问句技巧帮助双方了解对方的感受，使用角色扮演技巧、情景模拟技巧等进一步促进双方的理解，并一直强调家庭关系对服务对象及家庭度过工伤事故及工伤康复期的重要性；促进服务对象与家属的沟通交流，促成双方的相互理解与支持；协助服务对象了解康复计划，回归社区后继续身体康复与职业康复。

四、开展工伤服务面临的问题与反思

医务社工在实际的工作开展中发现，一批批的工伤患者对工伤政策的不了解，导致他们参加工作却没有购买工伤保险，受了工伤却不懂得如何维护自身权益。医务社工跟进少数工伤患者的赔偿与康复，只能治标不能治本，无法从根源上解决工伤预防、工伤康复与赔偿问题。为了减少工伤事故发生，做到工伤预防、工伤政策倡导、工伤康复与赔偿四位一体，建立一个全面的安全守护网，医务社工认为应该从以下3个层面出发。

（一）政府加大对工伤预防与政策宣传的投入，明确各部门的职责分工

国家以法律法规的形式对工伤预防、工伤康复做出了宏观的规定。例如，《广东省工伤保险条例》第三条规定，工伤保险工作应当坚持预防、救治、补偿和康复相结合的原则；第四条规定，用人单位和职工应当遵守有关安全生产和职业病防治的法律法规，执行安全卫生规程和标准，预防工伤事故，减少职业病危害。但政府并没有明确规定劳动保障部门与社会保障部门在工伤政策倡导、工伤预防教育方面的职责。目前社会保险部门在管理与使用工伤基金方面，常规上只是用来进行工伤医疗赔偿、经济补助、社保部门行政服务等；而在宣传安全生产和职业病防治，以预防工伤事故、减少职业病危害上，社会保障部门的投入却较少。此外，由于我国的社会保障仍处于初期发展阶段，社会保障部门"重补偿，轻预防"的处理方式仍普遍存在。这样的政策导向，也非常容易导致工伤患者对工伤预防认识不足，对工伤预防与康复缺乏重视。

（二）社会组织积极参与社会政策宣传、推动与倡导

单纯依靠社会保障部门推动工伤宣传与政策，力量太薄弱，也不能保障工伤患者接受工伤相关信息的完整性与准确性。在现阶段，由于缺乏关于工伤政策倡导的明确规定，只有用人单位、安全生产监督部门、医疗机构、社区工作站、劳动保障部门、社工机构等共同承担与开展政策倡导的活动，才能促进社会政策的不断完善。然而，政府对于一些致力于推动劳动保障与社会保障的非政府组织，如"时代女工""小小草工友家园""手牵手""打工者中心"等，仍存在顾虑甚至采取打压的态度。这些因素都限制了政策倡导的力量链接，阻碍了社会力量参与社会保障政策倡导的积极性。

（三）建立多部门联合的工伤教育及预防屏障

工伤的处理，通常会涉及用人单位、医院、社保部门、安全生产监督部门等多个主体。医务社工在陪伴许多工伤患者维权的过程中发现，大多数的用人单位及医院医护人员对工伤知之甚少，一些用人单位未及时上报工伤，甚至钻

法律漏洞，医护人员无法及时为工伤患者提供建议，一些社保部门的工作人员也会提供错误的信息。这从侧面反映了工伤预防与知识倡导的力度及宣传面的不足，执行力不足。

"医社合作，打造全人关怀服务系统"模式研究

——以广州市民政局医务社会工作试点项目为例

马 骁[1] 宋文婷[1] 茹文龙[2]

(1. 广州市同心社会工作服务中心；2. 广州红十字会医院)

摘 要：随着社会经济的不断发展，人们的健康意识不断提升，也越来越重视身体、心理、社会层面的多维度康复，并希望能够享受到更加专业化、多元化的医疗服务。这样的多元化需求推动了医务社会工作的发展，也使得医务社会工作成为医疗服务改革的重要探索途径。本文主要着眼于医务社会工作发展所必需的专业化、规范化、标准化的实务模式探索。第一部分对目前医务社会工作服务模式研究进展进行了系统性的阐释，并对研究的目的、意义进行系统性的介绍。第二部分在广州医务社会工作试点工作总结的基础上，创新性地提出"医社合作，打造全人关怀服务系统"的医务社工服务模式，并从3个不同的层面分析了医社合作内涵及过程技巧，从时间维度、目标维度、介入维度全面地解析全人关怀服务系统的专业标准。第三部分主要对实务案例的全过程进行分析，从患者入院时的个人心理状态调适，到住院治疗过程中的经济援助、家庭关系协调、医患沟通改善，再到出院社区康复的个案服务转介等过程，呈现"全人关怀服务系统"在指导实务过程中的实际应用。最后，本文认为"医社合作，打造全人关怀服务系统"模式在实务指导中的作用，有赖于社工业界前辈们一起参与开展广泛的实证性研究，在服务的推进中不断完善。

关键字：医务社会工作 医社合作 全人关怀

一、研究背景

医务社会工作，顾名思义，是社会工作者在医院、医疗机构等医疗环境中进行的专业社会工作服务。医务社会工作在我国的发展可追溯到1921年美籍社会工作者蒲爱德女士在北京协和医院成立的医务社会福利部，在院内开展医

疗救助、家访等各类活动。然而之后的医务社会工作并未得到长足的发展，而是和其他的早期社会工作服务一起陷入沉寂。直到2000年以来，随着上海浦东新区东方医院、北京朝阳医院设立医务社会工作部，及后北京、上海、深圳等地多家医院相继成立医务社会工作部，医务社会工作才重新登上社会舞台，在医疗体系里为患者们提供专业服务。近年来，随着社会工作政策陆续出台，社会工作行业和社会福利事业不断发展，进一步推动着医务社会工作领域的扩展。广州、佛山等地通过政府购买社会工作服务的形式，在医院内设置医务社会工作项目，推进医务社会工作事业。

随着社会工作事业的推动和大中城市内医务社会工作的陆续开展，我国的医务社会工作事业有了一定的发展。一些学者、专家以及实务工作者开始根据医务社会工作经验，归纳总结出相应的本土医务社会工作模式。2006年，学者刘继同首先将当时社会上的医务社会工作模式归纳成为医院自发成立模式、外来进入模式、"无意识"模式等3种。2008年，刘继同又与其他学者一起，编写了《医务社会工作导论》一书，系统地从全局方面梳理医务社会工作，概括总结出当前医务社会工作的角色、内涵、服务领域、知识结构、理论基础等，成为医务社会工作理论方面的指引和基石。2010年，刘岚、孟群将当前我国医务社会工作中存在的几种工作实务模式进行了横向比较，总结出历史渊源模式、社会工作推进模式、公共关系管理模式、医患纠纷处理模式以及康复医学模式5种模式。另有一些学者从国外医务社会工作模式的总结、医务社会工作与临终关怀、医务社会工作的含义等进行研究。综上所述，虽然在医务社会工作领域中，对于服务模式的理论研究有所涉猎，但是仍相对较少，具有实务指导性的理论模式研究更是少之又少。而预期医务社会工作将广泛发展的情况下，对于医务社会工作服务模式的研究刻不容缓。

广州市医务社会工作试点项目是在广州市民政局、广州市卫生局、广州市红十字会医院的联合支持和指导下，由广州市同心社会工作服务中心承接，于2013年12月进驻广州市红十字会医院开展服务，是广州市首个政府购买医务社会工作试点项目。在一年多的服务过程中，医务社会工作项目积累了一些服务经验，并通过不断总结与学习，逐渐形成具有一定独特性、代表性和本土化的医务社会工作服务模式。

二、研究目的及意义

（一）研究目的

本研究的目的在于对广州市医务社会工作试点项目的过往经验进行总结，并结合国内外理论研究和本土实际，归纳出一条具有描述性、可操作性、本土指导性的服务模式，以更好地为更多的医务社工提供借鉴和思考。

（二）研究意义

1. 理论意义

根据上文可知，时下一些学者对于医务社会工作服务模式有一些理论方面的研究，但多是总结性研究，服务模式的实用性仍有待商榷。而医务社会工作领域仍是一个崭新的研究领域，这方面的研究并不是很多。本研究的提出，有助于从理论方面为医务社会工作领域提供一定程度的借鉴和补充。

2. 实践意义

一方面，国内的医务社会工作尚处于初期阶段，经验积累严重不足；另一方面，医务社工们也多属于初入行者，急需一些具有操作性的实务经验及理论的指导。实务经验与理论指导的双重不足导致目前的医务社会工作普遍处于"踩着石头过河"的阶段。本研究对广州市医务社会工作试点项目的服务经验进行了归纳总结，具有描述性和实操性的服务模式可为之后其他医务社会工作项目的发展提供一些实务方面的借鉴，具有实践意义。

三、医务社会工作模式

（一）服务概况

2013年12月起，广州市同心社会工作服务中心（以下简称"同心社工"）正式进驻广州市红十字会医院，开展医务社会工作服务。根据前期调研和协商的结果，社工在院内的烧伤整形科、心血管内科以及血液肿瘤科开展服务。烧伤整形科是广州市红十字会医院的著名科室之一，是目前广东省规模最大的烧伤整形治疗中心，是广州市创伤烧伤紧急救治基地，共分为烧伤一区（重区）、烧伤二区（轻区）、烧伤三区（整形区）。血液肿瘤科又分为血液科和肿瘤科，其中肿瘤科主要的诊疗手法为化疗。心血管内科又分为一区、二区以及重症 CCU 三个病区，此科室在冠心病、高血压等的诊疗、康复及治疗方面具有丰富的经验。在提供服务的过程中，社工不断总结实务经验，并积极汲取前人知识，逐渐归纳成"医社合作，打造全人关怀服务系统"这一服务模式。

1. 社工在医院环境的适应——医社合作的开端和尝试

当社工开始在医院内尝试开展工作的时候，所面临的第一项挑战，便是适应医院的环境。在学校、医院、行政部门等非社工单位内开展社工服务时，由于非社工单位自身具有独特的管理体系、行为规范、人事架构与文化氛围等，社工在进行服务的时候，不仅要遵守社工的行业规则，同时作为整个医疗团队的一员，也要适应及投入非社工单位的环境，以推动自身工作的进展。

而在医院内部扎根以及开展工作的前提，就是与医院的合作。为了促进医务社会工作在院内的顺利开展，院方与社工合作进行了多次宣讲和走访，如在 2013 年 11 月下旬，同心社工即将进军医院前，院方为医务社工提供了全院性的项目介绍宣讲平台；同时，院方还通过 OA 网、医院主页、院报院刊、广州卫生报刊、宣传栏等开设专栏宣传医务社工的通用知识及专业服务。此外，在医院党委书记的大力支持下，社工及督导团队走访三大试点科室，分别向各科室的主管医生、护士介绍医务社工的服务内容及方法，收集医护人员的建议，为把握服务介入点提供依据。在日益深入的服务过程中，社工逐渐将这一合作与互动，总结成为"医社合作"，并根据项目的发展经验，总结出医社合作的 3 个层面。

2. 根据诊疗过程制订服务计划——时间维度上的服务推进

在经历了医院环境的适应之后，社工逐渐发现了医务社会工作与其他类型的社会工作在服务过程中存在着一些不同。在医院的诊疗过程中，通常情况下，患者会经历初期入院时、住院中以及出院期的过程。在每一个过程中，患者所遇到的问题常常是不一样的。例如，在初入院时经常遇到的是对于医院环境的不熟悉与对疾病的不接受，与即将出院时所具有的对于重新适应社会的心理调适需要是不同的。学者刘继同也在《医务社会工作导论》一书中将疾病治疗与医务社会工作介入领域结合起来进行论述，分别论述不同的治疗过程社工的介入手法和目标。社工根据医院的实务观察，结合理论知识，逐渐将对患者的介入划分为入院时、住院期以及出院后的社工服务。

3. 患者的全方位需求——全人关怀的提出与践行

在日常的诊疗过程中，医护人员较侧重的是身体方面的康复，其他方面的需求则放于较次要的位置或被忽略。然而医务社工服务，归根结底，是为了患者的需求而存在的。在提供服务的过程中，社工逐渐发现，患者的需求并非单一化、简单化，而是由独特和复杂的需求所组成。因此，服务目标的设定，也应充分考虑患者的不同需求，据此提出实际可行的指导方案。通过前期系统的需求调研、医护人员的反馈以及社工在具体工作中的观察，社工将"全人"的概念引入医务社工服务，将服务的目标总结成"身、心、社"3个方面，提出了"全人关怀"的概念并不断践行。

4. 具体问题具体解决——不同层面的介入服务

患者的身体、心理与社会方面的需求，仅仅从个人层面介入，是无法圆满解决的。特别是在医院环境中，相比社区中的服务对象，患者的无力感更强，在自身解决问题的时候，也常常依赖于家庭甚至社会的帮助。因此，社工在从事医务社工服务的时候，要根据患者的实际情况和需求，从不同的介入维度入手，协助患者解决自身问题。

（二）"医社合作，打造全人关怀服务系统"模式

在医务社工不断推进的进程中，社工综合前人的实务与模式的研究，结合自身的服务经验，逐渐总结形成"医社合作，打造全人关怀服务系统"这一服务模式，即从时间维度、目标维度和介入维度出发，从患者入院期、住院期、准备出院期和社区康复期等不同的时间维度介入，从个人、家庭、社会的不同层面入手，运用医社合作的服务手法，以达到患者生理、心理、社会三方面的全人关怀。

1. 医社合作

"医社合作"是医务社会工作项目得以顺利开展的前提。社工进入医院环境中提供嵌入式服务，需要多层次的"医社合作"，才能够顺利适应在医院中的工作，并利用这一环境，提供切合需求患者的服务。"医社合作"可分解为以下3个方面（见图1）。

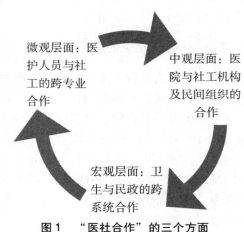

图1 "医社合作"的三个方面

（1）微观层面上的医护人员与社工在临床方面的跨专业合作。

在医院环境中，医护人员与社工的服务互为补充。由于目前医务社会工作正在起步阶段，医护人员对社会工作的了解程度不高，仍需探索一个合适的合作伙伴关系，因此医务社工主动参与医护人员科室巡房，并与医护人员建立了个案转介系统。在第一年的服务期内，社工参与医护人员科室巡房期间为有需要的患者提供探访服务共571次，探访人次达5907次，让医务人员特别是病区护士长直观地了解社工的工作方法和患者的改变情况，提高医护人员对医务社工的认识和接受度，奠定双方跨专业合作的基础。

（2）中观层面上的医院与社工机构及民间组织的合作。

患者对身、心、社的康复需要，决定了医务社会工作不只是在病区提供个案、小组等常规专业服务，还需要各类社会资源的协调介入。因此，在具体开展服务的过程中，医务社会工作项目更多的是作为一个服务"中介"，从医院这一"中枢系统"中辐射开来，将社工机构、督导培训资源、民间组织、基金会、政府管理部门等各个"神经元"连接起来，形成一个大的"神经系统"。在具体的服务过程中，医务社会工作项目吸纳了各方的资源，建立了涵括承接机构与医院管理层的联合工作平台、个案服务过程中建立的资源库、医务社会工作研讨会、医务社工实务课程培训班等，用多方力量的帮助与协作，共同开展服务。

（3）宏观层面上的卫生与民政的跨系统合作。

医务社会工作，从字面上来说，既立足于卫生事业，又同时发挥民政系统的功能。无论是卫生事业发展的需要，还是社会服务专业化发展的趋势，都带引着医务社会服务的发展。广州医务社工试点服务项目是卫生系统与民政系统紧密合作的结果，由广州市民政局每年投入财政资金60万元购买项目服务，广州市卫生局作为医疗系统业务主管单位积极协调广州市红十字会医院与社工机构之间的合作。项目建立了医务社会工作试点项目季度联席会议机制，以了解项目进展情况，协调卫生局及民政局解决项目在服务过程中遇到的政策、制度性问题。

2. 全人关怀服务体系

为了实现患者"身、心、社"三维度的康复目标，医务社工以系统理论为基础，全面分析影响患者康复的"个人"与"环境"的互动因素，着眼于患者个人与康复环境中各种系统不断的相互作用，致力于为患者打造"全人关怀"服务系统，促进患者康复。经过一年多的服务探索，医务社会工作项目将全人关怀服务体系总结为3个维度的服务体系，即微观层面的目标维度、中观层面的时间维度以及宏观层面的介入维度。

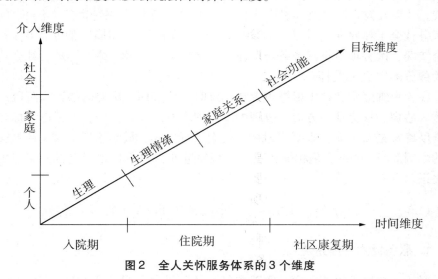

图2 全人关怀服务体系的3个维度

时间维度：从病友入院时、住院中、出院后这3个不同阶段出发，致力于解决在不同阶段出现的不同问题。在《医务社会工作导论》一书中，刘继同将医务社会工作的实务工作分为入院时、治疗中、出院时的介入工作。患者在入院时的障碍主要包括心理方面和经济方面的障碍；在治疗过程中的障碍主要包括适应医院环境的障碍、治疗计划的适应困难、治疗过程中的信息传递接受障碍以及缺乏资源等其他障碍；出院时的障碍主要包括心理方面、经济方面以及信息交流方面的障碍。社工从这3个阶段入手，协助患者解决从入院到出院所遇到的多重问题。这里要注意，不同的问题可于不同阶段单独或同时出现。

介入维度：从病友的个人、家庭、社会3个维度入手，通过多元化的社会工作介入手法为病友服务。社会生态系统理论学家查尔斯·扎斯特罗把人的社会生态系统分为3种基本类型：微观系统（Micro system）、中观系统（Mezzo system）、宏观系统（Macro system）。在社会工作领域，这3个系统可以具体为个人、家庭与社会系统。而介入维度即以这3个层面为介入点，提供不同系统中的社会工作介入。

目标维度：致力于协助病友发掘自身能力与可利用资源，帮助病友达到身体、心理、社会功能的全面康复。以身体、心理、社会功能为服务目标的医务社会工作，即为致力于"身、心、社"全人关怀的医务社会工作。"全人"的概念，是华人社会中经常被提到的概念。"全人"一词，最早可见于春秋战国时期的《庄子·庚桑楚》，指善于契合天然而又应合人为的全德之人。到了近现代，"全人教育""全人健康""全人发展"等概念纷纷进入人们的视野。而医务社会工作对于"全人"的追求，与上面的不尽相同，但又异曲同工。结合实践，医务项目将医务社会工作的目标定义为患者身体、心理、社会功能三大部分的"全人关怀"。

在3个维度中，社工根据患者在入院时、住院期、出院后的不同阶段，在身体、心理、社会功能方面所表现的不同需求制定介入目标，并根据目标和时间维度确定是从个人、家庭或是社会层面进行介入，最终达到全人关怀的服务目的。因此，3个维度是相辅相成、互相促进的，而不是相互平行、互不影响的关系。

（三）"医社合作，打造全人关怀服务系统"的实务作用

1. 服务模式的描述性

对于一个服务模式而言，实践和经验的归纳是其最基本的特质以及来源。特别是社会工作服务模式，它的产生建基于社会工作的实践及总结。因此，"医社合作，打造全人关怀服务系统"即是从广州市医务社会工作试点服务项目的经验归纳总结而成的，可以描述服务的经验和经历过程。

2. 服务模式的可操作性

社会工作服务模式的另一个特性，是它的可操作性。对于一些服务模式而言，虽然具有描述性与解释性，但是在具体的推广过程中，缺乏可操作性，只能停留在纸上谈兵的地步，对于实践的指导能力不足。而"医社合作，打造全人关怀服务系统"这一模式则通过三大服务维度的梳理，以及对于医社合作细致的分化，使得服务模式具有进一步的操作性，对于实践的指导作用也就更强。

四、服务模式的具体实践——以一个案为例

"医社合作，打造全人关怀服务系统"模式既可以指导整个项目的运营实施，也可以运用到具体的个案中，为个别患者服务。下面，笔者以一个案例，说明"医社合作，打造全人关怀服务系统"模式是如何具体运用到个案中来的。

（一）个案背景

案主凌某是一位单亲妈妈，与前夫离婚后，便一个人带着儿子生活。儿子15岁，正在上初中。案主入院前在一家酒店做服务员，月收入2000元左右，家庭经济十分困难，属于低收入困难家庭。2015年4月，案主因心脏骤停被送进医院之后安装了心脏起搏器。案主经济困难，手术后医疗欠费2万多元，并且医生告知伤口痊愈后3个月内不可干活。因需要术后休养，生活不能自理，主要生活照料由其现男友负责。在一次陪护的过程中，由于听到一名护工说案主与同病房的异性患者关系很好，常常说笑，案主男友误会案主与其他患者有暧昧关系，因而与案主发生了口角。男友的误会令案主感到十分委屈、痛苦与无奈，心情十分低落。与此同时，案主也对自己出院后的生活感到迷茫，她担心自己从此失去工作能力，无法照顾家庭。多方面的困难和问题导致案主的情绪波动巨大，为了帮助案主缓解压力，助其渡过难关，医护人员将个案转介至医务社工进行跟进。

（二）问题与目标

本次主要选用模式中的目标维度和时间维度，交叉分析在时间的维度上，社工是如何解决案主的生理、心理、社会问题，同时实现医社合作的。

1. 时间维度上的问题梳理

治疗中：案主与男友的矛盾问题；案主因手术欠费 2 万余元；案主由于多方原因导致的情感、情绪问题。

出院后：3 个月内不能工作，生计难以为继；康复及保健需求。

2. 目标维度上的目标确定

生理层面：协助案主解决医疗欠费问题；协助案主安排出院后康复及保健事宜。

心理层面：减低案主心理压力，纾解案主情绪问题。

社会层面：协助案主澄清事实，改善与男友关系；发掘案主社会资源，协助案主解决出院后生计问题。

（三）"医社合作，打造全人关怀服务系统"模式之下的介入与改变

1. 以目标维度为主的医社合作介入服务

生理层面的医社合作介入：针对个案在生理层面的目标，社工与医护人员、其他社工机构等协同合作，并通过卫生系统与民政系统的合作，实现医社合作，共同协助案主解决问题。在医护人员与社工跨专业合作的层面，社工与医生合作，让案主了解到更多康复保健知识，共同制订个人康复计划；在医院与社工机构的合作层面，社工将个案转介到目前所居住社区的家综，由家综社工协助案主申请医疗救助；在卫生系统与民政系统合作层面，社工先为案主提供卫生系统有关的医疗救助信息，再由社工协助案主到街道办事处的相应民政系统部门申请医疗救助，最后成功解决医疗欠费问题。

心理层面的医社合作介入：主要体现为社工与医务人员之间的医社合作。在缓解案主的心理压力、纾解案主的情绪困扰方面，社工与医生合作，向案主详细解释她康复后可承担劳作的程度、工作的范畴，澄清了案主之后的工作情况，缓解了案主的心理压力；在纾解案主的情绪困扰方面，社工通过多次与案主的沟通，营造一个平等的交流平台，让案主可以将自己压抑的情绪抒发开来。

社会层面的医社合作介入：主要体现为社工与医护人员、其他社工机构的合作。为了协助解决案主与男友的矛盾问题，社工请相关护工出面澄清事实，

化解两人的误会，并由社区转介社工继续协助跟进；为了协助案主解决出院后的生计问题，社工与案主一同制订出院后的计划，并由转介社工跟进案主出院后的生活。

2. 结案时的改变

生理层面：通过医疗救助报销了部分费用，案主的经济问题得到解决；案主提升了自我保健意识，为康复奠定了良好的基础。与此同时，转介社工将继续跟进案主的康复进程。

心理层面：案主的压力减轻，并重新对生活恢复了信心。

社会层面：与男友和好如初，并开始计划未来生活；目前已经在某单位开始工作。

五、总结

"医社合作，打造全人关怀服务系统"模式是广州市医务社会工作项目基于一年多的服务经验，提炼总结出的一套社会工作服务模式，在实践性和可行性方面，仍有待进一步的探索和总结。在之后的服务与研究中，广州市医务社会工作项目将继续推进"医社合作，全人关怀"的服务理念，努力形成一条具有实操性的医务社会工作实践道路。

参考文献

[1] 刘继同. 医务社会工作导论 [M]. 北京：高等教育出版社，2008.

[2] 盖小荣，彭华，王秋俐. 北京协和医院医务社会工作的实践 [J]. 中国医院，2008（5）.

[3] 刘岚，孟群. 当前我国几种医务社会工作实务模式比较 [J]. 医学与社会，2010（2）.

[4] 陈丽云，樊富珉，梁佩茹，等. 身心灵全人健康模式：中国文化与团体心理辅导 [M]. 北京：中国轻工业出版社，2009.

[5] [美] 洛伊斯·A·考尔斯. 医疗社会工作：保健的视角 [M]. 刘梦，王献蜜，译. 北京：中国人民大学出版社，2011.

[6] 郭永松，吴水珍，张良吉. 美国及中国港台地区的医务社会工作状况及启示 [J]. 中国医院管理，2009（2）.

[7] 刘继同. 转型期中国医务社会工作服务范围与优先介入领域研究 [J]. 北京科技大学学报（社会科学版），2006（1）.

探索社区营造理念在院舍康复社会工作中的运用

——以院内病人义工队的孵化为例

李 会 刘 川

（广东省工伤康复医院）

摘 要：本文将日本古川町社区营造的经验与理念引入院舍康复社会工作服务中，以住院康复病人为研究主体，采用行动研究的方法，来探讨多元性的社会工作服务是否有利于减少院内和院外社区感的断层距离。笔者通过观察病人义工的行为与言语，访问其参与活动的想法与感受，从社区物理空间营造、组织病人参与、社区感提升3个层面，来进一步描述病人角色淡化、团队力量凸显、义工队孵化与服务拓展等社区营造的实践活动。最终发现，将社区营造理念引入院舍康复社会工作，有助于淡化病人角色，强化其社会人的意识，同时有利于推动病人参与院内社区的发展，对搭建院内病人间相互支持的平台，以及病友间正能量的传播有促进作用，进而提升病人的自信与重返社会的信心。

关键词：社区营造理念 院舍康复社会工作 社区感 病人义工队

导 言

随着社会的发展和医疗模式的转变，即由生物医学模式转向现代"生物—心理—社会"医学模式，人们开始意识到健康不再仅被视为身体无病，而是一种完整的生理、心理和社会的良好状态，疾病则是人与环境互动过程中产生的不平衡。以社区为本的健康照顾系统因此覆盖了广阔的时空。只重视专业医疗领域已经不能满足人们的需求，社会、心理方面需求的增长引发出以关注病人心理、家庭、社会环境等方面重新适应为内容的医务社会工作。目前，医务社会工作的主要服务输送体系包括以医院为核心的医院社会工作、以公共卫生部门为核心的公共卫生社会工作和以精神卫生中心为核心的精神健康社会工作。广义的医务社会工作是指将社会工作的知识、技术、态度与价值应用于健康照顾工作，并侧重于疾病与人们社会功能间的关系，以及疾病对人们社会关系的影响。由于医务社会工作实践更多集中在医院、康复中心、疗养中心等医疗机构，所以狭义的医务社会工作是指社会工作者运用社会工作专业方法，配合医师的医疗、预防和伤残康复等内容，解决病人因疾病而引起的社会、经济、家庭、职业、心理等问题，以提高医疗效果和患者生活质量。不论是广义还是狭义的社会工作，其目的都是协助那些受到实际或潜在疾病、失能或伤害影响的服务对象、家庭和群体，以维持、恢复、增强其社会功能。

社会发展与医疗模式的转变确实为医务社会工作的发展带来了契机，但在医疗卫生服务环境中，医务社会工作一直都只能是医疗服务的从属系统。而且，医务社会工作在中国内地才刚刚起步，这无疑对医务社会工作者带来更多的挑战。如何让医疗服务体系的工作人员、病人、病人家属、社区等了解医务社会工作是医务社工面临的主要问题。在医院、康复中心或疗养院等聚集着医生、护士、康复治疗师、心理咨询师、营养师等专业人士的医疗卫生场域中，如何凸显社工需求的必备性、专业的独特性以及无可替代性呢？怎样才能算是一名专业人士呢？这些思考对提升医务社会工作者专业的助人技巧与方法，内化助人理念与专业服务价值观有着重大指导意义。

一、研究背景

本文源自实务场域的反思，下面主要从机构背景与服务对象需求方面介绍本文的研究背景。

（一）机构背景

笔者从事的领域是工伤康复医院的社会工作，属于院舍康复服务，是狭义的医务社会工作。我们在个案管理模式的基础上逐渐完善了工伤病人社会康复的服务内容，具体包括伤残职工及家属的心理调适，对伤残的认知与接纳的辅导，合理康复目标的建立及康复过程中的沟通协调，朋辈支持的服务，医护人员与病人之间的关系处理，经济援助与社区救助资源的链接，法律法规等相关政策资讯传播，重返社会适应性训练，创业、就业与技能培训，出院准备与出院计划的制订，社区康复等资源的转介等。总之，社会康复的核心是促进工伤病人的全面康复与重返社会，即通过发现、动员和利用现有资源，以及适当的服务转介，沟通、协调工伤人员与利益相关者之间的关系，构建工伤职工社会支持网络，探索工伤职工重返工作的机会，帮助他们最大限度地恢复和重建功能、克服障碍，帮助工伤职工提高和改善生活质量，实现重返社会的目标。

（二）实务反思

烧伤、脊髓损伤、截肢等伤员属于长期住院康复人群。经过长期住院生活，他们不愿走出医院，不敢回到原来的工作生活中。这里面包括身体功能的限制、社会公共设施的限制、社会歧视的存在等。另外，住院康复病人长期脱离社会，缺乏客观真实的自我评价系统，往往会出现自我效能感低下、自我评价负面等不容忽视的状况。社工曾接触一名因脊髓损伤而住院长达 8 个月的病人，他在住院期间与医生、治疗师相处十分融洽。他很喜欢用手机拍摄，当社工建议他与朋友合影时，他说："不拍，谁会喜欢与坐轮椅的人合照，也没有人会喜欢拍这样的人……"他的话使得社工反思社会康复的宗旨——"重返社会"。"社会"是被普遍运用的一词，但"社会"具体是指什么？"重返社会"的标准是什么？在医院这样的场域中，如何促进病人重返社会呢？什么样的服务才能更好地提升长期住院康复病人的社会适应能力呢？

从生态系统的理论出发，我们要关注微观、中观和宏观 3 个系统之间的相互作用。对于长期住院康复病人而言，其身心障碍的克服、正确的自我认知与评价的形成与医院环境系统、社会环境系统有着密切的关系。如果社工只关注个体自身的力量而忽视个体与所在各系统的互动，那对个体的帮助将十分有限。只有在院内构建真实的系统互动，才能促进微观个体的改变。在此理论的反思与指导下，我们可以尝试用"社区营造"的方式在院内营造真实社区互动、挖掘社区内生力量，从而帮助长期住院康复患者进行全面的自我评价。

二、社区营造的经验与理念

21 世纪国际掀起一阵"社区营造"狂风，尤以我国台湾地区和日本的社区营造为典型。"社区营造"起源于建筑学，随着社会学的发展与社区公民意识提升，"社区营造"也成为 NGO 组织推动环境与文化遗产保护、生态可持续发展的运动。"社区营造"是一场最基层、最普及、最温和，影响却难以估计的社会运动。它一点一滴地唤醒人们对土地、对家乡的感情，拉近邻里间的关系，也交还给人民对生活环境与空间的主控权，是一个真正由下而上、浩大绵久的家园再造工程。

（一）日本古川町社区营造的过程与理念

日本古川町的社区营造始于20世纪60年代，当时居民自发地清理濑户川，并且通过放养鲤鱼维护水质。在其后的维护过程中，政府提供各类清扫河道的工具以示鼓励，使得居民对河道的保护意识进一步提升，成为一种良性循环。从古川町的经验我们可以总结出三点社区营造理念。首先，社区是一个地域性的概念，需要一个相对内聚的空间作为地理范畴，这个地理范畴与居住区不一样，重视的不是区域的面积大小，而是区域的性质和吸引力。其次，社区要有一个组织机构，其中的成员具有共同利益倾向，以认同的兴趣为基础或者具备共同的价值意向，古川町社区营造的起源是居民一起整理濑户川，将创造良好的生活环境作为大家共同的目标，建立起共同的价值体系。最后，社区营造同样需要政府的参与，但并不是自上而下的行政推动，而是强调居民的主动参与，政府在过程中起支持和协助的作用。

社区营造重在营造社区成员的社区感，营造人与环境的关系，即社区环境友好、人际互助的感觉。所以，社区营造不只是在营造一个社区，实际是营造一个新社会，营造一个新文化，营造一个新的人。社区营造的本质就是在"造人"，即通过文化的手段，重新营造一个社区社会和社区人。社区营造不在于形式，而在于社区培力，即社区建立自己的能量。社区营造关键在于社区意识的构建，是社区由自在到自为的一个培育与动员的过程。

（二）医院：专能型社区及其特色

社区通常指以一定地理区域为基础的社会群体。社区的四要素为：人群、一定地域、社会互动与社区认同。在医院住院康复的病人以身体康复为目标而进行一系列的社会互动，在康复治疗中形成对医院制度与文化的认同。特定的人群、特定的文化制度、特殊的互动关系使得医院成为一种专能型社区。

这个专能型社区有3个特点。一是，民众目标明确，角色单一。住院康复病人绝大多数中断了伤前的职业角色，转以病人的角色进行康复治疗，拥有共同的目标——身心的全面康复。其实，这个专能型社区中也存在着多元的角色，只是这种多元的角色被专一的目标所掩盖，单一特色极其明显。二是，人与人之间的关系呈以己为中心的"差序格局"状。病人都以自己的康复为中心，与周围的人发生或深或浅的关系，如与医生、护士、治疗师、病友等群体的互动因利益需要而层次不同，病友之间也因康复利益而存有竞争关系。三是，病人社区意识不强，社会参与较少，多处于被动处境。在医疗团队为话语主导地位的医院，病人多是被动的，往往对医院有着胆怯和敌意，谈不上归属感，且病人的参与性与社区意识均较低，谈不上所谓的社区感。

工伤使工友脱离正常的生产生活，不得不进入医院进行康复治疗生活。而从正常社区生活转入专能型社区生活，这本身涉及一种适应过程，同时受伤工友还要适应身体的伤残变化。在这种适应过程中，很容易会出现社区感的中断，病人角色越来越深，最后导致病人长期入院，不敢出院，不能顺利地返回正常社区中生活。所以作为一种专能型社区的社会工作人员，如果希望通过"社区营造"活动来实现伤残人士克服身心障碍，形成正确的自我认知与自我评价的目标，需要先营造社区感，减少院内和院外社区感的断层距离，这将有助于住院康复病人真正重返社会。

三、研究方法与研究问题

在社区营造理念的引导下，本文以住院康复病人为研究主体，采用行动研究的方法，来探讨多元性的社会工作服务是否有利于减少院内和院外社区感的断层距离。笔者首先通过观察病人义工的行为与言语，访问其参与活动的想法与感受进行资料收集，再从社区物理空间营造、组织病人参与、社区感提升3个层面，研究义工队孵化与服务开展这一行动研究的效果。

（一）社区建设：物质空间载体

社区建设的内动力源自民众自发自觉地参与活动，故创造一个有吸引力的物质空间正是这类"自发性"活动的必要前提。在医院这样一个专能型社区内，怎样的物质空间才能吸引力病人自发自觉参与呢？这种物质空间要考虑到病人生活的共性需求与适宜性。病人生活的共性需求有哪些呢？什么样的物质空间能够适应、满足这一需求呢？

（二）社区动员：组织病人参与

民众的参与性源自社区意识的觉醒与提升，同时也需要一个强有力的组织者与推动者。如何提升病人对医院社区性的认知与意识？病人参与医院社区建设需要一个强有力的组织者与促进者。这个组织者除了社工，还应该包括哪些人？如何组织才能更有效地促进病人参与医院建设？

(三) 社区互动：社区感提升

社会心理学中，社区感包括4个要素：一是指社区成员投身社区的归属感与认同感，二是社区成员之间相互的影响力，三是在整体互动中个体需求得到满足，四是共同情感的联结。提升住院康复病人对医院的社区感，必须注重提升病人投入医院社区的机会，且成员间的互动可以相互影响，同时能够满足个人的部分需求，而且这一过程中还可以产生情感的联结。住院康复病人最大的共同需要就是全面康复，病人也因共同的康复利益而发生互动，如何令这种互动更加具有影响力，甚至产生归属感、认同感以及自我价值实现感呢？

以上这些问题都是我们在实践过程中要思考的，也是整个院舍社区营造所探索的方向。

四、院内社区营造的行动过程

日本古川町社区营造的理念指引我们应以营造社区感为目标，营造病人与医院环境系统的互动关系，从而推动病人克服身心障碍，形成正确的自我认知与评价，实现个体的转变。下文将从3个方面介绍院内开展的社区营造行动，描述医院社区营造的效果。

（一）医院社区营造的前奏：社团活动的开展

社工在为长期住院的康复病人开展服务的过程中，发现他们很多都不愿意再次触碰伤痛，也不愿面对迷茫的未来，怀着"活一天算一天，走一步看一步"的心态，选择活在当下，沉浸在医院有规律的治疗生活中，从头到脚扮演着病人的角色。长时间的病人角色固着在他们身上，使得他们已经忘却了原本的自我，很少再去探索自己喜欢什么，自己还能做什么。为了帮助这些病人淡化"病人"的角色，社工开展了一系列的社团活动。

1. 摄影社团活动

社工首先开展的是以摄影兴趣为主题的社团活动。刚开始报名者寥寥无几，之后，社工与病人们进行单独面谈，最后报名人数达26人，其中截瘫病人8人，烧伤病人6人，骨折类病人12人。随着社团活动的开展，病友们逐渐发现其中的兴趣，大家开始认真学习摄影知识，包括如何选景、如何聚焦、如何利用光线等。由刚开始的院内风景、院内人物故事等题材拍摄，到院外采风拍摄，社团参与者拍摄出一系列精彩的照片。在学习和拍摄过程中，社工鼓励成员在小组中分享自己的照片、拍摄经验，以增进成员间彼此的了解，促进彼此相互学习。经过一个月的业余兴趣活动，社团参与者举办了一次摄影作品展，并邀请医疗团队、病友进行投票，选出优秀的作品予以表彰。这次摄影社团的成果作品展，向医疗团队、在院所有病友们传达出"住院复康的病人除了治疗外还有其他存在价值"的正能量。

2. 音乐社团活动

社工与音乐治疗师合作，组织了音乐社团的活动。这次报名者较之前有所增多，最后自主报名和推荐报名人数共计21人，其中截瘫病人3人，烧伤3人，截肢2人，骨折类13人。开始学习简单的乐理知识后，截瘫病人全部退出，烧伤类退出1人，骨折类退出4人。故社工调整活动安排，突出"音乐与我的故事""节奏与我的创作""音乐会与我的参与"3个主题，之后成员渐渐固定，也越来越积极，并为中秋节音乐会献计献策，每天晚上进行排练。排练过程引起了很多病人的关注，医疗团队也对此表示赞赏。音乐会准备后期，社工只需要负责场地与物资的筹备，音乐治疗师负责给予技术指导，其他全部由社团成员自导自演完成。从主持到节目编排，再到舞台的安排、现场的互动，每一个环节都是社团成员一一精心准备的。整场音乐会充满着惊喜和感动，观赏节目的院领导对此活动给予极高的肯定。音乐会结束后，音乐社团的成员们培养出了感情，他们为这一阶段的努力付出与成果收获纷纷落泪，更有提议将演出带到白云山顶，让更多的人看到他们的成果。这个建议竟然被全团一致通过。其中一名24岁的截肢女孩，自受伤后一直不敢走出医院，但也积极参与在白云山的演出。音乐社团与音乐会的成功举办，不仅淡化了病人的角色，增强了他们的效能感，而且也使我们看到了病人团队的力量。

（二）医院社区营造的起点：每月一影活动义工的孵化

摄影社团、音乐社团的成功引起病人们对多元兴趣活动的探索。社工再次评估病人的需求，开展了一个电影社团活动。在活动过程中，参与成员分享认为"看电影让人很放松，集体看电影比一个人看电影更有意义"。有成员提到对小时候村里人搬板凳一起看电影的情景印象十分深刻。受此启发，社工引导成员思考如何将这些愿望变成现实。社团成员们开始策划并实践如何在医院这个场域公开放映以让更多病人观看电影。

1. 社区营造的物质空间载体：电影播放场地的选择

为了让更多的人可以观赏电影，电影社团的成员们纷纷考察医院的各个场地，选择了两个位置：一个是户外的小广场，一个是室内的劳动能力鉴定大厅。针对最终地点的确定，社工组织成员进行讨论，最后成员分别从方便、可操作、成本控制、效果等方面选择了室内劳动能力鉴定大厅。为了让观影厅更有氛围、画面与音响更有效果，在投影与音响的调控、减少墙面反光等方面，社团成员们都各显神通，有的人负责电子设备调试，有的人负责音响与环境气氛调试，有的人负责选择电影，有的人负责布置会场迎接观众，有的人负责承担整个电影播放主持与秩序维持。就在这样一个医院的公共物质空间内，因共同的观影兴趣与集体观影的愿望，也为了让更多病人能够更好地观看电影，病人们走到一起，贡献着自己的力量与热情。整个筹备过程困难不断出现，但解决困难的办法也随之出现，这个场地成为病人参与医院社区活动的空间，也成为社区营造的物质空间载体。

2. 社区动员：每月一影的想法与义工队的孵化

随着第一次放映取得良好效果，社团成员在感受分享和活动总结中提出，可以每周放映一次或每月放映一次，将这个活动持续下去。经过成员的最终协商，决定每月放映一次，选择在每月第一周的周四晚6：30—9：00。社工对这一想法与决定给予肯定支持，并再一次邀请大家思考如何有秩序、有质量地维持下去。成员们提议专门成立电影播放小组，每月放映前进行培训，并表示大家可以在出院前介绍认识的病友加入播放小组。在这样的讨论中，电影播放义工队应运而生，电影社团成员成为首批义工队的成员。

为了使义工队能够开展更多元的服务，成员们开始讨论未来义工队发展的方向，如广场舞义工、病友探访义工、技术义工等。在这一讨论过程中，病人们开始重视病友间互动交流的力量，正能量的传递意识得到提升。为了强化病人对义工队的参与感与归属感，社工组织病人思考为义工队命名，设计主题曲与招募、入队流程等。社工为义工队向医院领导申请活动经费，得到了院方的支持。在这一过程中，义工队自身制度流程逐渐形成。这一组织的形成为推动病人参与社会互动提供了广阔的平台。

（三）医院社区营造的发展

随着每月一影活动的成熟开展，义工们对院内社区多元活动提出新的想法，这些想法充分体现病人参与医院社区活动的热情。这是民众参与的内动力，将对医院社区营造的发展起到重要的推动作用。

1. 每月生日会活动

义工们提出可以在每月一影活动前，对当月过生日的病友表示祝福，如唱生日歌、送生日贺卡、吃生日蛋糕等。针对这一想法，社工引导义工思考需要准备的物资和经费。义工们决定每周三晚分批走访病房，登记当月过生日的病友姓名，并邀请其参加生日会。具体活动流程与主持细节，义工们也进行详细讨论与安排。最后，经费问题需要社工向医院打报告申请。经过各方的努力终于获得医院的支持，每月生日会活动就此诞生。

2. 广场舞活动

随着医院内社区氛围越来越浓，长期病人的照顾者、护工、部分病人开始有了跳广场舞的想法。义工们收集到此想法后与社工和义工队成员商量如何帮助这些人实现愿望。社工组织义工队思考跳广场舞的时间、地点和舞蹈的学习、组织带领等问题，社工也将此想法报告给医院相关领导。医院答应组织工会人员进行广场舞教学。在医院领导的大力协助与义工队成员的积极努力下，广场舞活动也在医院有序开展起来，这对缓解病人、病人家属压力有很大的作用。

3. 中秋猜灯谜活动

中秋节到来之际，社工准备组织一次大型的院内社区活动，邀请义工队成员针对活动主题、活动方式、人员分工、物资准备等进行讨论与安排。最后确定办成灯谜会的形式。活动准备前期，义工成员们按照各自的分工有序准备着。社工定期邀请每组组长进行活动进展汇报与困难反馈，及时给予跟进处理。总之，这一过程，义工们不再将自己看作病人，而是活动承办方的一员。在活动过程中，他们忘却了伤痛，收获了"赠人玫瑰手有余香"的快乐。

4. 病友探访活动

义工队成员包含各种伤情的病友，由于他们住院时间较长，愿意与新入院的病人分享自己的康复经验与心路历程，愿意用现在自己的精神风貌与故事鼓励病友。社工顺势而为，针对新病人所遇到的情况，邀请部分义工进行病友探访活动。在探访一位四肢瘫痪的病友时，他提到一个心愿，希望可以为照顾自己的妻子办一个生日会。探访义工将情况告知社工后，社工召集所有义工共同商量生日会的活动。病友们听到这一消息后都表示非常愿意参加，于是开始了活动的具体安排讨论与分工：有人布置会场，有人选择音乐，有人负责买蛋糕，有人负责包装礼物，有人负责表演节目……当病人的妻子到现场后，眼泪情不自禁地流出来，病人向妻子表达了感谢与祝福，义工们也将准备的节目和蛋糕送上。

整个社区营造的过程历经两年，义工队的孵化以及活动的开展也有近一年的时间。经过两年多的努力，很多住院康复病人不再仅仅把自己当作病人，也开始部分参与义工队组织的活动，让自己在医院内找到家的感觉。义工的榜样作用也对其他病人产生了无形的影响。这对在院康复的病人树立康复信心，再次激发对生活的热情起到了推动作用。

五、总结

由上文可见，医院的社区营造实践丰富了医院社会工作的服务内容，开辟了医务社工多元性服务的可能性。而且这种多元性的社会工作服务有利于提升在院康复病人的社区感，从而减少院内和院外社区感的断层距离。前文提到社区感的四要素：一是指社区成员投身社区的归属感与认同感，二是社区成员之间相互的影响力，三是在整体互动中个体需求得到满足，四是共同情感的联结。在整个社区营造实践过程中，病人的社区感得到增强，这主要表现在以下4个方面。

（一）病人角色淡化

社区营造实践的前奏目标是淡化病人的角色，这是医院社区营造活动的前提和必备条件。当病人参与到有目的有计划的活动中时，他们会不自觉地转移伤痛的注意力，也会不自觉地在活动中寻找自我的能力与价值。对自我能力与价值的探索本身就是病人角色淡化的重要表现，这对康复病人形成客观正向的自我评价有至关重要的作用。

（二）社区参与意识与互动能力得到提升

社区营造最重要的是营造社区感，其本质是"造人"，是一个对社区成员进行组织与培养的过程。在整个社区营造实践过程中，社工充分发挥了组织者与陪伴者的角色，透过"每月一影"的活动平台与物质空间，将医院的病人组织起来,开展一系列与病人需求相关的服务。随着活动的发展,病人参与的深度与广度均有明显深化。病人义工队的性质就是病人互助的组织,这一组织的成立促进了病人间的互动交流,尤其是在服务开展与义工拓展过程中,义工与其他病人之间的交流更显得积极主动。这种积极主动性随着新义工的加入而得到传承。义工队正能量的传递也使得病人之间的互动更有影响力。

(三) 让医院不再冷漠,拉近病友之间的关系

医院社区营造的实践活动丰富了住院康复病人的文化生活,多了一份社区的感受与家的温暖,使冰冷的医院不再冷漠,而是一边治疗一边生活的场域。丰富的文化活动提升了住院康复病人对日常生活的热爱。电影、广场舞、摄影展等活动拉近了病人身心的距离,也使病人之间建立一种友谊,充满了鼓励与安慰、祝福与温暖。

(四) 社区感提升有助于病人重返社会

营造社区成员的社区感,重要的是营造人与环境的关系,即社区环境友好、人际互助的感觉。因此,社区感的提升是人与环境友好互动的产物。住院康复病人的社区感得到提升,说明他们与环境友好互动的能力得到提升。这说明院内的社区营造实践能够提升病人适应院外社会的能力,可以提升病人真正重返社会的信心。

综上所述,将社区营造理念引入院舍康复社会工作,有助于淡化病人角色,强化其社会人的意识,同时有利于推动病人参与院内社区的发展,搭建院内病人之间相互支持的平台,促进病人之间的正能量传播,进而提升病人的自信与重返社会的信心。

参考文献

[1] 王思斌. 社会工作实务 (中级) [M]. 北京:中国社会出版社,2012.

[2] 郭永松,吴水珍,张良吉,等. 我国医务社会工作现状研究 [J]. 医学与社会,2009 (2).

[3] 王羽,李成章,王曼,等. 日本小城镇的社区营造活动对我国村镇规划建设的启示 [J]. 小城镇建设,2012 (3).

[4] 陈静雅. 台湾社区营造简史——从新港初探到桃米经验 [C]. 21 世纪社会创新国际论,2012.

[5] Community Design. 社区营造与公民参与 [J]. 住区,2011 (1).

[6] 曾旭正. 台湾的社区营造 [M]. 台北:远足文化出版社,2007.

[7] 邹颖，郑欣. 交往的发展——居民参与的社区营造模式探讨［J］. 华中建筑，2007（7）.

[8] 杨贵华. 转换居民的社区参与方式，提升居民的自组织参与能力——城市社区自组织能力建设路径研究［J］. 复旦学报（社会科学版），2009（1）.

[9] 张智强. "社区营造"模式下的农村社区更新研究——以厦门市集美区城内村为例［D］. 厦门：厦门大学，2013.

[10] 张明珍. NGO 模式下的社区营造——以农户主导式永芝绿色乡土建筑实践为例［D］. 昆明：昆明理工大学，2011.

[11] 城市的远见——古川町物语（视频）［EB/OL］. http：//v.youku.com/v_show/id_XMTA1NzczODMy.html.

[12] 费孝通. 乡土中国［M］. 上海：上海人民出版社，2006.

[13] 郭薇. 朋友在脊髓损伤患者社会支持网中的作用［J］. 中国康复理论与实践，2004（8）.

[14] 余如英. 大学生学校社区感量表的编制［D］. 金华：浙江师范大学，2009.

[15] 陈永胜，牟丽霞. 西方社区感研究的现状与趋势［J］. 心理科学进展，2007（1）.

"以人为本"理念在荣军医务社工服务中的应用与探索

韩家念

(广东省第一荣军医院)

摘　要：本文主要从"以人为本"角度出发，结合荣誉军人的多元化需要，按照社会工作专业理论和技巧开展系列医务社会工作服务，较全面地介绍如何做好重度残疾荣军服务，探索本土化医务社会工作服务模式，不断促进荣军（患者）身心健康和医患关系和谐发展。

关键字：医院　荣军　以人为本　社工　应用

一、背景介绍

优抚对象是在革命战争时期和社会主义建设时期为建立革命政权、保卫祖国、建设祖国做出特殊贡献的社会群体。党和政府历来十分关心优抚对象，重视优抚安置工作。优抚安置工作是我国军民在长期的革命和建设实践中逐步形成并发展起来的一项传统的政治性很强的工作。它是国家依据法定的形式对现役军人、退役军人及其家属提供优待、抚恤和安置，以确保其生活水平不低于所在地的平均生活水平的一项褒扬性和优待性的社会保障制度。按照不同的服务载体和分类，优抚安置社会工作又分为优抚医院社会工作、光荣院社会工作、烈士褒扬社会工作、军供社会工作、复员退伍军人安置社会工作、军休社会工作等。优抚医院社会工作属于医务社会工作的范畴，是指社会工作者将社会工作的知识、技术、态度与价值应用于优抚医院当中，从生理、心理、社会层面评估并处理服务对象的问题，以医疗团队一员的身份协助服务对象及其家属排除医疗过程中的障碍，尤其侧重于服务对象因社会或环境关系紧张而导致的社会功能缺失和社会关系失败的干预，以使服务对象早日痊愈达到身心平衡，并使因伤、病、残而产生的各种社会问题得到解决。优抚医院社会工作主要包括复员军人慢性病医院社会工作、荣誉军人康复医院社会工作和复员退伍军人精神病院社会工作。目前，因战、因公、因病受伤致残的退役军人，一般叫作荣誉军人（简称"荣军"），除少数分散回原籍外，大部分都集中安置在省、市荣誉军人医院内生活和康复。荣军在国防建设和保卫国家人民生命财产等方面，为履行军人神圣使命而英勇负伤，为祖国和人民做出了特殊贡献，有功于国家，有功于人民。因此，作为专门接收安置重残荣军的荣军医院，坚持"以人为本"的理念，全心全意照顾好他们，既是医院的服务宗旨，也是义不容辞的职责所在。

"以人为本"源于人文主义思潮，最早出自西汉刘向编辑的《管子》"霸言"篇记载，管仲对齐桓公说"夫霸王之所始也，以人为本。本理则国固，本乱则国危"，强调指出人乃万物之灵，人是世界的主体。承接先人的思想，"以人为本"理念在我国当代得到进一步丰富和发展，其含义更多的是指在社会管理或服务过程中始终坚持以人为出发点和中心，围绕着激发和调动人的主动性、积极性、创造性展开的以实现人与企业（单位）共同发展的一系列管理活动。广东省第一荣军医院是广东省唯一一所专门为广东省籍因战、因公、因病受伤致残的退役军人服务的优抚医院，建院65年来，先后收治和服务各种重症荣军18000多名，为国防建设和军队发展做出了重要贡献。正是通过探索、实践和创新，医院将"以人为本"理念落到实处，让广大残疾军人享受具有本土特色的医务社会工作服务。

二、荣军服务需求分析

（一）基本情况分析

全体休养荣军是社工的主要服务对象。目前医院有休养荣军31名，专职社工根据荣军实际情况和需求开展各种专业社工服务。在开展服务前，社工对荣军基本情况做了专门的调查研究和分析。

表1 各年龄段荣军分布（2015年）

年龄段	30～39岁	40～49岁	50～59岁	60～69岁	70岁以上	总计
人数	11人	5人	11人	3人	1人	31人
所占比例	35.5%	16.2%	35.5%	9.7%	3.3%	100%

从表1我们可以看出，荣军年龄段分布较广，60岁以下的青壮年为主体（占87.2%），此类群体的社会康复及职业康复应为工作的重点。

表2 各残疾等级荣军分布

评残等级	一级	二级	总计
人数	29人	2人	31人
所占比例	93.5%	6.5%	100%

由表2可知，一级伤残的荣军占相当大的比例。由于伤残的时间均比较长，荣军在适应身体残障方面的需求相对少一些；而由于长期处于院舍的小范围内，与外界社会直接接触时间比较少，荣军需面临与社会、医院、家庭三方面关系的调适，存在建立自信心、挖掘自身潜能的需求。

（二）理论依据

根据"以人为本"理论及"生态系统"理论，可以把系统分成微观系统、中观系统和宏观系统，详见图1。"生态系统"理论强调将服务对象放在一个有层次的系统之中，将服务对象与其所生活的环境作为一个完整的整体来看待，对服务对象的帮助要从整个生态系统出发，把他们的问题放在不同层面的系统中去看待和解决。因此，在看待和解决荣军问题的时候，社工明白许多问题的产生除了个人原因外，社会环境也是重要因素，对荣军提供帮助的着眼点不仅要坚持从人的角度，从荣军实际需要出发，还要从与之相关的不同系统的角度分析和着手解决。

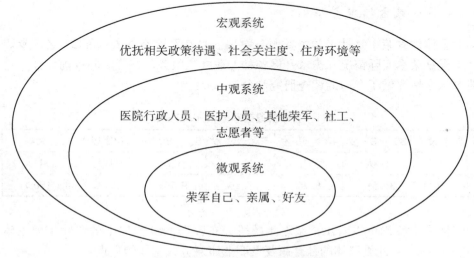

图1 优抚（荣军）生态系统图示

(三) 需求分析

1. 微观系统

荣军因身体的残障而长期住院，个人与外界事物的接触及个人发展严重受限；荣军长期处于被照顾的状态，更会产生强烈的"无用感"；加上身体的病痛更容易令他们焦虑不安，心理显得特别敏感，动辄因小事而产生较大的情绪波动，甚至引发矛盾冲突。此外，荣军长期集中休养，家人亲友只能进行阶段性探视，虽然医院专门提供了荣军家属住宿的场所，但仍是有别于一般的家庭生活。

2. 中观及宏观系统

随着社会发展和环境的变化，荣军的心理、生理等需求也在不断变化，他们对康复护理、个人发展、感情寄托和社会参与等有着更加多元化的渴求，单一的医疗护理服务工作已越来越难以满足荣军的多元需要。

综上所述，引入社会工作理念，为荣军提供专业的社会工作服务，已成为医院提高荣军服务水平、建设和谐医院的迫切要求。

三、荣军医务社会工作服务的应用和探索

广东省第一荣军医院自2009年6月开始通过购买专业社工服务和本土完善的方式，完善荣军服务体系，建立荣军"幸福之家"服务平台，紧紧围绕荣军病情、荣军生活、荣军能力和志愿服务等不同需要和发展方向，深入开展荣军社工服务，较好地疏导和调适了荣军情绪，引导荣军以更加乐观向上、自强不息的精神投入康复治疗和生活中，满足休养荣军"身、心、社、灵"的各种需要，促进荣军的身心健康，进一步提升医院荣军服务水平和服务质量。从2009年至今，社工开展各类个案服务200多人次，小组活动500多节次，社区及志愿服务达5000多人次以上，取得了实实在在的效果。据统计，医院2010—2015年度荣军服务满意度都保持在97%以上，满意度较以前提升了至少5个百分点。2011年医院被评为全国第二批社会工作人才队伍建设试点示范单位，2013年被评为全国首批社会工作服务示范单位。

（一）以荣军病情实际为起点，转变荣军病房管理模式为多元化服务模式

1. 传统病房管理模式的不足之处

一直以来，医院的荣军病房管理都是沿用传统的综合医院住院管理模式，即每天医生、护士逐一查房、为病人体检，病人需按照医生、护士的医嘱进行活动。由于休养荣军大部分残情治疗已终结，病情也趋于稳定，每天被当作"病人"来看待，他们心里难免会不舒服，自尊心受损。同时对那些健康状况稳定的荣军来说，例行的查房检查根本起不到必要的作用，而且还浪费不少时间和资源。

2. 转变病房模式，进行合理分类服务

为切实改变不足之处，医院坚持"以人为本"原则，及时对病房管理模式进行了创新性调整，根据病情的轻重缓急将荣军分成3种类别进行管理：病情、残情较重的按住院模式提供服务；病情、残情较轻，临时患轻微病症的，按门诊模式提供服务；病情处于稳定期的按居家疗养模式提供服务。各种模式可根据荣军病情变化灵活转换。据统计，休养荣军中，住院模式约占总数的5%，门诊模式约占20%，居家休养模式约占75%，大部分荣军的身心比较稳定，更加适合居家休养和参加各种社工服务活动。

3. 转变模式效果显著

转变模式后，新服务受到了休养荣军的欢迎和好评，服务效果更加突出。一是荣军的康复治疗服务更加规范化、合理化，以往盲目攀比、过度用药和过度治疗的情况明显减少30%以上，不仅节省了药费和检查开支，而且更加有利于荣军的身体健康。二是医护人员从单一病房管理向多元化服务转变。传统的病房管理比较机械，医护人员只把荣军当成"病人"看待；转变模式后，在社工的引导配合下，医护人员在做好日常医疗护理工作的基础上，融入了更多的社会工作服务理念和方法，广泛参与到学习、分享等活动中。三是荣军从习惯性被照顾向个性化发展转变。荣军不再满足于打针、服药和治疗，而是积极参与社工活动和各种力所能及的工作，自觉发掘和培养个人兴趣特长，实现自己新的人生价值。

（二）以荣军生活需要为根本，全面打造荣军日常休养"幸福之家"

社工服务渗透在日常荣军服务各项工作之中，除做好因病住院荣军的情绪疏导和协助康复训练外，更多的精力和时间是满足荣军休养生活需要，引导和组织荣军积极参加各种有益身心的小组和文体活动。

1. 组织荣军使者进社区

根据荣军身心情况，社工积极发动和组织荣军担任"荣军使者"，定期深入周边中小学校与师生联谊，到炮兵部队军营参观学习，到街道社区中心走访交流，较好地拓宽了荣军的视野。

2. 组织荣军参加时事关心讨论活动

荣军大多有关心时事政治的爱好，有鉴于此，社工定期举办"时事关心我做主"时事小组讨论活动，每次邀请一位荣军协助社工收集近期时事要闻，并编辑成图文并茂的幻灯片，在正式小组会上由荣军主持和介绍各种时事话题并进行讨论。讨论活动让荣军们了解到最新的国际国内大事，讨论中不时激发出有趣的思想火花，进一步增强了荣军热爱生活、关心时事的兴趣和情感。

3. 开展各种恒常性文体娱乐活动

社工定期组织荣军外出参观游览，参加棋牌比赛、电影欣赏会、卡拉OK以及健康养生保健讲座，极大地丰富了荣军的休养生活，引导荣军以更加健康的方式和心态休养，促进了他们的身心健康。

（三）以荣军能力发展为目标，全面发掘和培养荣军兴趣爱好

荣军虽然残疾程度较重，大部分需要人协助才能正常生活和训练，但社工始终坚持"全人正常化"理念，通过系统评估和各种训练，持续开展一系列荣军能力发展建设服务。

1. 积极引导荣军上岗工作

针对部分荣军虽然身体残疾，但仍然有一定工作能力的情况，社工深入动员，最终挖掘培养了5名荣军参与到合适的工作岗位上来，主要有饭堂售票员、病区保安员、运动场管理员以及资料档案整理员等。医院通过发放一定的工作补贴，激励上岗荣军在不同的岗位上发光发热，重新展现自己的人生价

值，做一名新时期与众不同的荣军。

2. 重点培养有特长的荣军

荣军小刘对乒乓球运动十分感兴趣，医院专门为他聘请了教练，配置了专门的乒乓球训练室，全力鼓励和支持他进行训练和参加各种比赛。近年来，小刘先后获得2013年穗港澳台残疾人乒乓球锦标赛冠军和2014年全国残疾人锦标赛团体亚军等荣誉。

3. 开发兴趣小组活动，助人自助

目前已开展的小组包括荣军丝网花手工制作小组、微电影拍摄分享小组、荣军烤瓷杯小组等10多个。丝网花手工制作小组不仅让荣军们学会制作玫瑰、百合、梅花、剑兰等各种花卉和盆栽，而且通过组织义卖活动还筹集到近5000元资助在外科住院的中学生刘某，让她得到更好的治疗。"全心全意一辈（杯）子"烤瓷杯手工小组最受荣军们的欢迎，他们通过系统的学习，掌握了图像编辑、制图以及烤杯等技术，学会将自己所拍摄的相片烤到杯子上，制作出独一无二的杯子。杯子成本不高，却成为荣军们赠送亲友的最有意义的礼物。在2014年"八一"慰问活动中，中共广东省委常委黄善春将军观看过荣军制作的杯子后，非常感叹荣军们的动手能力，鼓励荣军们多学习多尝试，不断掌握新技术新知识，丰富自己的休养生活。

（四）以完善荣军服务为抓手，全面培养和发展院内外志愿服务队伍

1. 进一步加强与区团组织志愿服务合作

荣军服务不仅需要专业的医护和社工团队，而且也离不开成熟的志愿服务队伍。为进一步完善荣军服务，医院将2014年确定为荣军服务志愿年，联手海珠区团委、院内各科室以及高校师生共同做好荣军服务工作。在医院和海珠区团委等大力支持下，"手拉手"结对帮扶活动和"一帮一"助残拥军活动持续开展起来，服务荣军2000多人次。各种定期探访和帮扶项目丰富多彩，既增进了荣军与员工、志愿者的交流，扩大了社会交往，同时也提升了荣军的荣誉感和自信心，营造出良好的荣军服务氛围与和谐稳定的荣军风貌，受到了社会各界的一致赞扬和肯定。

2. 积极协助社会人士参加荣军志愿服务

近年来，武警广东总队政治部文工团、广州陆军总医院、广州三军艺术团、海珠区瑞宝街金诚艺术团、新港路小学、沙园街道社区等与医院合作开展文明共建服务，为休养荣军提供了文艺表演、诊疗、联谊、交流等各种优质称心的多元化服务，很好地增进了荣军与社会各界的友谊与信息交流，拓宽了荣军的生活空间和交往范围，促进了荣军与周边社区及社会的融合，有效地激发了荣军潜能，提升荣军效能感，同时促进参与服务的青少年义工们健康成长。

四、成效与反思

荣军医务社工在过去6年的探索实践中，取得了实实在在的良好效果，主要表现在以下3个方面。

（一）荣军队伍精神面貌焕然一新，部分荣军从"受助者"转变为"助人者"

医务社工服务较好地疏导和缓解了荣军的不良情绪，调整了他们的多种不良行为和生活习惯，并转变了他们的休养生活方式。荣军的幸福指数也直线上升，对休养生活的满意度也提高了近10个百分点，对医院服务工作的满意度从过去的85%提高到98%。社工创新残疾荣军"全人正常化"活动模式，促进了荣军较好地回归社会。荣军通过个人兴趣特长发展，找到更多生活兴趣和人生理想，如乒乓球爱好者通过刻苦训练，取得了多个比赛的冠亚军，实现了人生新的理想。特别是重残荣军职业康复实现新突破，先后有7名残疾荣军到食堂、保卫科、羽毛球馆、资料室和护士站等岗位从事力所能及的工作，突破了传统休养模式，开创了重残荣军重新就业的新途径，也让残疾荣军通过重新参与社会工作，获得新的价值认同和成就感。

（二）医务社工人才队伍建设得到有力加强，初步形成全院多方联动服务机制

医院结合荣军休养模式改革，建立了一支较为专业的社工服务队伍，实现了专业社工与"兼职社工"之间的联动。医院鼓励更多的员工参加社工职称考试，为医院社工人才队伍储备打下坚实的基础。与此同时，还积极联系各高校、社区志愿组织，建立包括义务演出、探访、帮扶等一系列志愿服务项目，有效丰富了荣军的休养生活，提升了荣军服务水平和质量。

（三）社工服务理念得到普及，并被运用于日常医疗服务中

通过举行各种社工培训和大讲堂活动，社工理念在荣军医院得到全面普及。全体服务对象和医院广大员工普遍接受社会工作，他们积极参与各类社工活动，将学到的社工理念和技巧运用在日常医疗服务工作中，进一步融洽了医患关系，营造了浓厚的社工服务氛围，各临床科室的服务满意度达到历史最高水平，有力地推动了全院医疗服务工作向前发展。

由于社工发展时间不长，同时限于资源的不足和某些制度的不完善，荣军医务社工在整合资源和制度建设方面，还有待进一步加强；在荣军婚姻、家庭、性需求等个性化领域，还有待进一步深入探讨和研究。

精神康复个案工作的心法与技法

胡少良
（广州利康家属资源中心）

摘　要：精神康复个案工作，可以说是个案工作里较为复杂和困难的一个类别，除了要掌握一般的个案工作理论与技巧外，还需具备一些精神康复特有的理念与策略，才能更好地服务这个特殊的群体。笔者以自身7年的服务经验，结合多年来培训所学的知识，总结归纳了一些精神健康服务的理念与工作策略，期望对其他接触到精神康复个案的社工同行有所帮助。

关键词：精神康复　个案工作

导　言

笔者从2008年开始进入社区精神康复服务，至今服务过的精神康复者多达100人。相信很多初次接触精神康复个案的社工，也曾经历过那种彷徨无助的感觉。精神康复本身就是一件很复杂的事情，牵涉到症状、病情、应激环境、药物等，而精神康复患者的辅导工作，很多时候要深入其内心深处和家庭关系，其复杂程度可想而知。

近几年，笔者开始专注于外展工作，去服务居住在社区中的精神障碍患者，也持续地接受香港理工大学叶锦成教授较为系统的精神医疗社会工作训练，积累了一些处理精神障碍的个案工作的经验和心得，希望可以与更多的社工同行分享。

一、心法与技法

这里所提到的心法与技法，是借用了台湾叙事治疗咨询师黄锦敦在其著作《生命才是最值得去的地方》中的概念。心法，指的是社工的价值观、理念、心力等，就像武侠世界里的内功一样，修炼好内功，才能发挥出招式的最大威力。而技法，指的是辅导中用到的微技巧和个案的策略，就如武侠里的如来神掌中的招式套路一样。在这里想重点说一下"心力"这个概念，心力在文章中的定义是心的能量或者叫精神力量。不管是社工还是心理咨询师，在做辅导的时候，都是在用生命投入到辅导过程里去的。这样的工作过程是非常消耗心力的，而心力的恢复则需要有一个健康的、平衡的生活方式来源源不断地提供滋养。

二、精神康复个案工作的心法

在心法部分，笔者想主要谈谈在精神康复工作中的几个重要的观念和理念。

（一）精神病是一种状态

当精神病只被看作是一个疾病的时候，它只和治疗、药物、住院等有关。在这个视角里，社工就很容易变成医生的助手，帮忙询问病人是否吃药，又或发病时建议家长送院治疗。除此以外，社工能做的很有限，因为生病是医生才可以处理的事情。

可是精神病还可以从其他角度来理解，心理学会认为精神病是人应对环境的一种过度心理防卫的状态。既然是状态，那就会有变化的可能，而这个引起变化的关键因素，就是精神病人所处的环境。环境是稳定、安全、接纳，还是充满责备、忽视或排斥，都会影响精神病人的状态。若是这样，社工可以工作的空间就大了许多，因为按照"人在情境中"的理论，人与情境是互动的，互相影响的，只要社工对情境加以改造，就能帮助精神病患者的内在世界稳定下来。这个情境的介入层面可以是家庭，可以是朋辈，也可以是街坊邻居。

（二）精神病人需要被理解，也能够被理解

大部分的精神病患者都生活在一个不被理解的世界里面，因为他们的思想、他们的所作所为都大大地超出了一般人的认知范畴。同时人们会觉得这些奇怪的想法和行为是由于精神病导致的，是一种病态的表现，不需要去理解，只要用药物去控制就可以了。然而，不被理解的人是痛苦的，是无助的。即使是精神病人，他们也有正常的需要，有正常的渴求。然而当他们用一些不太为社会或身边人所接纳的方式去满足自己时，社会就会给予他们无情的攻击或拒绝。有研究显示，精神病人的幻象、幻觉等精神病症状是一种符号化的语言，是透过一些符号去表达内在正常需要的方法。比如一个有被害妄想的患者，他觉得自己被美国政府的高级特务监视并追杀，其实他只是想透过这样一个妄想去构建一种"我很独特，我很重要"的感觉，因为在现实生活里，别人都觉得他可有可无，毫无特别之处，对别人没有价值可言。社工若能明白这一点，将他的优势或潜能挖掘并发挥出来，他得到别人的肯定，其独特感在现实生活中获得满足，自然就不会继续在精神世界里去寻找虚构的独特感。而要做到这一点，要求社工明白，精神病人首先是一个人，只是一个患病了的人，他一样有人所共有的正常需要和渴望。理解了他症状背后所传达的信息，才能真正地协助患者复元。

（三）复元是一个漫长的，螺旋上升的过程

复元（Recovery）模式包含十个重要的元素，如希望、重视个人优势、尊重、自我管理、充权等，复元强调的是精神病患者仍能过一个有质量有意义的生活。而对精神病康复者来说，复元的过程是相当漫长的，对社工而言也是一样，有时甚至让社工感觉不到服务对象在过程中的成长。笔者曾跟进过一个中度抑郁症的个案数年之久，他患病近十年，已经停药两年左右。其间案主的抑郁症反反复复地发作，导致数份工作都难以维持，直到后来搬离了原生家庭，认识了几个能深交的康复同路人，又接触到信仰，病情才开始逐渐稳定下来，并能维持一份兼职的工作近两年。7年多来的工作让笔者深刻体会到，精神康复的工作是急不得的，康复者的成长是一个缓慢上升、有进有退的过程。社工只需要作为一个陪伴者，在每一个成长的难关助其一臂之力，坚实每一个前进的步伐，就已经很足够了。

三、精神康复个案工作的技法

在技法部分，笔者希望分享自己在几年工作中总结出来的个案工作策略，那些常用的个案技巧如同理心、积极聆听等就不在此赘述了。

（一）先评估，后对照

首先我们要来看看评估需要看哪几个方面。

1. 精神状态

既然是精神病患者，那么精神状态是否稳定，对于我们选择介入的时机是有很大的影响的。若患者处于发病的不稳定状态，此时任何的理论或模式都是

难以奏效的，需要先接受系统治疗，待病情稳定了，进入康复期才是进行社会工作干预的好时机。

2. 社会功能

目前国际上比较通用的社会功能量表有 SOFAS 和 GAF[①]，这两个量表把社会功能设定为 100 分，每 10 分为一个阶段，每个阶段会有不同的表现。做精神病的个案工作，可以参考此量表，在开展个案工作的前期给案主测试一下，看此时的社会功能状况如何，然后再根据测试结果来设定目标。比如说案主目前的社会功能处于 30～40 分区间，那么个案的短中期目标可以定在 50～60 分区间，而不适宜一下子定到 80 分。

3. 社会支持系统

评估此系统是为了寻找工作同盟。精神康复需要许多资源和人力的支持，不是靠社工单打独斗可以做到的，因此发展工作同盟在个案工作里就显得尤为重要。这些工作同盟可以是家属、朋友、同学、同事、邻居或居委会。

做完评估的部分，我们就要开始来对照了。参照物是健康生活的蓝图，人的生活方式与精神健康状况是息息相关的。一般来说，健康的生活包含良好的生活规律、人际关系及人际互动。社工需要看看案主在这几个方面的表现如何。

（二）缺什么，补什么

顺接上一个策略，对照过后，发现案主若是生活不规律，就需要想办法让案主重建规律的生活；案主缺少社会交往，就帮助案主重建社交生活等。

另外，此处还需要留意案主的成长经历中是否有某些重要角色的缺失。比如在单亲家庭中长大的孩子会经常出现缺乏父爱或母爱的情况，面对此种情形，社工需要在案主的身边留意寻找能够提供父爱或母爱的角色走进案主的生活中，让其内在的自我能够顺利成长起来。

（三）从最容易入手的地方开始做起

开展精神康复个案，由于其中问题的复杂性，往往会让人感觉无从下手。

---

① 详参考美国精神医学学会编著《精神障碍诊断与统计手册》（第五版），北京大学出版社 2015 年版。

这时候，就要回到最简单的原则：能做什么就先做什么，然后等待其他突破口的出现。笔者曾经遇到过一个拒绝见面的有强烈被害妄想的精神分裂症患者，在长达两年的时间里，他都拒绝与笔者见面或对话。此时笔者就把注意力和工作重点转移到其母亲身上，先处理母亲因为案主数年不出家门、病情不稳而出现的焦虑情绪，协助母亲梳理与案主的母子关系，改善母子的沟通模式。经过一段时间的努力，案主的母子关系得到明显改善。而案主尽管仍不肯与笔者进行见面或对话，但已经愿意接受笔者送的一些小礼物。

（四）重感情，斗耐性

在整个介入的过程中，需要社工投入大量的感情，这份感情的力量往往也是推动案主去改变的重要因素。而持续的感情投入，必定让社工感觉自己的能量被抽干，因此社工能拥有一个良好的生活状态就显得十分重要。好好爱自己才能获得坚持的力量。

而斗耐性就是坚信案主的能力，不管遇到什么障碍都愿意耐心等候案主。

结　语

精神康复的个案工作，是一个艰巨、漫长且富有挑战性的工作，同时也是具有重大意义的工作。因为这些深受精神病困扰个人或家庭，能够得到的帮助实在太少，能够重获新生的希望若有若无，社工的干预和介入或能为其带来生命的转机，新生的希望。

在此要特别声明，本文中所谈到的心法与技法的部分内容来自香港理工大学叶锦成教授的系列培训内容。

精神科医务社工在病人康复工作的上游参与

梁建雄

(佛山市新里程社会工作服务中心)

摘 要：发达国家的经验指出，精神病人的康复工作需要由医生、辅导人员和社工通力合作，在病人的身体、心理及社交各层面做全面介入，成效方能彰显。在中国香港乃至很多发达的地区和国家，精神科社工是一个普遍存在的专门岗位。然而在疾病诊疗界别，医生一般拥有无可比拟的权威甚至近乎绝对的话语权。尤其在医院或诊所这些机关之中，精神科医务社工一般都只能协助处理医生们转介的那些他们不能、不适合或不愿意处理的下游工作，令社工的介入流于被动，有时甚至会影响病人的康复进度。本文将以香港地区的精神科医务社会工作情况为基础，讨论如何透过工作流程架设及社工的主动联系和争取，令精神科医务社工可以在病人康复工作的流程上游位置发挥功能，促使病人得到更合适的照顾和协助，克服病情对其社会功能发挥带来的负面影响。

关键词：精神科 医务社工 康复

在香港地区设有精神科治疗服务的医院和诊所，都同时会设有医务社会服务单位，由香港社会福利署派驻具有资质的社会工作人员，为精神病人提供专业社会工作服务。本文将以香港精神科医务社会工作的发展经验为基础，推动内地于设立精神科医务社工岗位时，适当协调后者尽早参与病人的康复干预工作，以提升辅导和干预的成效，而非只被动地接受医疗人员的转介。

众所周知，精神病人的康复工作，指的不单是治疗或控制其病征（事实上大多情况下精神病都不能轻言已被根治），更包括病人在病情稳定之后，如何回归正常的社交生活，让他们能在残余病征（Residual Symptoms）和药物副作用的影响之下，仍然能发挥相对正常的社会功能，扮演好社会角色等，而这些正是社会工作者的专业工作内容。国际研究已证明，社会工作介入对精神分裂病人的整体康复有明显的正面影响。

在香港地区，精神科医院和诊所大多设有临床心理学家、职业治疗师、社区精神科护士与精神科医务社工等。原则上，以上各专业人士应该是以团队协作，在不同阶段以不同角色介入病人的康复计划中，让病人得到深层次心理辅导、职业康复训练、病识感提升和社区生活支持等。然而事实是以上非医疗专业人员大多数时间都是在处理医生转介的工作，为差不多需要离开医院或重回社区的病人提供辅助跟进。

在社会工作的专业范畴，我们一向推动"及早辨识，尽早干预"。在精神病人的康复工作中，精神科医务社工其实可以在病人初期病发或入院时便开始进行干预。具体而言，社工可以在调动社会资源、提高病人及家属病识感、协助病人家庭处理病人病发衍生的问题，以及安排残疾人宿舍等方面，协助精神科病人的康复工作。大家可以设想一下：一个产后抑郁的妈妈，因为产生杀婴和自杀的念头被送入精神病院，如果社工不在她一开始接受治疗时便参与处理她家中被迫丢下的孩子，支持其家中慌乱的丈夫，病人又如何可以安心接受治疗？而在治疗方面，社工也可以作为精神问题的社会性成因专家，透过家访和社会背景调查以获知可能引致病人患病的因素（如居住环境恶劣、婆媳关系差）。有了这些信息与交流，医生的治疗方案或会更到位。

然而现实中没有这些情况，一是没有相关机制，二是过分依赖医学治疗（隐藏假设：病人的病征控制好了，就能恢复正常生活），三是缺乏机制去协调和指引非医疗专业人员何时及如何加入医疗团队干预病人的情况。以下笔者将结合香港地区的经验，建议内地如何建立相关机制，让社工尽早参与病人的康复工作。

首先，以任何国家或地区的社工人手资源，都不可能让每名精神病人都得到医务社工的协助。以现时香港地区的情况为例，精神科医务社工对病人的比例是 1∶700，而整体精神科医务社工能服务的病人约为病人总数的 1/6 甚至更低。现时香港的做法是将个案分三类，精神科社工必须跟进的是第一类个案，即有实时危险或暴力行为的个案。这些个案中病人每次复诊都要见社工，而其他的就视乎病人需求或医生的转介决定是否开案。这个做法是从个案危机管理的角度，将社工当成干预系统内的一环安全网。内地一旦要推行精神科医务社工，这制度可以直接移植，让社工至少参与了对个人或小区最构成危险的病人的全程干预。

其次，在一些要长期接受中途训练，例如日间医院或工疗站训练的个案中，精神科社工也会参与个案的辅导工作，并出席恒常设置、由精神科医生主持的个案会议，为精神科医生提供病人的社会背景评估等资料，让医生修订病人的康复方案。在这些长期未能恢复完整社会功能的个案中，问题显然不能只透过控制病征来处理，而社工就被邀请提供医生在诊疗室不能了解的情况，可以让治疗成效更好。

2007年香港地区发生著名的天水围"麦福娣"惨案：一名刚离开医院几天的女性精神病人将孩子从高处掷下再自杀。事发后的检讨发现当时医生在容许病人出院时，并没有咨询精神科医务社工的意见，而病人回家后，其实是要照顾正在住院的患癌丈夫和两名子女，压力巨大。事件发生后，在社工组织和医院管理部门的商讨之下，更多的医生将即将离院的病人交给社工做社会背景调查，以便社工预早为病人安排社区支持服务以舒缓其生活困难，甚至在相关配套未能到位的情况下，社工可以建议医生暂缓安排病人出院。若内地将来推展精神科医务社工服务，应由学者及有经验的社工设计初步的社会背景危机评估问卷，让病人在发病初期、入院后、出院前及年度检查时填写，到达某个分数或命中部分问题的（如单亲+抑郁+子女年幼）就必须由社工于个案早期开始介入跟进。

最近笔者看了一部叫《暴疯语》的电影，主角是一个因杀妻而被判处接受强制治疗的精神病人，他在出院后既要面对同样有精神病的岳母的迫害，同时又要适应工作和恶劣的居住环境，病情出现了反复并引发自杀倾向。如果社工早点介入这个个案，了解小区中可能影响他康复的因素，安排主角入住中途宿舍之类，其情况可能会好一点。

在精神病的整体治疗和康复工作中，社工虽然是在第二环境工作的非医疗专业人员，但以精神病的独特成因及维持元素，社工的参与度应该更高，介入应该更早。就算以性价比而言，训练一位有能力的精神科社工去协助个案，可能令医疗系统省下不少医生的人力成本及药物的开支，而病人的康复也可以得到更全面的照顾。希望有一天内地出现购买精神科医务社工岗位时，笔者的建议可以被接纳甚至进一步发展，令社工于更上游位置协助病人。

精神病康复者就业服务探索

陈海霞
（广州利民精神健康社会工作资源中心）

摘　要：社会歧视和偏见常导致康复后的精神病人在寻找工作时"四处碰壁"。本文针对这种社会现象，探讨社工机构做了哪些工作去协助精神病康复者获得一份工作。

关键词：精神病康复者　就业服务　实现价值

一、背景

社会歧视和偏见常导致康复后的精神病人在寻找工作时"四处碰壁"，生活压力、工作压力和社会等的压力，加深了他们对社会的不安全感。他们不得不自己保护自己，逃离现实世界，创造病态的、理想的"新世界"。

"残疾人是社会的弱势群体，而精神病康复者则是残疾人当中的弱势群体。"[①] 他们每每受挫，却勇往直前。在就业道路上，他们曾经试过隐瞒身份应聘职位，成功应聘后，通常工作一个月左右就会因不适应或不能承担工作任务而解除工作关系；也曾试过公开身份应聘（含残联举办的残疾人招聘会），但成功的概率甚微。

我们看到了精神病康复者就业的迫切性和严峻性，如何打开精神病康复者就业的局面呢？2011年下半年，广州利民精神健康社会工作资源中心开始了这条探索之路。

二、理论支持

（一）优势视角

优势视角对人有两项基本假设：①有能力生活的人必须有能力使用与发展

[①] 在精神病康复者群体当中，他们往往形容自己为残疾人当中的弱势群体。他们觉得自己不但不能实现价值，没有工作，而且还需要每月支付大量的医药费用。

自己的潜能，并且可以取得资源；②人类行为大多取决于个人所拥有的资源。

优势视角在乎的是"人"，此模式肯定每个人都有优势。社工看待案主的视角，只是将其看作暂时被问题掩盖，如阳光隐藏于乌云背后。社工就是要协助案主重新觉察自己，提升内在自我权能，使案主能够重新获得自尊以及自我效能感。

（二）复元概念

复元被定义为恢复、涵盖和重建自己生命的自立版图和主体性，以真正找到个人在情境中安身立命的自我本来面目和角色任务为目标。

三、就业服务探索

（一）前期探索

2011年后半年，广州利康家属资源中心（以下简称"中心"）尝试开展精神病康复者就业服务。当时所做的工作包括：

（1）与精神病康复者一起上网查找招聘信息，并向较适合的企业发送中心的就业服务计划。

（2）查找报纸上的相关招聘信息，并向适合的企业发送中心的就业服务计划。

以上的探索，犹如大海捞针，所投出去的就业服务计划邮件，没有收到任何的回复。

2012年至2013年，中心调整了就业服务计划推进方向，为精神病康复者开展了职场培训和面试陪伴服务（含残联举办的专场招聘会、企业举办的残疾人专场招聘会）。

在企业举办的残疾人专场招聘会，企业员工认同了精神病康复者的表现，承认他们是所有应聘者当中能力最好的，但最后企业主管很坦白地向中心职员说明：担心精神病人会发病，会有暴力倾向，会有伤人行为，之前也未曾试过招聘这类群体，所以暂时不考虑录用他们。

事实证明，仅仅是陪伴参与面试，让精神病康复者学员（以下简称"学员"）参加培训是不够的，并不能让他们获得一份工作。毕竟企业对精神病康复者这个群体不了解。怎样才能让企业对这个群体有一个客观的了解与认识呢？怎样才能让企业看到这个群体所拥有的工作能力呢？这是后期探索当中所要思考的问题了。

(二) 后期探索

前期就业服务的探索，困难重重，到处碰壁。2014年中心调整了推进方向，由中心领导及同事熟悉的相关企业入手，链接身边的资源，先以义工的工作开展服务，等企业对精神病康复者这个群体有了客观的认识和了解后，再倾谈就业服务的可能性。策略的转变终于打破了就业服务的僵局。目前中心开展的就业服务有：独立性就业、辅助性就业和过渡性就业。[①]

1. 独立性就业和辅助性就业

对于已获得独立性就业和辅助性就业岗位的学员，中心会为其提供支援服务（含情绪支援和应对职场困境的支援等），并且邀请他们一起进行周末聚餐或晚间聚餐，分享他们在工作当中的喜、怒、哀、乐，在就业道路上互相勉励，形成就业支持网络。

2. 过渡性就业服务

过渡性就业服务是中心致力推广的服务，致力于让更多的学员有机会参与到就业当中。2014年，中心与某热心人士成立的社会企业签订协议，明确中心与企业各自的权利和职责。

(1) 过渡性就业的特色。

①工资与其他相似工作的雇员相近；

②过渡性就业是从多方面的工作机会中拣选出来的；

③兼职工作，每周15～20小时；

④为期6～9个月，可根据实际情况，延长至12个月；

⑤挑选和训练学员乃中心的责任，略去具竞争性的面试过程；

⑥若学员不能上班，中心会安排其他曾经受训的学员或职员代替；

⑦如某一职员工作水准未合乎雇主要求，中心会及时派出新学员接替其工作；

[①] 独立性就业，精神病康复者为中心学员，通过个人的努力或者中心推荐，获得一份兼职的工作，岗位属于个人；辅助性就业，精神病康复者为中心学员，通过个人的努力或中心推荐，获得一份半职的工作，又或者由过渡性就业岗位直接转为辅助性就业岗位，岗位属于个人；过渡性就业，通过中心推荐，康复者获得一份兼职的工作，岗位属于中心。

⑧中心方面会鼓励学员每日工作完毕后返回中心,这项安排既能为学员提供支持,同时也能加强他们将来独立应付工作的能力;

⑨过渡性就业是有时限的,过渡性就业职位属于中心。

表1 过渡性就业推进表

日期	内容	服务人数
2013年11月	过渡性就业计划初步形成	—
2013年12月	过渡性就业计划宣讲会	27人
2014年2月	过渡性就业计划宣讲会	13人
2014年2月	职场培训小组	8人
2014年3月	网店管理员培训	16人
2014年3月	收到22份个人简历,经过"模拟面试"选出7位合适的学员参加用人单位的面试,从中再选出3位学员参加第一批的过渡性就业	22人
2014年5月7日	安排学员上岗 岗位试工 过渡性就业参观	3人 3人 4人
2014年6月	安排学员上岗 岗位试工 过渡性就业参观	3人 1人 0人
2014年7月	安排学员上岗 岗位试工 过渡性就业参观 过渡性就业岗位顶班	3人 2人 2人 1人
2014年8月	安排学员上岗 岗位试工 过渡性就业参观 过渡性就业岗位顶班	3人 0人 2人 1人

续表1

日期	内容	服务人数
2014年9月	安排学员上岗 岗位试工 过渡性就业参观 过渡性就业岗位顶班	3人 2人 2人 1人
2014年10月	安排学员上岗 岗位试工 过渡性就业参观 过渡性就业岗位顶班	3人 1人 2人 2人
2014年11月	安排学员上岗 岗位试工 过渡性就业参观 过渡性就业岗位顶班	3人 3人 2人 2人

由以上的推进计划可以看到，几乎每个月都需要安排人员进行顶班。就顶班的原因，我们做了以下的分析：

①定期复诊需要。学员每个月都需要定期到专科医院1~2次，每次的复诊，必须看同一个医生，而医生的出诊时间基本上是固定的。当学员排到需要复诊的时间时，就需要找人顶班或调班。

②季节性情绪波动。如个别学员在下雨天情绪比较低落。

③家庭关系变差。当家庭关系变得更差时，学员不想去面对，便选择性逃离，工作动力也因此减弱。

（2）推行试工计划。

自过渡性就业岗位开展以后，我们看到了顶班学员的需求量。我们发觉，如果安排不熟悉此工作岗位的学员进行顶班，并不能完成顶班的工作。为此，我们推行试工计划，让轮候的学员（遵从学员自愿的原则）参与了试工计划，试工期限为1~2个星期。试工期间，先由职员带领，一起参加工作；再由在职学员带领，一起参加工作。试工结束后，职员回访用人单位对试工学员进行评价，决定试工学员能否顶班或入职，参加为期6~12个月的过渡性就业。入职的考虑因素包括就业期望、人际交往、现场工作能力、多人合作和独立操作能力。

（3）参观过渡性就业的工作场地。

自过渡性就业计划开展以来，有部分学员对这些岗位有兴趣，但又担心工作的环境、内容不适应，所以一直没有递交简历。另有部分家属也期望可以客观地了解一下过渡就业的工作环境及内容。在不影响企业工作的情况下，中心职员带领学员及家属参观过渡性就业工作场地，旨在提升学员及其家属对过渡性就业的认识和了解，加强新学员和已参加过渡性就业的学员之间的联系，让他们自然地讨论过渡性就业中遇到的问题和探讨可解决的方法，增强参观学员的就业意愿。同时，让家属了解过渡性就业的实际情况，期望他们支持和鼓励学员参与就业计划。

（4）过渡性就业计划的支援服务。

截至 2014 年 11 月 7 日，中心职员共支援过渡性就业服务 224 小时。中心职员每周安排一天的时间到企业，了解在职学员的工作情况及与同事的相处情况等，及时为他们提供支援，协助学员适应工作环境、工作内容，疏导情绪等，并为他们提供个人成长计划的跟进服务，定期检讨自己订立的成长目标。

四、存在的困难

（一）学员层面

1. 缺乏家属支持

无论是独立性就业、辅助性就业，还是过渡性就业，中心对就业学员家属的工作没有开展到位，致使家属对就业学员的支持力度不够。家属支持力度不够，还与学员自身家庭成员的沟通模式、成长经历有很大的关系。

2. 病情有起伏

学员的康复过程并不是呈一条直线，而是一条波浪线。这就代表着学员的情况会有反复，而在这个反复的阶段，更需要身边人的理解、包容与接纳。但现实生活中未必能够这样，可能更多的是疏离、歧视和伤害。个别学员不想再次受到伤害，便选择不再参加就业。

3. 学员的能力和精神有限

学员所能从事的工作类别、工作时间有限。通常而言，学员特别不能从事晚间的工作，因他们需要保证充足的睡眠时间。

4. 沟通存在一定困难

当工作上遇到困惑或有不同意见时，学员不太敢与同事沟通。

（二）机构层面

（1）就业服务职员人手不足，技术单一化。职员在给予康复者情绪支援之外，更需要探讨工作上所遇到的技术问题。
（2）资金缺乏，不能投入较多的资源开展就业服务。
（3）仅依靠中心同事的关系网络拓展就业资源，形式比较单一。
（4）在联动政府相关职能部门参与方面，中心暂未有进展。

五、雇主的反馈

精神病康复者就业服务已开展了大半年，中心也收集了企业代表对于服务对象工作的看法或者建议。

（一）沟通方面

日常的沟通可以正常进行，但工作上的沟通有些困难。这可能与未曾从事过类似的工作或太久没有从事工作有关系。

（二）工作能力方面

"学员很有礼貌，愿意主动去学习，不懂的会主动请教同事。"这是提供辅助就业岗位（协助办理出国签注）的企业代表所反馈的意见。由于企业认可了学员的工作能力，相应地增加了学员的工作时间，同时也会站在学员的角度去考虑或安排工作任务。

六、启发、反思、建议

（一）学员方面

1. 在精神病康复者这个群体中，存在既有就业意愿也有就业能力的学员

部分学员虽然有一定的精神方面的障碍，但仍可以胜任某些工作，甚至有

可能透过工作，令精神症状或药物副作用减退甚至消失。有一个参与独立性就业（在西餐厅工作）的学员，她曾经分享过她的就业经历。刚开始工作时，她的手因为药物的副作用，经常发抖，在端餐盘的时候，非常担心把餐盘里的食物弄倒，每次走路及端餐盘都很小心，有意识地不让自己的手发抖。一年之后，她的手不再发抖了，她更有信心参与到工作当中，由于表现出色，她即将升职做领班。

2. 提升学员的竞争力

学员当中，大多数没有太多的工作经验或者太久没有出去工作，已将职场当中所要掌握的技能忘记得差不多了。如果能开展各类别的职业技能培训，提升学员在职场的竞争力，就业前景就会乐观些。

3. 加强家属对就业学员的支持

工作当中，学员肯定会遇到某些困境，这时更需要家属的支持与理解，而不是责备或者教他们逃避问题。

（二）机构方面

（1）需要争取残联等相关职能部门的支持，令工作开展更顺畅。
（2）制订比较详细的推动精神病康复者就业的计划，有规划地开展工作。
（3）加大对此服务的资金投入和人力投入。人力配备方面尽可能专业、多样化，并设立专职开拓就业岗位的职员，开拓更多合作岗位与企业。
（4）加强职业技能培训，并与就业服务相结合，提升学员在职场的竞争力。

（三）企业层面

加强与企业联系，定期举办企业与中心的聚会。邀请已成为雇主的企业、机构以及将有机会成为雇主的企业或机构进行一次联欢，在感谢旧雇主的同时，并借此机会让更多的企业或机构了解学员，了解精神病康复者就业服务计划，期望创造更多的就业机会。

（四）政府层面

据了解，长沙心翼会所推动就业服务时得到了残联的大力支持，部分学员被安排到残联的某些相关单位就业。深圳蒲公英会所在罗湖区残联与罗湖区慢性病防治院的重视和大力支持下，积极与工商业界部门、企业、社会机构等联系，开展残友科技与红岗社区爱心超市两个过渡性就业岗位。

这两个城市在推动精神病康复者就业计划方面，都得到了相关职能部门的支持。如果广州利康家属资源中心在原有的模式上，也能够得到相关职能部门的支持，相信可以开拓更多的就业岗位，让更多的精神病康复者参与工作，实现价值。

因此，笔者在此大胆建议政府相关部门设立专项服务，推动精神病康复者就业，回归社会，实现价值。

感谢广州利康家属资源中心职员李国斌提供就业服务相关的信息！

个案管理模式下医院"三无"病患社工介入实践探索

——以东莞市 Z 医院为例

李 慧

（东莞市乐雅社会工作服务中心）

摘　要：本文中的"三无"病患主要是指来医院就诊、外院转院、120救护车接来等无身份证、无亲属、无住所的病患。目前，"三无"病患在医院（尤其是急诊科）越来越多，对于有些经抢救无险情后又不能走动、生活不能自理的"三无"病患该如何处理，尚无相关资源、制度和规定可资利用。这些病患往往滞留在医院，给医院造成很大的医疗和照顾压力，同时他们自身也得不到较好的安置。本文首先呈现"三无"病患的普遍现状，其次探索个案管理模式下医院"三无"病患社会工作者的介入实践，阐述个案管理模式下各参与方建立的跨专业"三无"病患援助网络及其各自发挥的功能，为医务社会工作者介入"三无"病患服务提供理论和实务经验借鉴。

关键词："三无"病患　个案管理　医务社会工作者

导　论

（一）选题背景

作为经济发展较快的珠江三角地区的主要城市，东莞市凭借其巨大的劳动力需求和相对较高的工资水平，吸引了大量农村剩余劳动力。据中研网资讯，截至2014年5月，东莞户籍人口为200万人，流动人口却达到600万人。城市流动人口不断增加，医院收治的"三无"病患也随之增加。无身份证、无亲属、无住所的"三无"病患在救治、救助、援助、安置方面遇到多元化、复杂的问题。对有些抢救无险情后又不能走动、生活不能自理的"三无"病患该如何处理，目前尚无相关资源、制度和规定可资利用。这些病患往往滞留在医院，给科室造成很大的医疗和照顾压力，同时他们自身也得不到较好的安置。

为了进一步健全和完善社会保障体系，保障生活无着的流浪乞讨人员的合法权益，根据广东省《民政部等六部门关于进一步做好城市流浪乞讨人员中危重病人、精神病人救治工作指导意见》的有关规定，东莞市也制定了城市流浪乞讨人员中危重病人、精神病人救治工作实施意见。

"三无"病患由于自身的缺陷、家人的抛弃或家属的离世，加上得不到政策方面的支持，以及该群体对政策认知不足等多种原因，这一群体基本处于一种孤立无援的绝境。医务社工还未介入服务时，医护人员无暇顾及这些特殊群体。"三无"病患的情绪得不到支持，也无法链接到相关的社会支持，对医院而言也会造成很大的医疗照顾压力。

（二）选题的学术价值与现实意义

在理论上，我国社会工作发展的主要特征是嵌入型发展。社会工作嵌入医务领域是对社会工作实务发展的探索。在医务领域，医务社工所秉持的价值伦理与医生的职业道德相契合——在以人为本、以需要为本的前提下提供具体服务。对于"三无"病患除需要医护人员的救治之外，更需要心理层面和社会层面的关怀与支持。医务社工介入"三无"病患的服务满足了其对心理辅导和社会支持方面的需求。从身、心、社三方面关注"三无"病患，满足其多元化的需求，也从而完善了医疗服务体系。笔者希望通过本文的探索，为"三无"病患介入服务提供理论借鉴。

在实践上，目前国内"三无"病患的服务都在探索性阶段，对"三无"病患的协助大多只停留在单纯的救助上，忽视了对其个人的情绪辅导与增能，同时对于"三无"病患方面的研究也较少。本文基于笔者两年的实务经验，以探索如何在个案管理模式下更好地为"三无"病患提供救助、援助和安置服务为内容，从而为"三无"病患服务介入提供实践借鉴。

一、研究内容和基本思路

本文首先呈现"三无"病患的普遍现状，其次探索个案管理模式下医院"三无"病患社会工作者的介入实践，阐述个案管理模式下各参与方建立的跨专业"三无"病患援助网络及其各自发挥的功能。

二、研究方法

本文主要运用的是行动研究,具体为偏向定性研究,即医务社工在岗位服务中研究。

三、创新之处

本文将针对文献的不足对"三无"病患社工介入服务进行研究。本文的创新之处包括三点:一是从救助、援助、协助安置三个层面综合探讨医务社工介入"三无"病患服务。"三无"病患作为弱势群体,由于其自身、家庭及社会层面的原因处于弱势地位,依据马斯洛的需要层次理论,其基本的需要(生理、安全需要)得不到满足,支持网络薄弱,因此需要救助、援助及安置多方面的支持。二是本文实务探索基于"三无"病患多元化、复杂的需求,运用个案管理方式介入服务,通过跨专业合作满足"三无"病患多元化、复杂的需求,共同协助其恢复正常生活。三是本文通过阐述个案管理下各参与主体发挥的功能及援助网络的形成,为"三无"病患介入服务提供实务介入视角。

四、"三无"病患普遍现状及东莞市 Z 医院现状

(一)"三无"病患普遍现状

1. 个人卫生状况差

"三无"病患大多数是流浪乞讨人员,生活困难以至于以乞讨为生。这部分"三无"病患居无定所,大多居住于桥道之下,衣衫不整,身上散发着很重的气味。

2. 重度营养不良,基本需求得不到满足

前来医院就诊、外院转院、派出所送来、120 救护车接来的"三无"病患,经医生诊断大多为重度营养不良。这与"三无"病患流浪在外,饮食不规律且缺少营养有直接关系。

3. 病情复杂难以诊治①

大部分"三无"病患因长期露宿街头,饮食不规律且缺少营养,原发疾病延误并伴有多种并发症,加上流浪乞讨人员中传染病的相互传染,导致病情复杂。"三无"病患入院时往往情况紧急,因无家属陪同入院,语言表述不清甚至丧失语言功能,医护人员就无法明确得知病患发病时间、病情进展及以往治疗情况,更导致医护人员诊治"三无"病患的难度加大。

4. 长期缺乏支持与关怀

大部分"三无"病患长期流浪在外,缺乏关怀和支持,因此都或多或少存有心理障碍,有的不配合治疗、护理,有的有过激行为,有的被动依赖。

5. 经济负担沉重

"三无"病患大多数长期流浪在外,这一特殊群体原本的生活条件就极为窘迫,每天的基本生活都不能得到保障,更别说昂贵的医药费。作为缺少社会支持的弱势群体,"三无"病患在面对重大疾病时,高昂的医疗费用无疑成为"不能承受之重"。

6. 医疗救助资源十分有限

虽然我国的医疗水平在不断提高,社会保障制度也在不断完善,但与大多数发达国家相比,我国的医疗救助资源仍十分有限。

7. 社工介入服务跟进困难

"三无"病患由于没有身份证明,没有家属陪护,无力支付医疗费用,大多数为流浪乞讨人员,主要以乞讨为生,部分属于精神异常、意识不清,因此医务社工跟进服务比较困难。

(二)东莞市 Z 医院"三无"病患现状及其医务社会工作服务

东莞市 Z 医院是一所三级甲等医院,始建于清光绪十四年,即公元 1888 年。医院的"三无"病患主要有民警送来、镇街普通医院转院、120 救护车接

---

① 参见张菁源《个案管理应用于"三无"病人的实务研究——以 Z 市 X 医院为例》,吉林大学硕士论文,2013 年,第 11—13 页。

入院、精神科医院转院、慢性病医院转院、救助站送来救治等类型。东莞市 Z 医院根据"三无"病患收治情况设置了医院"三无餐"救助资源,同时依据东莞市出台的"东莞市生活无着流浪乞讨人员危重病救助基金",在一定意义上可以保障"三无"病患获得及时的检查和治疗。但是由于医护人员、"三无"病患对相关政策、资源缺乏了解,"三无"病患的相应需求得不到支持。

东莞市 Z 医院自 2010 年引入 2 名医务社工。之后随着医务社会工作的推进及病患的需求,截至 2013 年 7 月医院已经有 14 名医务社工。14 名医务社工驻点在不同科室,笔者于 2013 年 7 月驻点于医院的急诊科和综合二科提供专业的社会工作服务,在 2 年的服务中,共为 33 名"三无"病患提供救助、援助及协助安置服务。

东莞市乐雅社会工作服务中心驻东莞市 Z 医院医务社工于 2014 年策划并实施了"为生命赢得尊严""三无"病患援助计划项目。项目主要以个案管理的方式向"三无"病患提供救助、援助和安置,链接相关资源和支持,建立了"三无"病患的救助、援助、安置支持网络。医务社工以情绪辅导、情感支持和链接资源为主,进行个案管理,并联合跨专业合作团队共同为"三无"病患服务,致力于协助"三无"病患获得及时的救助和安置,重塑人生希望,为生命赢得尊严。

五、个案管理模式下"三无"病患社工实践探索

(一)个案管理模式缘起与内涵[①]

"个案管理"一词在 20 世纪 70 年代中期出现在美国的医疗和社会服务文献中。90 年代初期,因为失业率上升、贫穷的扩大,产生了许多复杂的问题,特别是流浪乞讨人员、艾滋病感染人群、需要长期照顾的老人、需要保护的儿童等,其问题的解决需要多元化的服务,包括经济支持、住宅、医疗服务、就业培训和安置以及适当的社会支持等。但这些服务提供和输送,往往是缺乏联系、零散且分散的,为此需要建立整合的服务输送体系,因而也带动了个案管理的迅速发展。个案管理在 70 年代被引入美国,在 90 年代后则发展出"照顾管理"的概念,强调的是提供一套整合各种资源而形成的服务,其目标是管理案主处境和提供支持。简单而言,个案管理是介于社会工作直接服务与间接

---

① 参见王思斌《社会工作综合能力(中级)》,中国社会出版社 2009 年版,第 151—155 页。

服务之间的一种整合性服务方法。

可见，个案管理适用于多重问题的解决。如图 1 所示，医院"三无"病患面临多种问题（衣、食、住、行、医疗、经济、卫生、身份证明等方面），其所面临的问题多元且十分复杂，不同的案主的问题或危机更是因人而异，单一的介入模式已经不能满足其在救助、援助和安置等方面复杂的需求。而个案管理模式能够整合各种资源，针对案主的差异提供不同的服务，以满足特定服务对象的复杂需求。

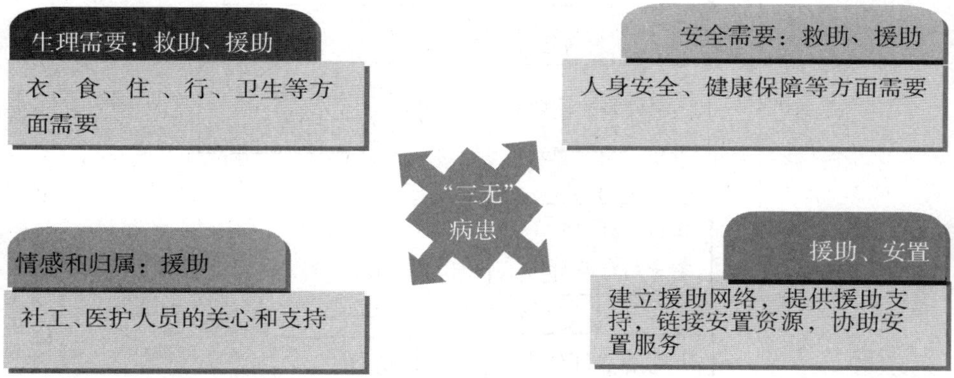

生理需要：救助、援助
衣、食、住、行、卫生等方面需要

安全需要：救助、援助
人身安全、健康保障等方面需要

"三无"病患

情感和归属：援助
社工、医护人员的关心和支持

援助、安置
建立援助网络，提供援助支持，链接安置资源，协助安置服务

图1 "三无"病患多元的需求

（二）"三无"个案管理运作体系

综合而言，个案管理的工作流程包括个案发掘与转介、评估与选择、个案计划与执行、监督与评估、结案（见图2）。

个案发掘与转介：主要由临床科室医生和护士转介而来，社工根据初步预估决定接案与否，如有需要，则进行转介。

评估与选择：预估指对问题和需求的评定过程。个案管理预估的目的在于确定案主是否适合个案管理服务

个案计划与执行：个案管理的主要任务之一是为服务使用者设计一个包裹式的服务，包裹式服务不是一个机构和社会工作专业本身能够完成的，通常涉及许多相关人士和机构的配合。对于"三无"病患，最先需要满足的是饮食和治疗的需求，保障其生命安全。计划的执行即为满足案主需求的服务输送过程，也可说是一种干预的过程。对于"三无"病患，服务介入以情绪辅导、

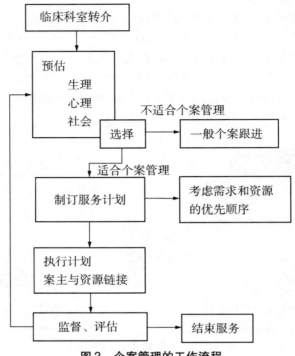

图2 个案管理的工作流程

情感支持和资源链接为主。①

监督与评估：在服务过程中，不断的监督和评估是为了及时修正服务，保障服务的适当性。对于"三无"病患而言，案主问题解决所需资源的链接情况、资源的有效性、跨专业合作的协调性等都要进行监督和评估，这样才能保证"三无"病患获得与其需求相匹配的服务，使其获得及时、有效的救助、援助和安置服务。

结案：案主的问题已经得到解决，或案主已经具备自主取得和运用资源的能力时可考虑结案或将个案管理转成一般个案工作的状态。对于"三无"病患，一般在其获得安置、转介到其他服务机构、返回户籍所在地时结束服务。

---

① 参见赵环、孙国权《刍议个案管理模式在禁毒社会工作中的运用》，载《社会工作（理论版）》2008年第8期，第4—7页。

（三）东莞市Z医院"三无"病患介入一般模式

在处理"三无"病患问题时，社工所发挥的协助作用主要包括查找相关信息，给予病患情绪支持，协助康复，并根据其情况及需求寻找、联系资源，以及与相关部门沟通等。整个介入过程均围绕着对"三无"病患的救助、援助和协助安置而进行。

第一步，接案与需求评估。医务社工首先向医生或护士了解"三无"病患的基本情况，此阶段以情绪辅导和情感支持为主。

第二步，链接支援网络，提供包裹式服务。医务社工与案主沟通、交流，向案主提供情感支持，了解案主的个人或家人信息。接下来，根据案主所提供的信息，寻求派出所支持，协助其联系家属，同时向医院、救助站、社会事务办等部门反馈情况，协助案主建立救助、援助支持网络，为其提供所需要的综合性服务（衣、食、住、行、卫生、治疗、经济援助等方面）。

第三步，整合资源，提供援助支持，协助安置。医务社工根据案主或者派出所提供的"三无"病患家人的联系方式联系案主家人，与案主家人沟通，向其家人反映案主的情况，了解家人的意愿。若家人不愿将案主接回家，则联系救助站。针对没有亲属的"三无"病患，社工协助其康复后在救助站的支持下返乡，或在社区社工的支持下协助就业。对于一些行动不便的"三无"病患，则寻求救助站支持协助返乡或转介到固定的安置机构进行安置。

从入院期间的基本治疗、基本生活需求（饮食、衣物）到出院的安置和救助，社工根据"三无"病患的不同类型及需求整合社会资源，积极联系病患家属，协助"三无"病患渡过困境，致力于协助"三无"病友能够恢复正常生活。

（四）"三无"病患个案管理各参与主体援助网络及其功能发挥

在政策支持方面，我国在2003年颁布实施了《中华人民共和国城市生活无着的流浪乞讨人员救助管理办法》，并同时颁布了《城市生活无着的流浪乞讨人员救助管理办法实施细则》《关于加强和改进流浪未成年人救助保护工作意见》。

在资源方面，东莞市政府相关部门在协助"三无"病患救助、援助、协助安置方面给予很大的支持，具体而言，包括以下几个方面。①东莞市精神卫生中心：除了对精神异常的"三无"病患提供会诊治疗支持，同时链接东莞市精神卫生中心社工进行个案服务跟进（转介服务）；②救助站：对于治疗结束并排除精神异常的"三无"病患给予暂时安置支持,并与救助站社工一同寻找"三无"病患家属,协助其返乡;③禁毒办:对于吸毒的"三无"病患,禁毒办及禁毒办社工提供相关支持;④派出所:根据已有的服务对象信息,查找详细的户籍信息;⑤东莞市Z医院:为患者提供基础治疗救治支持以及饮食、衣物等日常生活支持;⑥社会事务办:设立"三无"病患医疗救助基金。

个案管理服务过程中,"三无"病患救助、援助和协助安置服务都是以资源的使用为前提的。资源的充沛程度与资源应对案主复杂多元化需求的切合度,是执行服务计划的基础。因此,强调资源的联结、服务整合输送及建立支持系统、形成资源网络形态,也是个案管理工作的重点之一。

如图3所示,"三无"病患个案管理工作是一个系统工程,需要民政、医疗、公安、司法、社会福利等各个部门的通力合作。在本文中,跨专业合作围

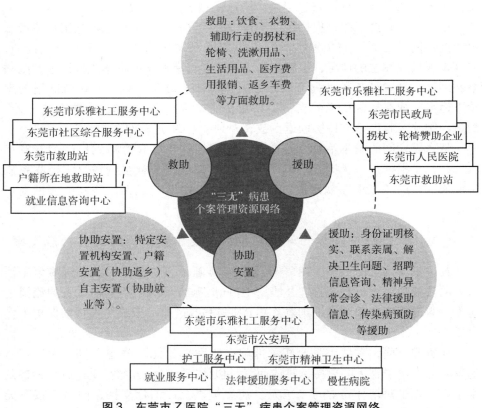

图3 东莞市Z医院"三无"病患个案管理资源网络

绕"三无"病患救助、援助、协助安置三方面进行。在救助方面，"三无"病患救助需求主要涉及饮食、衣物、辅助行走的拐杖和轮椅、洗漱用品、生活用品、医疗费用报销、返乡车费等方面的支持；在援助方面，"三无"病患援助需求主要包含身份证明核实、联系亲属、解决卫生问题、招聘信息咨询、精神异常会诊、法律援助信息、传染病预防等方面援助；在协助安置方面，"三无"病患安置需求主要有特定安置机构安置、户籍安置（协助返乡）、自主安置（协助就业）等。

医务社工作为个案管理者首先要对"三无"病患的需求及问题进行详细评估，根据"三无"病患在救助、援助、安置方面的需求，协助链接相应跨专业合作团队，为"三无"病患提供相应服务。

六、结　论

（一）个案管理适用于"三无"病患

个案管理作为综合性的社会工作方法之一，在西方国家已经发展成熟，虽然在中国内地还处于起步阶段，但目前在实践中已经应用于医务、禁毒、社区矫正及社区居家养老等领域。个案管理适用于多重问题的解决。医院"三无"病患面临多种问题，其所面临的问题又十分复杂，不同的案主所面临的问题或危机更是因人而异，单一的介入模式已经不能满足他们在救助、援助和安置等方面的复杂需求。而个案管理模式能够整合各种资源，针对案主的差异提供不同的服务，以满足特定服务对象的复杂需求，弥补传统个案工作的不足。

（二）个案管理在服务"三无"病患的优势

"三无"病患个案管理工作是一个系统工程，需要民政、医疗、公安、司法、社会福利等各个部门的通力合作。"三无"病患在救助、援助、安置方面有多元、复杂的需求，因此针对"三无"病患的救助、援助和安置工作需要进行跨专业合作。个案管理因其综合性服务的方式，正可在"三无"病患救助、援助、协助安置方面发挥优势：一方面建立了"三无"病患的救助、援助、安置支持网络；另一方面联合相关支持部门和机构共同为"三无"病患服务，协助"三无"病患获得及时的救助和安置，重塑人生希望，为生命赢得尊严。

(三)个案管理在"三无"病患的实践反思

在个案管理的具体实务中,我们通过所有传统社会工作方法的整合,对内在资源和外在资源进行统筹、协调,最大程度上协助"三无"病患获得及时、有效的救助、援助和安置服务。这值得在"三无"病患服务领域进行推广。但是在实际的操作中,社工对个案管理介入"三无"病患服务也存在一些困惑。

首先,个案管理服务的专业性有待提高。目前我国从事一线医务社会工作的人员多为年轻的大学毕业生,既缺少相关的医学常识,又无足够的社会经验,对个案管理服务中可统筹资源的部门、组织的职责不够清晰,在统筹资源的过程中常常面临困难。因此,医务社工应该通过学习,努力增加医学基础知识储备,提升个案管理介入实务能力。

其次,资源网络不够完善。在医务社工介入"三无"病患实务的过程中,笔者发现政府对救助政策的宣传不到位,同时由于政策的属地负责制,常使"三无"患者得不到支持,"三无"病患基本陷入一种孤立无援的绝境。然而个案管理的顺利实施是以资源的使用为前提的,资源的充沛与资源满足案主复杂的多元化需求,是执行服务计划的基础。显然,强调社会支持资源的整合与输送是个案管理的重点所在。

最后,当前社会对"三无"病患缺少关注。"三无"病患大多数长年流浪在外,缺乏家人、亲属、朋友的关心,感受不到温暖和关怀。医务社工应当把"三无"病患视为普通的个体,接纳、平等对待每一个"三无"病患,持续提供对"三无"病患的关怀、支持,并于医院倡导关注"三无"病患,使"三无"病患不断被医护人员接纳和支持。

参考文献

[1] 李海洋."三无"患者的院前急救法律问题探讨 [J].医学与法学,2014,6(4).

[2] 许淑华,陈瑞.城市三无人员医疗救助的社会工作介入浅析 [J].社会工作(学术版),2011 (3).

[3] 赵环,孙国权.刍议个案管理模式在禁毒社会工作中的运用 [J].社会工作(理论版),2008 (8).

[4] 黎小群,卓美容,尹杰英.医务社工在介入急诊"三无"病人服务中的作用 [J].现代临床护理,2011,10 (7).

[5] 安相彬.浅谈"三无"病人的合理处置 [J].甘肃医药,2011,30 (6).

［6］张菁源．个案管理应用于"三无"病人的实务研究——以Z市X医院为例［D］．长春：吉林大学，2013．

［7］史柏年．社会工作实务［M］．北京：中国社会出版社，2007．

［8］寇俊卿．个案管理——致力于社区居家养老的专业社会工作模式［D］．济南：山东大学，2012．

［9］王思斌．社会工作综合能力（中级）［M］．北京：中国社会出版社，2009．

［10］靳元英，张长英，李培越．神经内科"三无"病人护理管理中存在的问题及对策［J］．护理研究，2005，19（1A）．

［11］梁玉琴，刘金红，李文颖，等．"三无"患者的临床救治及护理安全［J］．河北医药，2013（4）．

［12］景彩娥，郑燕．让"三无"病人走进生命的绿色通道［J］．新疆中医药，2002，20（6）．

社会工作介入社区戒毒研究文献综述

文丽琼

（中山市北达博雅社会工作服务中心）

摘　要：2008 年 6 月 1 日，《中华人民共和国禁毒法》（以下简称《禁毒法》）正式通过。《禁毒法》在第三十二条至三十四条，对"社区戒毒"工作做出了明确规定。这一系列法条的颁布，奠定了社区戒毒在我国戒毒工作中的合法地位。中国内地由社工机构和专业社工介入社区戒毒领域开始于 2003 年左右，比较有代表性的是上海自强社会服务总社开展的社区戒毒项目。大多数关于"社会工作介入社区禁毒"这一问题的研究文献出现在《禁毒法》颁布以后，且零散分布在各种关于"社区戒毒"的文献中。本文通过收集整理 2008 年 6 月以后的文献，对"社会工作介入社区禁毒"这一问题做进一步的细化和归纳总结，希望在前人研究的基础上，结合实际工作经验，能够对"社会工作介入社区禁毒"这一问题进行系统阐述和探讨。

关键词：社区戒毒　社会工作　介入

一、社会工作介入社区戒毒研究概述

我国社区戒毒工作正式开始于 2008 年 6 月 1 日《禁毒法》颁布以后，距今已经有 7 年历史。这一时期，关于社区戒毒的研究取得了不少成果。大量关于社区戒毒的研究文献中都会提到社会工作介入，但是均作为社区戒毒系统的一部分内容来讲。目前针对"社会工作介入社区戒毒"这一问题的专门文献也较少。通过梳理文献，可知学者们关于这一问题的研究主要包含以下 4 个方面：一是钟莹、刘传龙结合社会工作自身特点和戒毒人员的处境，比较系统地阐述了社会工作介入社区戒毒的优势和当前社会工作介入社区戒毒的运作模式；二是胡鹏、王竞可从转变戒毒人员管理方式、完成戒毒目标等方面讨论了社会工作介入社区戒毒的意义；三是范志海、许翠华和胡均等人分别对上海、无锡等地社区的戒毒模式进行解读；四是费梅萍、许国勋等人关于同伴教育、个案管理等社工介入社区戒毒工作方法的研究。

此外，还有很多学者在社区戒毒模式的研究中提到社会工作的介入，篇目繁多，但多为理论的探讨，没有形成系统观点。笔者通过梳理，将国内关于"社会工作介入社区戒毒"这一问题的研究成果整理出概貌。

二、社会工作介入社区戒毒研究的主要内容

（一）概念界定

1. 社区戒毒的定义

社区戒毒是我国《禁毒法》规定的戒毒措施之一，但《禁毒法》与《戒毒条例》并未直接对其做出定义。学术界对社区戒毒的定义有如下几种说法。徐晶认为："社区戒毒是指公安机关依法将符合社区戒毒条件的毒品成瘾者置于社区内，由政府机关负责，相关行政机关提供指导与协助，以社会团体和社会志愿者参与为主，以使毒品成瘾者戒除毒瘾为目标的一种强制教育矫治措施。"该观点认为社区戒毒是将毒品成瘾者置于社区这个单元内被动地接受教育矫治，强调其强制性。与之不同的是，有学者认为，"社区戒毒是指吸毒成瘾人员在户籍所在地或者居住地的城市街道办事处、乡镇人民政府或者其指定有关基层组织（如居委会、村委会）的监督下自愿进行戒毒"。这种观点侧重于表述社区戒毒具有半自愿半约束性质。而有的观点则较为客观，它们这样表述："社区戒毒是指在社区的组织、监管下，整合家庭、社区、公安以及卫生、民政等力量和资源，使吸毒人员在社区里实现戒毒。"社区戒毒的定义还有很多，但是它们存在一个一致的观点，即社区戒毒是以社区为运行平台，由政府机关主导，多元社会力量联合参与、共担责任，协助吸毒人员戒毒的戒毒模式。①

2. 社区戒毒与社区康复

众所周知，毒瘾戒除包括"生理戒除—心理戒断—社会康复"3个完整的

---

① 参见陈晶羽《我国社区戒毒研究文献综述》，载《法制与社会》2014年第5期。

阶段。通过对《禁毒法》的解读，笔者认为社区戒毒作为一种新的戒毒措施，应该和此前的强制戒毒、劳教戒毒、自愿戒毒共同发挥作用，属于戒毒方法的一种。社区康复是指完成生理毒瘾戒除的成瘾人员通过社区逐步恢复正常社会功能，属于戒毒阶段的一部分。但是目前在我国，社区戒毒与社区康复并没有分开。吸毒成瘾人员在戒除生理毒瘾之前，还是以强制戒毒为主，方法比较单一。社区戒毒作为一种新的戒毒措施，并没有在"生理戒除"这一阶段发挥自身作用。不少学者更是直接将"社区戒毒"与"社区康复"两个概念混为一谈。这不利于"社区戒毒"的研究，削弱了社区戒毒在我国戒毒体系中的作用。

3. 社会工作介入社区戒毒

社会工作在我国分为"普通社会工作""行政性社会工作""专业性社会工作"。本文的社会工作介入社区戒毒是指社会工作组织和专业社会工作者参与到社区戒毒工作中，并且通过专业性社会工作的知识和方法协助吸毒者戒除毒瘾的过程。其他一些政府组织、医疗团体、志愿团体等介入社区戒毒的方法、模式、流程等不在本文讨论范围内。

（二）社会工作介入社区戒毒的模式

2011 年之前，我国社会工作系统介入社区戒毒领域主要有 3 种方式，即职能转移、内部转岗、岗位购买。职能转移是指政府成立新的部门或组织，将政府原来承担的戒毒职能转移给新成立的组织。比较有代表性的是上海自强社会服务总社。2003 年上海市政法委牵头，成立了全国第一家禁毒社会工作服务组织——上海自强服务总社。政府的强势推动在促进戒毒社会服务组织发育和专业人才队伍建设方面发挥了重要作用，但由于这类组织脱胎于体制内，对政府的依赖性强，缺乏自主性和独立性，发展陷入瓶颈。[①] 内部转岗是在原来禁毒工作的部门和组织内设置专门的社区戒毒岗位，由专人负责。《禁毒法》实施后，部分街道社区在原有组织内部设立了专门负责社区戒毒的部门或者岗位，原部门人员转岗为社工来负责社区戒毒，或者招聘专业社工进入社区戒毒

---

① 参见韩俊魁《当前我国非政府组织参与政府购买服务的模式比较》，载《经济社会体制比较》2009 年第 6 期。

岗位。这种方式明确了社区戒毒的重要地位，但是由于依然沿用原来的方式进行管理，转岗过来的人员经验丰富，专业性不足，实际效果并不理想。岗位购买是指戒毒工作在部门内部设置社区戒毒岗位，从专业社会工作服务机构购买戒毒社工充实岗位，提供戒毒服务。这种方式下，社工既要兼顾机构专业职能，又要完成行政性任务，往往使本职工作流于形式。而在管理上，社工既要接受机构管理，也要接受购买方管理，在实际工作中，当机构和购买方的目标取向不一致时，一线社工很多时候被当作一般行政人员使用，工作上面临诸多困难。

2011年之后，民间社工机构发展迅速，为社会工作介入社区戒毒提供了新的介入模式。民间社工机构相对独立，区别于固有行政系统，接地气，有高校背景或督导资源，专业性得到保障。它们的出现，极大地促进了项目社工的发展。不少地区的社工机构通过项目的方式与禁毒部门签订服务协议，通过社会工作专业力量介入社区禁毒，发挥社工"尊重接纳""促进人与环境互动"等方面的优势，将社区戒毒引入新的阶段，目前取得了一定效果，后续发展有待观察。

（三）社会工作介入社区戒毒的意义

1. 社会工作介入社区戒毒有助于加强社会管理，转变政府职能[①]

《禁毒法》第三十四条规定：城市街道办事处、乡镇人民政府负责社区戒毒工作。现代社区管理应该具有3个特征：一是，现代社区管理是组织全方位的社区服务，是全心全意为居民服务，而不是行政组织管理和政治控制。二是，社区管理是通过建立社区居民与单位共同遵守的行为规范，实现对社区公共空间的管理。三是，社区管理是通过社区服务和各种组织活动，逐步实现社区公共事业目标的过程。戒毒康复工作属于社区服务，是对社区高危弱势人群的照管服务。[②] 社区戒毒工作是在相对开放的社会环境中执行，实际上主要是靠戒毒人员的自觉性来进行行为控制和戒毒的。这是因为：社区戒毒和康复工

---

① 参见胡鹏、王竞可《论社会工作介入社区戒毒（康复）中的意义》，载《云南警官学院学报》2010年第1期。
② 参见范志海《高危弱势群体的社区照管：理论与经验》，载《华东理工大学学报》（社会科学版）2007年第2期。

作有赖于社区组织的健全，能够切实地承担对社区戒毒人员的监管责任。我国正处于社会转型时期，基层政权组织和居委会、村委会的社会控制力已经大大削弱，而适应转型社会特点的现代社区和社区组织大都还没有形成。在这样的情况下，社区难以承担社区戒毒的执行职责，社区戒毒人员很可能将在我国大部分地区实际处于无人监管的放任状态。[①] 原有的行政管理模式已较难适应社区戒毒的新形势。而社会工作的介入，搭建起居民与基层政府组织之间的桥梁，社工采取定期跟进、上门探访等方式及时掌握吸毒人员及其家人状态，与管理部门及时沟通，弥补了居委会、村委会等部门的功能限制。

2. 社会工作介入社区戒毒能够更好地实现戒毒目标

戒毒的3个阶段，其中身体上戒断对毒品的依赖7～10天就可实现，戒毒最困难的在于后两步。以往"吸了就抓，戒了就放"的粗放模式不利于吸毒者彻底戒断心瘾，也没有考虑到吸毒者戒除生理上的依赖之后重新融入社会的问题。事实上，多项调查表明，吸毒者戒除毒瘾后复吸是因为心理和社会原因造成的。这主要表现在自我拒绝复吸的效能感不强，无法融入社会的苦闷、烦躁，与原有吸毒人员保持联系，难以摆脱吸毒亚文化的影响。应对这一系列问题，原有强制戒毒手段是乏力的，而社会工作在"心理戒断"和"社会康复"方面有自己独有的优势。《禁毒法》规定社区戒毒期限为3年以下。3年内社会工作者可以持续跟进吸毒人员的实际情况，提供心理辅导、康复，通过个案面谈、团体工作等方式协助吸毒者提升效能感，找回生活的自信，增强对毒品的抵抗力。社工在资源链接方面的优势，在协助戒毒人员重新就业、融入社区、提升技能等方面都可以发挥作用。此外，社会工作强调"人在情境中"，突出环境对人的影响，会针对吸毒人员的生活环境特别是人文环境进行改善，协助吸毒人员脱离旧有亚文化圈的影响，重构社会功能，建立新的人际关系圈，避免重新沾染毒品。

---

① 参见姚建龙《禁毒法与我国戒毒体系之重构：风险预估与对策建议》，载《中国人民公安大学学报》（社会科学版）2008年第2期。

（四）社会工作介入社区戒毒当前主要类型

1. 行政主导型

这种做法比较具有代表性的是江苏无锡。其主要特点是在街道、社区设立"禁毒社工站""禁毒社工组"，且设立的机构并不是一个独立的实体性机构，而是依托各级政府、街道和相关成员组织的一个工作单位。[①] 机构通过严格招聘，提高对禁毒社工准入的专业性，选拔高素质的社工组成禁毒社工队伍。另外在制度设计上，严格实行责任制，每名禁毒社工签署服务协议，规定服务数量和服务内容。同时出台一系列关于禁毒社工的条例、规章、制度，规范禁毒社工的服务流程和服务方式。在考核上，实行日、月、年考评制度，分别由社区民警、辖区派出所所长、禁毒办、综治办负责。这种制度设计，行政主导力量强大，不能充分发挥社工的专业性，很多服务内容、指标以及制度考评等方面都由政府相关部门主导。社工只能在规定范围内履行职责，工作上更多是在履行变相的行政职能，专业作用淡化。

2. 过渡型

这种做法以上海浦东新区为代表。浦东的社区戒毒模式很难用港台地区乃至西方流行的社会工作模式加以概括，而是具有鲜明的"过渡性"社会工作模式的特征。这种"过渡性"既体现在社工队伍来源的多元化和复杂性上，也体现在对工作对象定位的多重性上，以及制度创新的政府背景，等等。[②] 这种方式依然是由政府主导，但社会工作者和社会工作学者们已经有了部分设计和主导权，政府紧密依靠学术界推动社区禁毒工作的开展，整个工作流程上已经有了社会工作的基本面貌。在工作过程中，严格按照以案主为中心，以案主的需求为导向，充分发掘周边资源，根据合力理论共同协助案主戒毒。在工作程序上，通过"找案主—案主分类—建立基本信任关系—挖掘、整合社区资源协助案主解决实际问题—针对不同类型案主运用不同专业社会工作模式—探索专

[①] 参见许翠华、胡钧《江苏省无锡市社区戒毒模式解读》，载《江苏警官学院学报》2009年第6期。

[②] 参见范志海《社区戒毒康复模式研究——以上海市浦东新区为例》，上海市社会科学界第四届学术年会，2006。

业戒毒康复手段"这6个步骤形成一整套社区戒毒的工作程序。值得注意的是，上海在推动戒毒工作发展过程中最初尝试通过个案切入，但是实际效果并不理想，社工做了很多如"解决低保""解决就业"的工作。范志海将其称为"非专业"社会工作，认为通过专业手法推动社工介入社区戒毒遇到了瓶颈，原因是社工本身发展不足，从业人员技术水准不高，难以支撑专业手法的推进。由此提出了以管理的专业化推动手法的专业化。笔者认为此种提法有待考证，在目前社工高端人才依然紧缺，政府部门占据绝对决策权的情况下，贸然推动管理专业化容易导致社工行政管理偏向传统行政管理方式，不利于专业化的发展。

3. 服务主导型

这种做法，以珠三角地区近年来的社区戒毒工作为代表。珠三角地区社会组织发展走在全国前列，尤其是2009年之后，大量社工机构的诞生，充实了社会组织力量，也为社区戒毒的开展提供了新的动力。社工机构与原有行政部门的区别有三点：①社工机构的管理体制较具灵活性。社工机构按照项目制运作的方式，针对不同的项目制订不同的工作计划，甚至对于每个服务对象都有不同的工作方案，避免了"一刀切"的工作方式。②社工机构的专业力量可靠。社工机构的社工入职门槛有所提高，社工本身大多由高校毕业或者考取了国家相应的资格证书，特别是一些致力于禁毒领域的社工机构，在应对社区戒毒工作方面拥有更多专业力量。③社工与吸毒人员更容易建立信任关系。由于吸毒在我国面临着法律惩处的风险，吸毒者往往对政府工作人员比较敏感。社工不属于国家公职人员，因而在工作中更容易被吸毒人员所接受。政府作为购买方，由社工机构运营项目，正成为内地社会工作发展的主流形式。而社工项目嵌入社区戒毒系统工程的方式也在探索中不断发展，其服务成效正在被检验。

（五）社会工作介入社区戒毒的专业手法

社会工作的基本手法有个案工作、小组工作、社区工作，这些是社会工作的通用手法，在社区戒毒领域也不例外。在3种基本工作手法的基础上，基于不同的心理学派衍生出人本治疗法、任务中心治疗法、家庭治疗法等。本文不做逐一叙述，只重点介绍两种工作手法。

1. TC 治疗

TC（therapeutic community）可以直接译为治疗社区，戒毒工作中的 TC 治疗是指设定一个相对封闭的特殊区域专门用作戒毒场所。在这个场所内，吸毒者根据自身情况接受包括身体检查、药物治疗、心理辅导、文明礼仪、就业培训、社会融入等各方面的治疗。"社区"将吸毒者按照毒瘾戒除效果分级管理，毒瘾戒除效果越好，管理权限越大。在吸毒者戒除毒瘾前，不允许家人探视。社区内部通过小组互助、分工合作的形式保证社区的正常运营。此种方法在美国、荷兰等国有较多运用，并被证明对于戒除毒瘾有明显效果。当前在我国也有部分地区开始尝试 TC 治疗，如湖北孝感的 TC 之家。这一系列探索和尝试为我国的社区戒毒工作提供了很好的引导和借鉴作用。但应注意由于治疗社区相对来说也是高危社区，因此在开展 TC 治疗时需要考虑社工的专业水准，需要与多个部门配合，严格遵守治疗社区的制度和规范，加强对治疗社区的管理和引导，避免社区成为传毒场所。

2. 个案管理

个案管理是提供给那些正处于多重问题且需要多个助人者同时介入的案主的协助过程，它强调两个方面的内容：一是注重发展或强化一个资源网络；二是除了增进案主使用资源的知识、技巧和态度外，更重视培养案主获得及运用资源的能力。吸毒成瘾者通常面对的问题是多方面的，包括经济困难、失业、家庭关系紧张、社区融入困难等，单纯依靠社工自身的力量难以全部处理，需要多方力量共同协作才能解决。个案管理有一套科学系统的工作程序，瓦雷克斯和格林（Vourlekis & Greene）将之概括为八大步骤：①案主的确认和外展（筛选和寻找服务对象，将服务提供给那些最需要帮助的人）；②个人和家庭的判定及诊断（建立关系，获得案主个人及家庭的信息，评定案主的需求以及案主使用资源的障碍）；③服务计划和资源确认（确认目标的优先顺序，发展具体的行动计划，确认完成计划所需的资源）；④链接案主到需要的服务上（与资源的提供者沟通，链接案主与资源，协助案主建设内外在能力）；⑤服务的执行和协调（促使资源提供方达成共识，加强各方的沟通与协调，支持各方所做的努力）；⑥服务输送的监督（改善和促进案主与资源之间的关系，监督服务过程，保证服务的连续性）；⑦倡导服务之获得（代表案主，为案主争取权益,并鼓励案主争取自己的权益);⑧结束关系与评估(评估结果,确定持续服务的需要与责任等)。

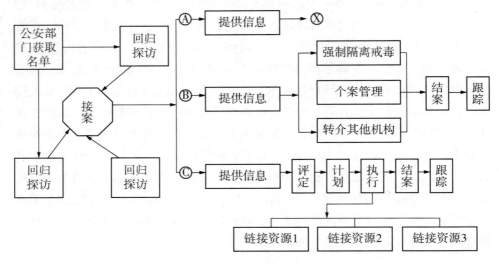

Ⓐ简单个案　Ⓑ危机事件　Ⓒ多重问题个案　Ⓧ完成

图1　个案管理流程①

三、社会工作介入社区戒毒研究的缺失

我国社区戒毒工作正式开展于 2008 年 6 月以后,时间比较短。关于社区戒毒的研究还处在笼统的初级阶段,基本上集中在对社区戒毒整个体系的研究,中间涉及公安、民政、医疗、社区、社工、心理咨询等各方面,单独研究社会工作介入社区戒毒的文献较少,尚不能形成系统性研究。而社会工作介入社区戒毒的研究大多数集中在模式、理论的研究,宏观层面多,但是对于具体案例、成效等方面的量化研究较少,这不利于反映实际的戒毒效果。此外,各地的模式都有自身特点,尚缺乏对不同模式的对比研究,也缺乏对各种模式自身的反思性研究。因此,在社会工作介入社区戒毒这一方面还可以有进一步的研究。

---

①　参见钟莹、梁国勋《个案管理:社区戒毒工作的新模式》,载《华东理工大学学报》(社会科学版)2008 年第 2 期。

参考文献

[1] 陈晶羽. 我国社区戒毒研究文献综述 [J]. 法制与社会, 2014 (5).

[2] 胡鹏, 王竞可. 论社会工作介入社区戒毒（康复）中的意义 [J]. 云南警官学院学报, 2010 (1).

[3] 许翠华, 胡钧. 江苏省无锡市社区戒毒模式解读 [J]. 江苏警官学院学报, 2009 (6).

[4] 钟莹, 梁国勋. 个案管理：社区戒毒工作的新模式 [J]. 华东理工大学学报（社会科学版）, 2008 (3).

[5] 钟莹, 刘传龙.《禁毒法》背景下的社区戒毒工作与社会工作介入 [J]. 江西师范大学学报（哲学社会科学版）, 2011 (3).

[6] 范志海, 吕伟, 余金喜. 社区戒毒康复模式的初步探索——以上海禁毒社会工作为例 [J]. 中国药物依赖性杂志, 2009, 18 (2).

[7] 费梅苹. 意义建构：戒毒社会工作服务的实践研究——以上海社区戒毒康复服务中的同伴教育为例 [J]. 华东理工大学学报（社会科学版）, 2011 (2).

园艺治疗应用于美沙酮维持治疗人员服务中的探讨

苏艳青

（中山市北达博雅社会工作资源中心）

摘　要：园艺治疗，是通过从事园艺活动，帮助服务对象放松心情、舒缓压力、增强自信心、培养成就感、建立良好人际关系，并且投入时间、精神、期待、体力、收获与分享，从而获得治疗与复健的一种辅助疗法。多个国家的研究证实，它对残疾人、精神病患者、智力低下者、高龄老人等均有不同疗效。本文在对园艺治疗的内容、功能进行研究分析的基础上，探讨园艺治疗应用于美沙酮维持治疗人员服务中的可行性。

关键词：园艺治疗　美沙酮　戒毒人员

一、园艺治疗的概述

（一）园艺治疗的定义

根据美国园艺治疗协会（AHTA）的定义，园艺治疗（Horticultural Therapy）是由受过专业训练的园艺治疗师策划和带领，让服务对象参与园艺活动，达致治疗效果。我们可简单地理解为利用园艺进行治疗。美国堪萨斯州州立大学所设置的心理健康机构对园艺治疗所下的定义为"治疗师和病人之间分享对植物的经验，其互动所创造出来的环境有助于调解病人的官能障碍"，因为园艺植物有其生活史，就好像人类历经婴儿期、青春期、中年期、老年期等数个阶段。

（二）园艺治疗的类型

大体来看，园艺治疗的类型有职能型、治疗型和社会型3种。不同类型的园艺治疗其表现形式和目标也不同，这要根据使用者的情况加以应用，详情参考表1。

表 1　园艺治疗的类型

类型	形式	目标
职能型	复健	就业能力
治疗型	医疗	由疾病或伤残复健
社会型	福祉	生活品质、福祉

（三）园艺治疗的活动内容

总的来说，园艺治疗的活动内容主要包括手工艺品的制作、团体活动、远足及郊游、室内栽种、户外栽种等，每种类型的具体形式参见表2。对于实际应用来说，下列活动大都可以根据使用者的需求进行相关安排实施。

表 2　园艺治疗的活动内容

类型	具体形式
手工艺品的制作	人造花、植物美术拼贴、干花等
团体活动	游戏、户外教学等
远足及郊游	植物园、花展、园艺产业参观等
室内栽种	小盆栽、小水栽、插花等
户外栽种	植物栽种、苗圃耕作、景观维护等

（四）园艺治疗的功能

Lewis认为："一想到庭园和园艺，我们就能清楚地意识到两种景象。一种是物质庭园，有熟悉的花、树和丛林组成的氛围世界；另一种是精神庭园，即非物质的，不经意的并发生在无限的意识范围内的庭园。两者是通过相互作用而联系在一起的。"Dunnett等通过对城市公园的调查得出：对许多人来说，公园在感情、心理甚至是精神方面具有相当大的价值。其总体功效见表3。

表 3　园艺治疗的功效

要素	特性	功能
陪伴	在栽培植物的同时与植物一起度过	通过运动促进新陈代谢，赋予身心活力，恢复身体自我感觉，冲动的适当保持，有用体验，自我尊重，自我评价

续表3

要素	特性	功能
栽培	挖土整地、播种、移苗、浇草、除草	恢复季节与时间的感觉
感觉	看、触、闻、听、味	通过五感赋予身心活力，转换情绪，恢复体力
采收	收获	成就感，充足感，有意体验，自我的保持与强化
使用	做、观赏、卖、吃	自我的保持与强化，自我开发，欲求满足

二、园艺治疗在美沙酮维持治疗人员的应用初探

（一）美沙酮维持治疗简介

解决毒品成瘾难题，西方的主流方案是"美沙酮维持疗法"。美沙酮属于吗啡受体激动剂，药效可维持24小时，每天必须服用一杯，不可间断。目前由个人少量出资、政府补贴方式运作。美沙酮可以减少吸毒者的渴求欲和截断症状，从而减少吸毒者对毒品的需求，减少吸毒者为获取毒品而采取的不法行为。全世界各地使用的结果表明，美沙酮的确能降低吸毒对社会的危害。我国从2004年引进此法，也取得了一定效果。但美沙酮维持疗法只能减轻而不能完全消除稽延性的戒断症状（包括失眠、浑身酸痛等）以及对毒品的渴求。在这些因素的作用下，患者可能放弃美沙酮（从美沙酮维持疗法程序中脱失），恢复吸毒行为。据统计，注册登记进入美沙酮维持疗法的人员，在半年内放弃或脱失的比例可以达到50%～90%。以上海为例，根据2009年的数据统计，参加美沙酮维持疗法的人数约占全市登记在册阿片类药物依赖者的6%，脱失率约为52%。因此，美沙酮维持疗法显然不足以彻底解决海洛因成瘾的问题。此外，美沙酮本身就是一种高度成瘾性的物质，一旦患者形成对美沙酮的依赖，极难从中解脱，需要终身服用。从科学上来说，急需开拓新的思路，从事全新的研究。

（二）美沙酮维持疗法受治者来源

接受美沙酮维持疗法的人员一般有以下几种情况：①由于毒品价格太高而

不能再服食，而又符合饮用美沙酮的资格，于是接受美沙酮维持疗法；②希望能够以美沙酮维持疗法减轻对毒品的依赖，至脱离毒品；③强制戒毒后，以美沙酮维持疗法防止复吸。

（三）美沙酮维持治疗人员特征

美沙酮维持治疗人员通常自尊受创，信心不足。吸毒者想通过美沙酮维持疗法而戒断对毒品的依赖，这个过程需要过人的毅力和身边人的大力支持。而社会大众对美沙酮普遍存在着错误的认知，认为喝美沙酮就等同于吸毒。美沙酮维持治疗人员往往会因为自己有吸毒史而对个人戒毒信心不足。即使戒毒成功，难以再融入社会的问题，因此而复吸或对生命产生厌倦者不在少数。

美沙酮维持治疗人员对生命缺乏热情。部分吸毒者找不到生存的意义，为寻求刺激而吸毒。这部分人常常会对生命失去希望，接受美沙酮维持疗法也是为了降低成本吸食替代品。

美沙酮维持治疗人员防范心理强，拒绝跟外界接触。由于过往经历，他们不想与别人接触太多，甚至屏蔽同外界的交流。

美沙酮维持治疗人员普遍身心受损。毒品对人的身心健康毒害很大，由于它容易成瘾，一旦吸上就很难接戒除，久而久之就会导致人体各器官功能衰退，免疫力丧失，生育能力遭受严重破坏。吸毒还使人精神不振，情绪消沉，思维和记忆力衰退，并容易引起精神失常。

（四）希望得到的效果

把园艺治疗引入美沙酮维持疗法作为辅助疗法，希望能为美沙酮维持治疗人员带来正面影响。具体而言，社工尝试采用苗圃耕种的方式，希望能够让美沙酮维持治疗人员通过身体上的劳作恢复体力，并在培育作物时感受到生命的力量，绽放出对生命的希望和对自己的认同。

（五）园艺治疗运用在美沙酮维持治疗人员服务中的实际情况

社工开辟了苗圃耕地，分别由美沙酮受治者种植，采用食用蔬菜类作物为培育对象，社工在旁指导，并每天登记种植情况和作物生长情况。

首先，需要跟美沙酮维持治疗人员进行沟通，种植不是难点，难点在于美沙酮维持治疗人员可能对园艺治疗不理解，首批愿意接受园艺治疗的美沙酮维持治疗人员不多。

其次，完成沟通后安排时间正式种植。社工需要在旁边耐心、细心指导。

这一过程可能会出现很多的问题，如需要考虑翻土的时间与力度，以及怎样播种。这个阶段的目的在于培养受治者对事物的耐性，为以后工作融入社会更好地打好基础。注意适当的劳动强度，不要让美沙酮维持治疗人员感受到太大的压力。每天做好种植记录，登记每位受治者的种植情况、工作强度、工作时间与种植后心情等。

再次，作物经营，需要定期为作物施水浇肥，让作物生长有一个良好的生存环境。这一阶段耐心指导受治者对作物的呵护，让受治者感受到生命的美妙，同时了解到自己的双手也能创造出健康的小生命。

最后，到了收获期，由他们亲手把自己栽下的作物果实采下带回家，让家人能够分享到收获的喜悦。

（六）园艺治疗在美沙酮维持疗法中的总结

将园艺治疗在美沙酮维持法中作为辅助疗法，是一种大胆的尝试。社工在美沙酮门诊尝试采用苗圃耕作的方式对美沙酮受治者进行治疗已有半年的时间。这半年里受治者种植的农作物大部分都因为种植方式不当而死亡，如施肥太多、浇水时间不合适等问题。自己亲手种植打理的植物遭遇死亡，这让受治者很受打击。社工不断鼓励、支持他们继续学习正确的方式去种植新的作物。当然，也有一部分受治者种植的农作物能够开花结果。有的还精心地在苗圃上搭起了一个小架子，让藤类的作物攀爬。如今，这些植物成为门诊里一处充满生机的风景。

在这短短的半年时间里，园艺治疗可能无法达到立竿见影的功效。但是从受治者与身边人交流增多的情况可以观察得到，受治者开始对自己的生活有了思考。他们也会把自己的感受与社工分享，开始敢于去面对从前的自己，不再把自己埋在过去的阴影当中。经过初次的园艺治疗尝试后，社工确定了园艺治疗会继续在美沙酮门诊当中继续实行下去。因为心灵上的耕耘不是一两个月的时间就可以收获到的，需要更多的专业知识和耐心才可能让受治者重拾生活的信心，重新融入社会。

还有一个问题是，执行社工比较欠缺园艺方面的知识。例如，实际种植中社工选择了蔬菜类作物作为培育对象，但是由于操作不当，肥料与水的供给过多，造成一部分作物不同程度的毁伤。虽然作物的成长和收获不是园艺治疗的重点，但是这对受治者意识的影响是强烈的。假如有专业园艺人员在旁指导就可免去作物生长过程对治疗效果的负面影响，甚至让园艺治疗事半功倍。总之，今后必须加强园艺治疗操作者的园艺知识。

三、结论

将园艺治疗引入到美沙酮维持疗法当中,在实际操作过程中确实遇到了很多困难,譬如受众不同所要做的引导教育不同。受治者连对自己生命都漠视,要说服他们珍重其他生命自是不易,而园艺治疗的过程其实已经在不知不觉中对受治者们做了心理辅导。这比一味的心理介入、诱导教育更有说服力。文中有诸多逻辑上的不严谨,希望能为后来人提供一点思路和根据,同时希望社会能够有步骤有计划地从制度上和心理上接纳这一特殊的群体,不再让由吸毒衍生的更多问题成为难以根除的社会肿瘤。

参考文献

[1] 冯婉仪. 园艺治疗:种出身心好健康 [M]. 香港:明窗出版社,2014.

[2] 齐岱蔚. 达到身心平衡——康复疗养空间景观设计初探 [D]. 北京:北京林业大学,2007.

[3] 曹幸之. 园艺疗法 [OL]. http://bioagri.ecaa.ntu.edu.tw/extcom/html/peaaaoak.html. 2009-06-26.

[4] 郭毓仁. 治疗景观与园艺疗法 [M]. 台北:詹氏书局,2005.

[5] 李树华. 园艺生活与人体健康 [R]. 上海:第十一届中国国际花卉园艺展览会,2009.

[6] 中国医学科学院. 中国医学科技发展报告2012 [M]. 北京:科学出版社,2012.

医务社工协调医患关系的实践途径

——基于社会冲突理论的视角

谢 坤

(东莞市乐雅社会工作服务中心)

摘 要：现阶段医患冲突愈演愈烈，医务社工应发挥应有的功能，作为医患沟通的"桥梁"，站在第三方的立场去协调医患关系。医患冲突本质上是一种社会冲突，激烈程度和表现形式不同，医务社工介入的途径也理应不同。本文根据冲突的激烈程度，将医患冲突划分为低烈度医患冲突、中烈度医患冲突、高烈度医患冲突3种类型，并针对不同类型的冲突提出医务社工可以介入的途径。

关键词：医患关系　冲突理论　实践途径

一、问题的提出

近年来，随着社会经济的不断发展，社会变革的不断深入，医患关系也发生了较为深刻的变化，医患关系日趋紧张，各种"暴力伤医"等恶性冲突事件层出不穷。现阶段医患冲突之所以愈演愈烈，既有医疗体制和社会环境等方面的宏观原因，又有医患之间沟通的微观原因。有一项调查显示，在这些医患冲突中，因技术原因引起的纠纷所占的比例不到20%，其他的80%均缘于服务态度、语言沟通和医德医风等问题。医务社工作为一项专业的助人活动，把社工专业的知识和技巧运用到医疗机构中，为病友及其家属解决导致疾病的心理问题和社会问题，可在协调医患关系、促进医患沟通等方面发挥着沟通桥梁的作用。

梳理相关的文献，不同学者都看到了医务社工对构建和谐医患关系的功能和作用，并建议医疗机构引入作为第三方的医务社工，但对医务社工如何协调医患关系的讨论是不足的。也有的学者讨论了医务社工协调医患关系的途径，他们建议从解决病友的心理、社会问题，满足病友的服务需求等途径去解决医患冲突，但都比较概括，可操作性也不够。基于此，笔者将从社会冲突理论的视角出发,将医患纠纷当作一种社会冲突形式,运用社会冲突理论去解释分析医患冲突,并结合笔者4年一线医院社工的探索和实践经验,提出医务社工协调医患关系的实践途径。

二、从社会冲突理论看医患冲突

社会冲突理论认为,"冲突"是社会生活中的常态,社会过程就是群体之间围绕着"资源、报酬、利益"不断冲突的过程。那么,社会冲突就一定是坏事吗?德国社会学家齐美尔认为:"有一些社会冲突有益于社会的整合,并不一定是坏事,那些激烈程度不高的冲突对社会来讲,既是不可避免的但同时又是有益的。"从这个意义上来讲,医患冲突是社会生活的常态,是不可避免的,那些低烈度的医患冲突有助于社会整合和良好医疗秩序的形成,有助于释放医患双方的"敌意",应鼓励医患双方创造规范或协议来调节双方的关系。

(一)医患冲突的类型及表现形式

社会冲突的激烈程度是不一样的,一般来说,影响社会冲突激烈程度的因素有3个:一是冲突过程中人们情感投入的程度,二是冲突涉及基本价值观的程度,三是冲突所涉目的的工具性程度。从这个角度我们可以这样认为:

(1)医患冲突双方内部越团结,双方卷入的情绪越多,尤其是愤怒情绪越多,双方的冲突会越激烈。

(2)医患双方对疾病、医疗、服务方面的理解差异越大,越是涉及基本价值观,冲突会越激烈。

(3)冲突双方的病人或医护人员越是为了达到一定的目标,将冲突作为达致目标的手段,双方的冲突会越激烈。

以上三点可以作为测量医患冲突激烈程度的标准。根据冲突的激烈程度不同,我们可以将医患冲突分为3种类型,即低烈度冲突、中烈度冲突和高烈度冲突。医患冲突的低烈度表现有"对医院服务的抱怨""对医院服务的不满"等形式;中烈度冲突有"投诉医院服务""产生医疗纠纷"等形式;高烈度冲突有"暴力维权""暴力袭医"等形式。

(二)介入医患冲突的态度与策略

医患冲突是社会生活中的常态,是不可避免的,是无法被彻底消除的。基于此,我们的态度和策略是对冲突进行科学化的管理,积极预防医患冲突,在低烈度阶段解决医患冲突，防止医患冲突向高烈度方向转化。

什么是社会冲突的"科学化管理"？中南财经政法大学社会学教授谭明方这样认为，"指的是依据社会科学理论对社会冲突过程所实施的管理。包括对于社会冲突从萌芽、发生，以及在不同的激烈程度表现方式上的整个演化过程等内容所进行的科学控制"。基于此，医务社工可以在医患冲突的不同阶段进行介入，通过不同的途径去协调医患关系。

三、医务社工协调医患关系的实践途径

（一）低烈度医患冲突的社会工作介入途径

低烈度的医患冲突，如对医疗服务的"抱怨""不满"，往往是由于医疗服务未能满足病友的内心期待和不当的医患沟通造成的。医务社工可以从以下方面做好工作，将医患冲突消除在萌芽状态，防止医患冲突向高烈度的方向转化。

1. 做好病友的情绪辅导工作

很多病人往往有焦虑、愤怒、不满、内疚、悔恨等负面情绪，这些情绪很大程度上来源于疾病。有时候这样的情绪会很强烈，病人会将情绪转移到照顾者、护工、医务人员身上，以致引起医患关系紧张。医务社工在工作时遵循一原则，那就是"先处理情绪，再处理问题"：在处理病人的情绪之后，协助病人理性表达自己的需要，理性地与医务人员沟通。另外，医务社工也可以团体辅导的形式，组织同类病友开展支持小组，如"糖友会""肾友会"等，引导病友们之间相互交流、分享、鼓励与支持，达到病友间互助的目的，从而有效纾缓因疾病带来的负面情绪。

2. 提供相关的咨询答疑

由于对医院环境不熟悉，病友往往都是带着疑惑入院的。社工需要定期了解新入院病人的情况，关心病人的适应情况。很多时候，病人对医院会有一些不满意的地方，如多人病房不安静、检查等待时间长、办理出入院等手续麻烦。社工要根据掌握的医院的相关政策给予及时的澄清和解释，提供相关的咨询答疑。解释后病人仍然不满意的，可以引导他们到相关部门咨询，如到护士站和医生办公室详细查看收费情况、诊断情况等，通过医务人员的解释，促进

病患与医务人员的沟通。

3. 定期举办医患交流会

很多病友缺乏医学知识，对自身的病情发展不是很了解，所以充满焦虑和紧张。他们希望对自身的病情以及与疾病相关的知识有充分的了解，但医务人员所需要负责的病人众多，工作压力大，并没有足够的时间为病友解释病情。医生和病人这样的矛盾状态往往会造成医患关系紧张。社工可以作为第三方沟通的桥梁，以科室为单位，定期举办医患交流会。社工作为医患交流会的组织者和主持人，需要在前期收集好病人希望向医护人员了解的信息。病人希望了解的信息可能会有很多是重复的，社工需要做好归纳总结，总结出病友们比较常见、比较关心的问题，提前将这些问题反馈给医务人员，让医务人员提前做好准备，以提升医患沟通的效率。

4. 开展安全就医宣传活动

"医托""纠托"、虚假医疗信息、虚假医疗广告的出现，扰乱了正常的医疗秩序，加剧了医患冲突，给患者的利益带来了较大的损害。医务社工可以在医院或社区开展以"安全就医"为主题的宣传活动，让病友认识"医托"，认识虚假医疗信息，促进病友在就医行为上能够做到自我保护，从而预防医患纠纷的发生。

5. 开展医护人员减压活动

医护人员过大的压力也会影响医患沟通，这些压力可能来源于工作、家庭、生活等方面。医务社工可以通过小组的形式，鼓励医护人员释放不良情绪，理性地认识面临的压力，调整职业心态应对压力。另外，医务社工也可以组织一些娱乐休闲活动，协助医护人员建立和完善支持网络。

（二）中烈度医患冲突的社会工作介入途径

1. 提供医疗纠纷处理途径

对于"投诉医院服务""产生医疗纠纷"等冲突，社工可以引导病人通过合理合法的途径解决问题。现在每一家综合性医院都会有客户服务部、医务科等部门，这些部门都可以处理病人的投诉，社工可以引导病人往这些部门寻求解决。对于冲突较激烈的医疗纠纷，社工应告知可以向哪些部门求助。以东莞市为例,病人或家属可以向东莞市卫生局医政科、东莞市医学会医疗事故技术鉴定工作办公室、东莞市医疗争议专业调解委员会申请调解和鉴定。

2. 参与医患双方的沟通协商与纠纷的处理

医务社工可以与医院处理医患纠纷的部门一起调解,站在中立的立场,协助双方冷静地沟通交流,表达自身的合理诉求,最终找到医患双方都能够接受的处理方案,避免冲突升级。

(三)高烈度医患冲突的社会工作介入途径

高烈度的医患冲突较多是由于医疗事故造成的。理性的病友往往是通过"医疗事故鉴定""法院起诉"等方式解决,而不理性的病友往往通过"医闹""暴力维权"等方式去解决。医务社工需要积极引导病友和家属通过合法合理的途径去解决。

1. 参与医疗纠纷调解小组,做好情绪辅导工作

社工可参与到医院医疗调解小组中去,做好病友的情绪辅导工作和支持工作。通过"医疗鉴定""法院起诉"来解决医疗纠纷,往往调解和起诉的时间长,病友及家属一方面要承担沉重的经济压力,另一方面要承担起诉带来的费用压力。治疗的同时还要兼顾医疗纠纷处理,这样的状况给病友和家属带来沉重的压力,如果再缺乏帮助和支持,他们往往处于绝望的状态。在绝望的状态下病友容易采取激烈和不冷静的方式处理医患纠纷。社工要做好病友的支持工作,给予病友情绪辅导,协助病友解决生活中的困难,让病友感觉自身并不是无助的。

2. 转介服务和相关资源链接

病人在处理医疗纠纷时,需要与多个部门打交道。社工可以提供咨询,提供转介服务和资源链接。如协助病人或家庭申请相关的法律援助,为经济困难的病友申请相关的医疗救助等。

参考文献

[1] 王占宇,刘俊,段丽娥. 论医务社工在构筑和谐医患关系中的作用 [J]. 医学与社会,2008(7).

[2] 谭明方. 社会学理论研究 [M]. 武汉:华中科技大学出版社,2002.

［3］［美］特纳．社会学理论的结构（第7版）［M］．吴曲辉，译．北京：华夏出版社，2006．

［4］谭明方．落实科学发展观条件下的"社会稳定观"研究［J］．武汉大学学报（人文科学版），2004（6）．

论医务志愿工作对医院场域的形塑效用

邓颖辉　王　硕　童秋婷　李秀敏
(中山大学附属第六医院　中山大学
中山大学附属第六医院　中山大学附属第六医院)

摘　要：医务志愿工作是依托医疗机构展开的以实现公共善为目标的志愿行动。本文试以社会学"场域—惯习"理论为基础，以中山大学附属第六医院医务志愿工作部的实践为例，提出如下观点：医务志愿工作是医院合德性建设的长效机制。它是医患关系的润滑枢纽，是患者互助的感恩守望平台，是医学生的道德实践基地，是医务人员的公益参与渠道，是人文医院建设的必要部门，因而对医院场域具有重要的形塑效用。

关键词：场域　惯习　医务志愿工作

医务志愿工作是依托医疗机构展开的以实现公共善为目标的志愿行动。从社会学"场域—惯习"理论的视角来看，医务志愿工作不是简单的"学雷锋，做好事"，不应满足于单向度的"活动"，而是通过引入新的实体性关系，优化医院场域的关系系统，使之成为医院合德性建设的长效机制。

一、医院场域及惯习

医院不仅是一种地理空间，而且是一种社会空间，即作为客观关系系统的"场域"。法国社会学家布迪厄阐释道："'现实的就是关系的'：在社会世界中存在的都是各种各样的关系——不是行动者之间的互动或个人之间交互主体性的纽带，而是各种马克思所谓的'独立于个人意识和个人意志'而存在的客观关系。"每一个场域都有其特有的逻辑和必然性，"从分析的角度看，一个场域可以被定义为在各种位置之间存在的客观关系的一个网络（network），或一个构型（configuration）。"而与客观结构相连的"社会化了的主观性"则称作"惯习"。

在医院场域中，医护人员、病人、家属构成了两方共三对关系。除了宏观上医疗资源紧张，微观上医疗人员服务态度、敬业精神欠缺等问题外，造成双方矛盾的还有医院场域固有的深层因素，即医患惯习的脱节产生的落差，例如：

第一，日常性与应激性的落差。医院是医护人员工作的场所，是他们日常生活的一部分；而对于患者及其家属来说，医院是一个不得已才去的地方，入院看病是他们生命中的非常态，甚至是前所未有的体验，而这些体验又通常是负面的，伴随着因疾病而产生的痛楚、对死亡的恐惧、经济的压力等——无论是身体还是情绪都处于应激状态。哲学家福柯在《临床医学的诞生》一书中写道："与文明一样，医院是一个人造的场所。疾病被移植到那里后，就可能丧失其基本特征。……在许多人看来，这些场所不过是'死亡庙宇'，只要一见到这些场所就会对那些从他们家庭和住所驱逐出来的男女病人产生一种悲惨的印象，而人们又如何能抹去这种印象呢？除了生理上健康的反应外，这种在人群中的孤独感，这种绝望，会干扰疾病的自然过程；一个能干的医生就需要'避免因整天在医院与这些人为的疾病打交道而可能产生虚假的经验。实际上，医院里的疾病没有一种是单纯的'。"病人和家属的应激状态是因他们固有的惯习与医院场域的脱节造成的，而这是难以避免的。因为惯习是社会经验累积而成的思维和行动倾向，没有足够的经验就很难适应陌生的场域。相对的，正如福柯所描述的，医护人员要有意排除患者的情绪反应的干扰才能进行他们的日常工作，甚至医护人员也要避免自身情绪的波动，防止生老病死的惨状干扰自身理性的专业判断，而这种"习以为常"在处于应激状态的患者和家属眼中可能就是"冷血"和"麻木"。

第二，整体性与个体性的落差。医学建立在分类的基础上，病人在医院场域中首先是"病的载体"，要根据病状病因加以分类和标识。福柯引用齐默尔曼《论医学经验》一书的描述道："每天早上，某个艾斯库拉培的候诊室里都有五六十个病人；他听了每个病人的诉苦后，把他们分成四组，命令给第一组人放血，给第二组人开泻药，给第三组人灌肠，让第四组人换空气。"在这个过程中，病人作为"人"的个体性就被遮蔽了，人感到自己被"物化"了。因此，病人在医生面前往往处于对象化、客体化的境地，是被动、失语的，而从病友那里却能得到安慰，因为在"同类"面前，全面的个体才显现。

第三，沟通难度与需求的落差。医学是专业化程度较高的知识领域，对疾病及其治疗方法的描述有专门的一套话语体系，其中又涉及诸多关联的知识。医生要在尽可能短的时间内将复杂的专业话语转变成日常语言讲给病人及其家属听，但是没有相应知识基础的病人和家属又希望尽可能详细地了解来龙去脉。这需要医生投入更多的时间答疑解惑，而病情的复杂度和医患双方的沟通与理解能力也决定着沟通的难度。

另外，家属与病人的需求也有所不同。家属虽未经历病痛，但亲人病痛让他们感同身受，承受了精神上的痛苦。这种精神痛楚甚至比自己亲历疾病而更让人无法忍受，因为若是自身生病就会对疼痛程度、治疗的效果有所体验，而作为家属却只能猜测疾病的严重程度。尤其当病人是孩子或者失去语言能力的老人时，家人更是不知所然、手足无措，但往往在这类情况中，家属还要行使决定权。为至亲的生命做决定是巨大的道德责任，有时面对的是"两恶相权取其轻"的伦理困境，此时家属特别需要医生的意见而不得不详加询问。可是，此时医生可能面临几个病人、多个家属，尤其在医疗资源紧张的内地医院，医生很可能心有余而力不足。

上述种种问题，是医方和患方惯习的内在差异造成的，只限于医患关系框架内是难以解决的。

二、中山大学附属第六医院的医务志愿工作实践

在临床医学创立伊始，福柯就指出"医院场域的改造，对病人在社会中地位的新界定，（社会）救济和（医学）经验、救护与知识之间关系的确立"都是必不可少的。随着医疗机构的复杂化和专业化，医患矛盾日趋凸显，引入新的伦理关系，弥合双方的惯习差异成了历史的选择。医务志愿服务自百年前在美国开端以来[1]，已在很多国家形成了制度化、规模化运作；在我国香港、台湾地区也已发展半世纪有余，成为医院系统的重要组成部分，造福甚广。2009年3月，卫生部指示要"推动社会志愿者在医疗机构开展志愿服务工作"，并在北京大学人民医院率先进行试点，从此正式揭开了内地医务志愿工作的序幕。在学习总结先进经验的基础上，中山大学附属第六医院（即广东省胃肠肛门医院，以下简称"中山六院"）于2010年3月成立了华南地区首个医务志愿工作部。

基于对医院场域的理解，中山六院的医务志愿工作实践着力于三方面

---

[1] 1905年，美国马萨诸塞州州立医院在卡博（Cabot）医生提倡下，正式成立了社会工作部门。这被认为是全世界医务社会工作的开端。见钱会娟《国内医务社会工作的发展应用现状与展望》，《护理学报》，2009年第10期。

建设。

(一) 组织建设

一方面,将志愿工作内嵌于本院管理结构内。首先,建立院内直通式专业组织架构,完善工作机制。医务志愿工作部是管理医务志愿服务的专门机构,由院长、书记亲自挂帅,指派副院长直接领导,由护理部、团委共同分管指导,由专职人员(一名从事临床护理专业近28年的高年资护士长、主管护师和一名社会工作专业研究生、中级社会工作师)负责医务志愿工作部日常工作的开展。其次,对志愿服务进行规范化管理工作。制定《医务志愿部工作制度》《医务志愿工作制度》《医务志愿部工作人员职责》《门诊医务志愿者岗位职责》及《志愿者招募、培训制度》等制度,为规范工作奠定良好的基础。每周五工作部会将下一周的服务安排提前通知,接受志愿者的报名。

另一方面,在积累了一定经验的基础上,积极推动志愿工作在更大范围内开展。2011年11月18日,中山六院作为协办单位(广东省医院协会主办)成立了广东省医院协会医院社会工作暨志愿服务工作委员会。

(二) 伦理建设

医务志愿工作是公益慈善这个"有着实质内容的道德事业"的重要组成部分。"生活经验告诉我们,人与人之间相处,总有一种特殊的关系。这种关系既不是自然的、盲目的关系,也不是由权威、律令强行规定的关系,而是一种由关系双方作为自觉主体本着'应当如此'的精神相互对待的关系。这种关系就体现着人与人之间的伦理关系。"伦理建设正是对医院场域"应该如何"的回应,是惯习的精神引领和价值规约,正如"伦理学"的创建者亚里士多德所说:"没有一种伦理德性是自然生成的……我们的德性既非出于本性而生成,也非反乎本性而生成,而是自然地接受了它们,通过习惯而达到完满。"

在伦理精神建设上,中山六院确定了"六心级"的志愿服务理念——"奉献爱心、谨守诚心、投入热心、服务贴心、秉持恒心、收获欢心"。这一服务理念从"心"开始,重在将心比心、以爱疗心。

在伦理规范制定上,中山六院借鉴台湾地区2001年颁布的《志工伦理守则》,力求直面志愿服务过程中可能出现的问题,指导志愿者的伦理实践,促成伦理精神的内化。

医务志愿者伦理守则

1. 我愿贡献所余，助人所需，不贪求名利。
2. 我愿尽心职守，认真负责，不敷衍应付。
3. 我愿配合医院，遵守规定，不越俎代庖。
4. 我愿严谨自律，慎言笃行，不误导病患。
5. 我愿协助医患，和谐与共，不惹是生非。
6. 我愿热心建言，勇于担当，不视而不见。
7. 我愿客观理性，宽容冷静，不感情用事。
8. 我愿尊重他人，维护隐私，不轻诺失信。
9. 我愿学习成长，汲取新知，不故步自封。
10. 我愿坚持理想，脚踏实地，不好高骛远。
11. 我愿诚心奉献，持之以恒，不无疾而终。

黑格尔指出："伦理性的东西就表现为这些个人的普遍行为方式，即表现为风尚。对伦理事物的习惯，成为取代最初纯粹自然意志的第二天性，它是渗透在习惯定在中的灵魂，是习惯定在的意义和现实。它是像世界一般地活着和现存着的精神，这种精神的实体就这样地初次作为精神而存在。"中山六院的伦理建设正是希望通过志愿实践将伦理精神渗透在"习惯定在中"。

（三）机制建设

机制建设致力于建立"动员—培训—评价—激励"程序制度系统，吸引人们关注和参与医务志愿服务，并通过培训和实践，收获"欢心"，从而对这一平台产生深度认同，成为优秀的医务志愿者。

第一，动员机制。充分利用组织动员和社会动员两个渠道。作为中山大学的附属医院，中山六院在党团组织的支持下，对本院、中山医学院、中山大学的师生有很强的动员优势。在本院层面，除了号召医护人员参与志愿活动外，着力吸引患者特别是愈后患者成为志愿者。中山医学院和中山大学都有志愿服务的优良传统和可供利用的动员渠道。中国现代意义上的志愿服务起源于18世纪末至19世纪初西方国家宗教性的慈善服务，中山医学院的前身"博济医学堂"作为中国最早的西医学府，正是此历史大背景下的产物。医学院"博施济众"的博爱情怀与中山大学"博学笃行"的精神底蕴合一，造就了中山医学院源远流长的慈善传统。中山大学具有优良的社会服务传统，在理论和实践上都积累了诸多经验。社会动员方面，运用传媒的力量宣传志愿平台，让人们慕名而来，载誉而归。在富于创意的"志愿日"活动中，邀请各级领导、社会名流走入志愿者队伍，增强医务志愿服务工作的知名度和感召力。另外，力推"志愿者明星"，让他们享受做志愿者的骄傲和自豪，也宣传做志愿者的收获。

第二，培训机制。培训分为破冰培训（使志愿者间相互熟悉）、通识培训（熟悉医院环境，了解防护知识，铭记伦理要求等）、项目培训三大类。针对不同层次、不同项目的志愿者设计相应的培训内容，并配备相应的培训师团队。

第三，评估机制。通过网络实时交流系统，实现集服务对象评价、志愿者互评、即时感受自评、医护人员参评于一体的立体评估机制，兼顾服务时长和服务质量对志愿者进行评价。

第四，激励机制。建立层次多样、深入人心的激励机制，用"欢心"回馈"爱心"、激发"恒心"。其一，知识激励：随着志愿者服务时间的增长，分阶段地对志愿者进行培训，用医疗和保健知识回馈志愿者的辛勤付出。例如，在2015年5月21日和6月8日为社区志愿者进行的急救培训中，近40名志愿者学习了常见疾病的应急处理、心肺复苏术的操作以及伤口处理与包扎技能。其二，交往激励：志愿服务是现代公民社会责任的表现，也是一种人际交往途径。通过网络交流、培训互动等形式，医院尽量为志愿者提供交往、了解的机会，使他们成为一起博济行善的好朋友。其三，成长激励：依据志愿者服务的累积时长，给予志愿者"星级"评定；为表现突出的志愿者颁发"优秀志愿者"奖状，优秀志愿者还可以加入培训师队伍，成为"志愿者领袖"。其四，学业激励：针对中山大学的学生设置学业激励制度。在评优、就业、聘用时向志愿"星级"高的医学生倾斜，同时将志愿服务纳入学生社会实践课程。其五，社会保险机制：探索建立医务志愿者保险，为志愿者提供心理和社会保障。

在这些机制的保障下，通过严谨的前期调研和论证，一系列志愿服务项目相继启动，如"造口人"暖心服务、导诊服务、输液陪伴服务、患儿陪伴及补课服务、艺术纾缓服务、协助办理出院手续服务、协助发放检验单服务、健康宣教服务等。经过一段时间的实践，项目均取得了明显的成效。

三、医务志愿工作对医院场域的形塑效用

"由于惯习是历史的产物，所以它是一个开放的性情倾向系统，不断地随

经验而变，从而在这些经验的影响下不断地强化，或是调整自己的结构"。志愿关系的引入给医院场域带来了深刻的变化。

（一）缓解矛盾：医患关系的润滑枢纽

医生治病，志愿者疗心。志愿者一方面为患者提供了医护人员无暇面面俱到的贴心服务，另一方面通过浓浓的关爱播撒善意，抚平患者因疾病和治疗而产生的负面情绪。当志愿服务超越个别的服务而成为内嵌于医院场域的一种客观关系时，它就打破了医患二元结构，成为医患之间的润滑剂，促进医患形成相对稳定的关系格局。

医务志愿工作特别致力于志愿工作的日常化，减少患者的陌生感、无措感，营造"家"的亲切感。患者和家属对医院的不满往往是从小处积累起来的，而志愿工作恰恰是从小处着眼。例如，病人初进大医院往往感到"一头雾水"，导诊志愿者就会热情地帮助患者进入就医流程。出院时要办理一系列手续，志愿者可以协助病人或家属办理。发放检验单时，人们往往一哄而上，这时志愿者可以维持秩序，使过程简单高效。在注射室中，志愿者陪伴挂点滴的病人，为他们读书读报，留心输液进度，帮忙提醒护士拔针等。在就诊室外，志愿者陪伴等待的患者，让他们知晓流程情况和候诊进度，开导他们对医生多一点理解，分发报纸图书，这都大大安抚了患者因等待而产生的消极情绪。在儿科病房，孩子们总是哭，家长一听孩子哭就很担心，希望医生经常来看看，看不到医生就会焦躁不安。其实，孩子们也是因为不适应医院的环境而烦躁，志愿者贴心地给孩子们讲故事、唱歌，病房中充满了欢声笑语，家长也就舒心了。

志愿者的爱让患者和家属感到了来自医院的尊重和善意，从而多一点感恩，少一点抱怨，多一点理解，少一点不满。

另外，通过志愿者的反馈和医护人员自己参与志愿者活动可以让医护人员站在患者的角度思考自己服务的缺陷和问题，从而更有针对性地满足患者的需求。如在与造口患者和志愿者的联谊中，医护人员就深入了解到造口患者在生理、心理、生活质量等各个方面的潜在问题和需求，从而为提供完善、称心的服务奠定坚实的基础，促进了专科护理科研项目的开展。下文对此将进一步论述。

（二）凝聚善意：患者互助的感恩守望平台

中山六院创造性地邀请患者特别是愈后患者加入志愿者队伍，来自同病相怜者的安慰和鼓励让患者产生了战胜病魔的勇气，从他人身上看到了康复的希望。"造口人暖心服务"就是这样一个广受欢迎的志愿服务项目。

医护人员发现，很多患者在心理上无法接受造口手术，无法面对手术后的生活。因此，他们留意动员一些病友"现身说法"，并联系专家一起定期举办"造口人联谊会"。讲座、咨询、问卷调查等内容丰富的活动形式，为造口患者搭建一个造口知识学习、经验交流与医患沟通的良好平台之余，也使造口患者感受到医护人员、医务志愿者的贴心服务与真诚关怀，帮助造口患者掌握促进身心康复、提高生活质量的有效方法。在一次联谊会上，造口患者代表根据自己十余年的造口生活经验，走上讲台，为病友们加油打气，鼓励大家树立战胜疾病的信心。之后，中山六院兰平院长也不禁上台致辞道："没有人生下来就能接受'造口'这个事实，但是既然碰上了，就要淡然地去接受，就像人们能平常地接受近视眼、高血压一样；生活不能十全十美，不要因为这点瑕疵而忽略了身边的很多美景。我们要通过努力使生活更舒适，接受'造口'，享受生活，为自己、为家人和身边的朋友充分体现自身的价值。"此后多位病友加入志愿者队伍，进行"一对一"诊疗经历的"现身说法"，患者通过接受他们的心理疏导服务，心理问题得到缓解甚至解除，也有了做医务志愿者的想法。

另外，患者家属也是志愿者的一支"生力军"。歌唱家郭春梅就是其中的代表，她的母亲两年前因癌症住院，在医院得到了医护人员和志愿者的关爱。母亲出院后，她怀着满心的感激报名成为志愿者，希望将这份爱传递下去。

（三）养育医德：医学生的道德实践基地

医学生的道德养育是一个长期的过程。医学生应该在低年级就通过适当方式进入医院场域，在业务实践前先进行道德实践。高年级医学生一旦进入医院实习，在患者看来，他们和正式的医护人员并无区别，若这些实习生缺乏道德素质，将会对医院工作和医护群体形象造成很大的负面影响。2012年6月，浙江一位医学生在实习时"虐婴"的举动令人震惊，医学生的道德素质问题再次引发社会广泛关注。很多网友不禁质问那位拿幼小生命当儿戏的实习生："怎么不想想，如果你是婴儿的父母该有多担心？"确实，换位思考、将心比心是一个很好的反省和提升道德的方法，而医务志愿工作部正是医学生进行道德实践的重要基地。

以志愿者身份进入医院场域，首先可以让医学生切身体验到患者的难处和需求。2012年1月20日下午，中山六院志愿工作部得知耳鼻喉科有一位四川籍的80多岁的老人家来看病,因为没有家人陪同,也不会说普通话,老人和医院的沟通变得很困难。志愿部随即发布讯息,中山大学护理学院的姜同学积极报名,通过一字一句地翻译,对病人的痛楚感同身受,而陪伴老人的过程也让他深有感触,激发了他对病人的同情和耐心。其次,志愿者培训也让医学生增加了更多道德责任感。例如,朗诵伦理守则让医学生知道什么是道德上应当做的,什么是不该做的。在医学知识的培训中,通过和普通志愿者一起接受培训,医学生了解了普通民众的医学诉求,并且学习如何向他们普及医学知识。最后,医学生可以通过志愿服务对医院场域有更深刻全面的省察,为他们今后建设更人性化的医疗机构打下思想基础。

(四) 亲和社会:医务人员的公益参与渠道

当今社会对医务工作者有很多误解,甚至有些妖魔化的倾向。医务人员在业余时间参与公益活动,既普及了医学知识,增进了人们对医院的了解,自己也收获了祝福和道德成就感。中山六院医务志愿工作部主要组织医务人员进行3种形式的志愿服务:第一,普及知识。志愿部定期邀请医护专家义讲,例如,在"世界睡眠日"举行"关注睡眠,关注健康"的健康知识讲座,邀请神经内科主任为大家讲解有关睡眠的重要性、失眠的症状、如何改善睡眠的方法。有时,志愿部还采取联谊的方式,将一些疾病涉及的多个科室的专家一起邀请过来与患者联谊,如"肿瘤化疗患者健康知识专题讲座"就有化疗科、社区营养科的专家共同参与。第二,服务社区。例如,在2011年青年志愿者服务日,也是中山六院医务志愿者工作部挂牌一周年纪念日,36位青年志愿者在员村都市广场进行了大型义诊活动,其中包括内科、胃肠外科、妇科、儿科、眼科、营养科、伤口造口专科人员,以及中山大学18名学生志愿者。第三,培训志愿者。各科室可以根据自己的志愿服务需要对志愿者进行专门培训。

(五) 升级管理:人文医院构建的必要部门

医院场域的现代化要实现从以疾病为中心的传统模式向"社会—心理—生物"模式的转化,才能实现"和谐医院"的愿景。从管理层面看,医务志愿工作为这一转化提供了强大的推动力。

首先,医务志愿工作唤起了医院场域的道德信仰。医务志愿精神是一种崇高的人文精神,它既根植于悬壶济世、医者仁心的中华传统医德,也与社会主义道德中的白求恩精神、雷锋精神一脉相承,还融入了西方平等、博爱的普世精华。这种精神并不是高不可攀的，而是根植于每个人的善端之中，需要被唤起，需要在道德实践中彰显自身的价值。医务志愿服务提供了这样一个体验的平台，为大家提供日行一善的实践机会，更让人们感受行善的感动和满足。同时，让患者、学生、普通群众和医护人员一起参与，促进大家的沟通和理解，拾起失却的慈悲心和感恩心。从根本上说，人文管理之道蕴于人心，"在明明德，在亲民，在止于至善"。

其次，医务志愿工作将社会因素引入医院场域，让社会爱心人士参与医院的管理，创造全方位的监督管理体系。当普通群众、医院患者等成为志愿者，他们就不仅是医疗服务的对象，而且是医院场域的主人。以"当家做主"的心态面对医院的不足，就不是苛责和抱怨，而是建议和弥补。志愿者们通过中山六院的志愿工作部向院方提了很多建议，填补了医院管理层的"盲区"，可谓医院的"爱心之眼"。

总之，中山大学附属第六医院医务志愿工作部的实践证明，医务志愿工作是医院合德性建设的长效机制，对医院场域具有重要的形塑效用。

参考文献

[1] [法] 皮埃尔·布迪厄，[美] 华康德. 实践与反思：反思社会学导引 [M]. 李猛，李康，译，北京：中央编译出版社，1998.

[2] [法] 米歇尔·福柯. 临床医学的诞生 [M]. 刘北成，译. 南京：译林出版社，2001.

[3] 钱会娟. 国内医务社会工作的发展应用现状与展望 [J]. 护理学报，2009（10）.

[4] 郑功成. 当代中国慈善事业 [M]. 北京：人民出版社，2010.

[5] 宋希仁. 论伦理关系 [J]. 中国人民大学学报，2000（3）.

[6] [古希腊] 亚里士多德. 尼各马科伦理学 [M]. 苗力田，译. 北京：中国人民大学出版社，2003.

[7] [德] 黑格尔. 法哲学原理 [M]. 范杨，张企泰，译，北京：商务印书馆，1979.

"医社联动"志愿服务"置换"初探
——以佛山市南海区第二人民医院为例

梁梓雯

(广州市北达博雅社会工作资源中心)

摘 要：随着医务社工进入医疗体制的服务覆盖范围不断扩大，在医院开展的医务志愿服务也逐步向规范化和专业化管理层面深化发展，医务志愿者在医院日常运营管理与和谐医患关系构建等方面的作用愈发凸显。本文主要以佛山市南海区第二人民医院为例，探讨医务志愿服务领域中有关"医院"与"社区、社会"，"医务医疗人员"与"社区志愿者"之间所构建的"医社联动"志愿服务"置换"方式，归纳、总结该志愿服务方式开展的经验，探讨分析现状和问题，以期促进推广医务志愿服务的长效发展机制。

关键词：医务志愿服务 社区志愿服务 置换服务 医社联动

一、背景

为积极响应卫生部等八部委发起的"志愿服务在医院"的活动号召，结合南海卫生系统开展的"三好一满意"活动和"医路情暖"计划以及桂城街道政府"关爱桂城"精神文明建设倡导，佛山市南海区第二人民医院（以下简称"南海二院"）在2011年正式在全院开展"志愿服务在医院"活动，以"大爱无疆，医者爱人"的理念，倡议全院党员和团员医务人员每人每季度至少利用一天休息时间，积极主动参与医院各项志愿服务，如门诊导诊、走进社区、学校、企业开展健康讲座、义诊、体检等。截至2015年年底，全院已有770名医护志愿者参与到该活动中，服务时数达8000多小时，服务病患、居民超过4万人次。

然而，随着活动的推行，一些志愿服务的问题也逐渐显现，具体表现为：①服务内容较为单一，医务志愿服务内容主要围绕着义诊与咨询开展，服务对象受到局限；②由于医护职业的工作时间调动性和变动性较大，可服务时间的制约性也较大；③队伍的活跃性开始减弱，出现志愿"倦怠"的趋势。

近年来，在"关爱桂城"的关爱文化自上而下的倡导、传播与建设下，社区志愿服务不断发展壮大，遍地开花，已深入到桂城大大小小的各村居委、社区组织中。据桂城义工联统计，目前桂城注册登记的义工已接近六万人，社区互助服务理念已逐渐普及。

社工通过观察发现，尽管医院人力资源紧张，但其所开展的医护志愿服务还是以社区载体为主，通过"走出去"的服务方式增强对社会的回馈服务。相对而言，医院对公共事务领域的志愿者服务却推进不足。"医社"资源联动不足，呈现单向化发展态势。

为了促进医院与社区的双向沟通和联动，促进医患关系的和谐发展，增强资源的共享，社工开始尝试打破这种单向的志愿服务发展模式，由近及远，由浅入深，尝试开展各类医务志愿服务，如组织职工子女暑期志愿服务、增设门诊非医疗性服务岗位、与 NGO 机构志愿团队合作开展患者爱心探访活动等服务，联结社会力量，不断拓展医务志愿者来源，丰富医院志愿服务内容，使志愿服务更趋多元、全面、贴心。

在志愿服务实践过程中，社工逐渐探索出"医社联动"志愿服务"置换"方式，对外输出医务志愿者，同时引进社区的志愿力量到医院开展志愿服务，形成医院与社区间的良性双向互动，为医患搭建一个以体验促沟通、以资源促发展的交流平台，促进"医社"合作共生，互爱互融。

二、概念定义

一般而言，医院的志愿者服务体系有两个分支：一是医务人员走出医院面向社会开展志愿服务，承担突发性的社会救助、救护服务和社区健康服务等工作；二是社会志愿者走进医院，在院内为患者开展志愿服务，疏导患者因疾病引起的心理问题，在病区组织开展健康促进与健康宣传活动，增强医患沟通等。[1]

目前而言，社区医疗与公共卫生发展不均衡，社区医疗服务人员配备不足，居民医疗诉求得不到满足等问题仍是社区服务建设的难题。"医社联动"的志愿服务置换，就是在医院利用自身的专业人才资源，通过义诊等志愿服务支援，缓解社区医疗资源不足的问题；相应的，社区则可以利用自身志愿者的优势，

---

[1] 参见孟馥、王彤《医务社会工作与医院志愿者服务实用指南》，文汇出版社 2011 版，第 128 页。

走进医院为社区患者服务,减轻医护人员由于人手配备不足而产生的工作压力。

志愿服务置换的目的,是为了使医院和社区的资源优势都能充分发挥、互补,通过协调配合,使双方的志愿服务能更有序地进行分工合作,相互促进,完善优化机制,使医院、社区志愿服务成果效益最大化,达到双生共赢的局面。

三、"医社"志愿置换服务开展的意义

布劳的社会交换理论认为,使行为变为交换行为必须具备两个条件:"一是该行为的最终目标只有通过与他人互动才能达到;二是该行为必须采取有助于实现这些目的的手段。"作为"大社区"中重要的组成部分——医院与社区,双方各有不同的需求和独特的资源优势。"医社"志愿置换服务的开展与实施,对构建"大社区"医疗互助体系,发展和谐医患关系具有深远的影响。

(一)切身体验,促进"大社区"互融互助

医院与社区进行公益资源的置换,得以让来自社会不同层面的志愿者走进医院,以志愿服务方式亲自参与科室的诊疗活动,了解医护人员的日常工作和内容,体验医务前线的艰辛和不易,加深对医护人员的理解。"以'曾经的患者,今日的医务工作者'双重身份重新审视医患之间的争执与分歧,接受患者的投诉和纠纷的处理,如同'打开了围墙,让社会零距离了解医院'。"[①] 而社区志愿者从不同的社区、企业、学校走进医院开展志愿服务,从"社区"到"医院",为患病的邻居们开展关爱服务,促进"大社区"的互助融合。

(二)增强互信,成为医患沟通桥梁

另外,由于志愿服务的"利他性和无报酬性",居民在担任医务志愿者的同时,也成为代表中立的第三方,在医患双方共同互信的基础上,筑起了医患间沟通的桥梁,对增进医患良性互动和重建医患诚信发挥着极大的推动和促进作用。而社区志愿者作为个体媒介,可以将自身的医务体验感想与身边的好友们一同分享,由己及人,让更多的声音作为医务工作的见证,传递医患互信的橄榄枝。

---

① 参见火嫌《开展志愿服务共建医患和谐》,载《江苏卫生事业管理》2014 年第 2 期。

（三）贴心关怀，传播健康卫生知识

医务人员作为志愿者走出医院，走进社区开展义诊和健康宣讲等志愿服务，通过面对面的沟通方式，不仅可以缓解社区卫生医疗资源缺乏的问题，为居民提供更接地气的健康卫生向导，而且可以从中了解居民的实际健康需求，更好地为患者提供针对性的服务。而社区居民也能够通过这种在"家门口"的问诊方式，消除对患病风险的忧虑以及担心医院会"过度治疗"的顾虑，与医护人员面对面地坦诚交流，学习保健知识和基础医疗知识，增进自身对健康的理解，从而减少由于"医疗盲区"而造成的医患冲突。

正如镌刻在特鲁多医生墓碑上的墓志铭所说的那样，"有时，去治愈；常常，去帮助；总是，去安慰"，这不仅道出了医务人员救死扶伤的职责，也道出了医学并非万能的道理。同理，患者以及社会各界也应抱着体谅和理解的心，让医护人员安心处理"治愈"问题，让相互的"帮助"与"安慰"成为医患间真诚沟通的润滑剂。这便是志愿服务"置换"的核心所在，换位思考，换位体谅，为爱发声，才能重塑相互信任的医患关系。

四、南海二院开展"医社"志愿置换服务的实践

（一）服务理念

为改善当前医患信任缺失、医患关系紧张的医疗环境，改变以往医院与社区志愿服务"单向化"的发展情况，促进医患关系的良性互动发展，南海二院社工部尝试在医院与社区间搭建平台，实施"医社联动"的志愿服务置换计划。一方面将社区、企业等志愿团队的力量引入医院，进行协助类志愿服务，让志愿者亲身体验医疗工作，了解医护人员的工作内容；另一方面助推医院走进社区开展志愿服务，让医护人员了解居民的需求，提供更为人性化的志愿服务和医疗服务，从而为医患关系的和谐发展筑就更坚固的防护膜，为爱传播发声。

（二）服务策略

1. 以点促面，为"医社"牵线搭桥

组织医院附近的社区、居委以及NGO等单位共同商讨志愿服务置换合作

意向,将"走出去"与"引进来"相结合,以社区志愿服务和医院非医疗岗位服务为内容,增强医社互惠互动,搭建"医社"沟通平台,促进"大社区"互助融合,关爱发展。

2. 多面开花,拓展志愿服务置换内容

不断深化志愿服务置换内容,积极与各方协调,开拓医务志愿服务岗位,创新服务形式,优化服务置换流程,完善服务置换内容。

(三)服务开展成效

1. 各方功能定位

目前,南海二院所开展的"医社"志愿置换服务主要由社工牵线搭桥,根据"医社"双方需求,签订合作意向协议,进行志愿者的招募;再根据岗位需要进行相关技能的组织学习,共同开展志愿服务。具体分工如图1所示:

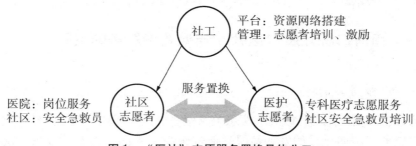

图1 "医社"志愿服务置换具体分工

(1)社工:主要负责置换服务平台的搭建,与社区、医院进行沟通协调,统筹置换服务的实施方案;对医务志愿者(包括社区和医院医务人员)进行档案、服务等系统管理,定期组织志愿者培训和团建活动,壮大医务志愿者队伍,提升志愿者能力。

(2)医院:定期组织爱心医务人员志愿者,到社区开展疾病预防、社区义诊、落户探访、健康宣讲、基础医疗技能培训等志愿服务,同时承担对医务志愿者的医疗技能培训工作,为医务志愿者提供岗前培训和便捷的服务平台。

(3)社区:在享受医院所输出的义诊、健康宣讲等志愿服务的同时,负责招募组织内有意在医院开展医务服务的社区居民、企业员工、学生等志愿者,以"医务助手"和基础医疗"宣传使者"的身份,为医院提供患者服务、

文明倡导、非医疗岗位协助等服务,达致"大社区"的互助服务。

2. 志愿服务置换开展

目前,在医院开设的志愿服务主要有"岗位非医疗性协助服务""爱心探访服务""宣传倡导及公众教育服务"三大服务形式。其中,岗位非医疗性协助共设六大科室九大岗位,包括门诊导诊,西药房叫号、分药,急诊室的导诊、巡诊以及抽血室协助等,以患者咨询解释与简单非医疗性的操作为主。具体岗位内容见表1。

表1 岗位非医疗性协助具体服务分类

序号	服务科室	岗位服务	服务内容
1	急诊	急诊室导诊	为患者发放体温计、优先排号、解答患者问题等
2	急诊	输液大厅巡诊	帮助患者寻找座位、装饮用水、提拿输液瓶及检查输液情况
3	急诊	抽血室协助	协助输入资料和打印相关单据
4	门诊	门诊导诊	为患者提供就诊流程指引、信息表格填写咨询等
5	儿科门诊	友伴服务	陪伴患儿玩耍或者制作手工,纾缓患儿候诊的不安情绪,并对游乐区场地进行清洁维护
6	西药房	分药协助	协助医护人员进行药物包装拆除、药物分装
7	西药房	叫号协助	提醒患者取药叫号
8	超声诊断	前台导诊	纾缓患者候诊情绪,解答疑问,维持候诊秩序
9	预防保健	窗口取号	为患者取号候诊,解答患者问题

3. 服务成效

通过一年多的探索与实践,"医社"置换志愿服务已初具成效,目前签署合作协议的社区和NGO机构共有3个,初步达成合作协议并开展服务的有4家服务单位,共置换招募了约100名社区医务志愿者,累计服务时长约900小时,服务患者达1.5万人次。

其中,由社工部、医院急诊科与桂城义工联共同合作开发的"急诊八小时"志愿服务置换项目,通过企业职工和居民的急救技能培训与医院"急诊八小时"的服务体验相结合的形式,受到多方好评,并推选成为品牌服务予以推广。而由社工部与医院团委共同开发、社区志愿者自主管理运行的儿科门诊儿童的"天使友伴"志愿服务项目,伴随患儿快乐候诊行动,得到了患儿及家属的认可和欢迎,志愿服务置换成效得到医院与社区的肯定。

于医院而言,"医社"置换志愿服务,一方面,大大地缓解了医院人手紧缺的问题,将医护人员从一些非医疗性的解释工作中解放出来,得以尽力去"治愈";另一方面,由于志愿者的体验参与和身体力行的传播,患者对于医护人员更为体谅,医患间的沟通更为顺畅。于社区而言,医院"点对点"所提供的义讲、义诊服务也更为丰富、便捷,社区基础医疗普及度更高。于志愿者而言,在医院的服务体验,提升了他们的人际交往能力,使他们更懂得尊重与感恩生命,也更理解医护人员工作的艰辛。于病患而言,有了置换服务的引入,有了"邻居"志愿者的微笑与鼓励,医院不再冷冰冰,而是更亲切,更有人情味。

五、服务方式的不足与未来构想

"医社联动"志愿服务置换目前已初具成效,但由于仍处于探索阶段,服务开展、执行过程中存在着不足。其一,医务志愿服务认可度有待提升。由于人们对"走进医院"服务存有一定的误区和担忧,相比起普通的社区志愿服务,志愿者的积极性会在一定程度上有所减弱,因此容易在医务志愿服务过程中出现"雷声大,雨点小"的情况,能勇于尝试或坚持服务的志愿者不多。其二,医务志愿服务内容有待丰富完善。目前,社区志愿者的医务志愿服务形式以门诊部分科室的非医疗性协助为主,主要围绕就诊咨询、候诊陪伴、患者服务等恒常岗位服务开展。相关医疗辅助类的专业性服务仍有待开发,科室服务还有待丰富和完善。其三,志愿服务管理有待加强。由于仍处于服务置换的探索阶段,服务各方的角色定位和功能分工还需要明确,志愿服务管理体制尚需细化,志愿服务质量还待测评。

有鉴于此,今后社工将继续完善"医社联动"志愿服务置换管理,为医患环境优化做出努力。首先,加强医务志愿服务宣传,结合医务人员义诊服务,提升公众对医务志愿者的认知;利用政策倡导,促使相关部门加大对公共领域服务的投入和重视。其次,加强部门沟通,明确各方分工与定位,做好医社间的联动,拓展社会置换资源,结合医院与病患需求,开拓、深化志愿服务内容。最后,加强志愿者管理,完善服务置换细则和实施;结合医院特长,完善志愿者培训激励机制；提升志愿者技能，培育具有专业性、多样性的志愿服务队伍。

我们相信，通过"医社"置换志愿服务计划的推广与完善，"大社区"的服务理念会让医患关系呈现出一片晴天。

案例分享

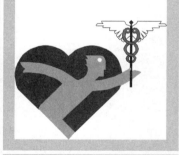

生命的延续

——善别服务之器官捐献案例浅析

成越男 刘丽丽
（深圳市龙岗区春暖社工服务中心）

摘 要：器官捐献是指自然人生前自愿表示在离世后，将遗体的全部或者部分器官捐献给医学事业用以延续他人生命的行为。在本案例中，服务对象正值花季，却要凋零，因难以放下对父母的牵挂，希望自己的生命能够延续。社工重点围绕服务对象及其家人，联动善别服务团队成员的力量，以"生理—心理—社会"模式作为介入的模式，按阶段协助服务对象及其父母接受服务对象终将离世的事实，理性看待器官捐献，实现了服务对象的未了心愿，最终达到逝者善终生者善别。

关键词：医务社工 善别服务团队 临终关怀 器官捐献 善别服务

一、案例背景

（一）基本资料

服务对象姓名：小花。
性别：女。
年龄：15岁。
文化程度：初中。

（二）个案背景资料

（1）接案原因：服务对象患噬血细胞综合征，在接受治疗过程中检查出脑瘤，脑瘤手术预后效果很差，经过医院医生会诊评估，医务社工介入提供善别服务。

（2）曾做出的调适及成效：服务对象已经接受一年多噬血细胞综合征的治疗，在检查出脑瘤后，尽管被诊断为高危，病情不容乐观，但家长仍抱着不放弃的态度坚持进行手术。开颅后确诊为恶性，手术后服务对象曾一度昏迷。

（3）家庭资料：服务对象一家来自四川农村地区，租住在服务对象父亲上班附近的城中村。父亲是深圳某一街道拆迁办的一名临时工，母亲没有工作，姐姐已出嫁，弟弟在上小学。

（4）健康状况：服务对象在脑瘤手术后病情急剧加重，随时有生命危险。

（5）情绪状况：服务对象在脑瘤手术前情绪稳定，积极乐观；脑瘤手术后一度陷入昏迷，苏醒后情绪较不稳定，主要是受病痛及父母悲伤情绪的影响。

（6）行为表现：服务对象手术前与家人、医务社工、医护人员的互动很多，阳光积极；手术后沉默不语，与家人偶有交流，与医务社工、医护人员的互动极少。

（7）人际关系：服务对象与家人的关系密切，与同学关系融洽；手术后家人考虑服务对象需要安静休息，因此拒绝了服务对象同学的探访。

（8）经济状况：服务对象一家来自四川农村地区，经济状况一般，在深圳只有父亲一人上班，月收入约2000元。治疗噬血细胞综合征已花费6万元，脑瘤手术所用的费用里包括姐姐准备用于生孩子的1万元，舅舅卖掉老家住所的2万元，其他亲戚在前期治疗时已一一伸出援手，目前整个家庭已陷入经济困境。

（9）支持网络：服务对象家庭的支持网络功能良好，服务对象在医院治疗期间，亲友们纷纷从经济、心理、协助照顾等方面发挥作用。

二、个案主要问题

（1）服务对象及其父母无法接受服务对象即将离世的事实。服务对象热爱生命，热爱生活，尽管化疗、脑瘤手术带来巨大的生理上的疼痛，但她表现坚强，积极配合治疗，希望能够战胜病魔。脑瘤手术后面临病情突然恶化的事实，服务对象及家长始终无法接受。服务对象长时间沉默，其母亲终日以泪洗面，难以接受爱女终有一天会离开的事实。

（2）疾病给服务对象带来生理上的痛楚，给其父母带来巨大的心理煎熬。服务对象脑瘤术后病情非常不稳定，曾两度转入PICU重症监护室，抢救治疗给服务对象带来巨大的生理痛楚，服务对象的父母也承受着巨大的心理煎熬。

（3）服务对象正值花季，对未来充满期待。服务对象对于自己有一天将无法感受生活的气息十分不甘，希望能有替代方式使自己在离世后生命得到延续。

三、服务计划

（一）服务目标

（1）协助服务对象及其家人理清思路，接受服务对象已在临终阶段的事实。

（2）重视服务对象的生存质量，减轻服务对象的生理疼痛，使服务对象父母释怀，勇敢面对生活。

（3）器官捐献，使服务对象的生命能够得到延续，实现服务对象与父母的共同心愿。

（4）哀伤辅导，帮助服务对象父母重建生活的意义，能够接受并面对女儿即将离世的事实。

（二）服务策略

（1）花季少女即将离世，对生活的期待，与家人彼此间的不舍，导致心理、情绪问题严重。社工通过面谈，与服务对象直面生命的长度与宽度问题。帮助其父母理清思路，引导他们接受事实，陪伴女儿，与女儿一起回顾共同生活的经历，向女儿表达他们能够坚强生活下去的承诺。

（2）联合善别服务团队，由医护人员为服务对象提供可行的治疗方案，减轻服务对象在生理上的疼痛；医务社工则从心理、社会层面关注服务对象及其父母的需求，协助服务对象坦然接受人终有一日会离去的事实，协助其与父母学会放手。

（3）协助服务对象及其父母了解器官捐献及其相关流程，签订捐献协议。

（4）服务对象离世后，通过后续定期的电话辅导，帮助服务对象父母走出丧女的哀伤。

四、个案发展

（一）第一阶段

介入重点：建立良好专业关系，收集服务对象的家庭资料，并与服务对象及其父母确认问题所在，签订个案服务同意书。

主要内容：医务社工联同服务对象主管医生，以面谈的方式积极与服务对象及其父母沟通，了解服务对象及其父母的真实想法。此阶段医务社工通过运用倾听、同理、鼓励、尊重等技巧得到服务对象及其父母的信任。通过几次的接触，医务社工了解到服务对象及其父母仍处于"否认期"阶段，于是根据此阶段的特点有针对性地提供服务，进而与服务对象及其父母建立了专业的工作关系。

（二）第二阶段

介入重点：从心理、社会层面关注服务对象及其父母的需求，协助服务对象坦然接受终有一日会离去的事实，协助其与父母学会放手。

主要内容：医务社工运用尊重、接纳、关怀等技巧，引导服务对象父母宣泄心中的情绪，协助他们认识护理与情绪稳定的重要性；引导他们积极与医护人员沟通，了解服务对象所处的治疗阶段与护理中需要注意的事项，并参与到服务计划的制订中；与医护人员达成采用治疗而非抢救手段的协议，减轻服务对象生理疼痛，使服务对象走得安详。同时，引导服务对象及其父母学会放手。

（三）第三阶段

介入重点：给予服务对象心理与情绪支持，确定医务社工未来工作的主要方向。

主要内容：医务社工运用倾听、同理、反映感受等技巧，引导服务对象及其父母宣泄心中积压已久的情绪，缓和服务对象一家的情绪困扰。引导他们回顾一家人共同度过的美好时光，以及每个人在家庭中的定位。引导他们说出彼此的思念、不舍与担忧，协助他们理性认识缘分、爱与放手的含义。

（四）第四阶段

介入重点：与服务对象一家共同探讨生命长度与生命质量的问题，引导服务对象及其父母逐渐接受服务对象终有一天会离去的事实。

主要内容：引导服务对象及其父母讲述服务对象出生后的欢乐与开心片段，探讨生命的意义，协助服务对象一家直面死亡，领悟生命的质量比长度更重要的道理，引导服务对象父母承诺尽管不能在一起生活也会坚强勇敢地活下去。

（五）第五阶段

介入重点：器官捐献，达成服务对象未了心愿。

主要内容：与服务对象及其父母讨论器官捐献相关事宜，签订捐献协议书，协助联系器官捐献负责人办理相关手续。

（六）第六阶段

介入重点：哀伤辅导，协助服务对象家人重建生活的意义，重新投入到新的生活中。

主要内容：服务对象即将离世前已处于昏迷状态，善别服务团队成员中的医护人员通过面谈告知服务对象父母小花即将离世。医务社工引导服务对象父母在病床前握住小花的手，告诉她父母会很好地生活下去，请她放心。服务对象去世后，医务社工引导服务对象父母走出悲伤，重新投入新的生活中。医务社工在评估服务对象父母已能坦然接受女儿离世这一事实后结案。

五、案例浅析

（一）以"生理—心理—社会"模式作为介入的模式

善别服务团队成员对服务对象的需求进行整体分析，按阶段协助服务对象及其父母面对服务对象将离世的事实，协助服务对象的父母重新树立起面对未来生活的信心。

（二）引导服务对象及其家人接受事实，完成其未了心愿

医务社工介入服务初期，服务对象及其父母正处于"否认期"。在服务的过程中，医务社工与医护人员共同讨论服务对象的需求，参与服务对象治疗计划的制订。考虑到服务对象随时面临离世的可能，医务社工积极与服务对象及其父母进行面谈，有时甚至一天安排多次，使服务对象及其父母接受服务对象将离世这一事实。医务社工了解到服务对象的未了心愿是希望能让自己的生命得到延续后，提出了器官捐献的建议。这一建议得到了服务对象本人及其父母的认同。服务对象离世后，其父母遵照服务对象遗愿进行了器官捐献，使其未了心愿得以实现。

（三）以任务模式协助服务对象父母度过哀伤期

在失去亲人后，丧亲者在经历哀伤的过程中，会面临各种问题，有各种事件需要处理，许多任务需要完成。因此，在服务对象离世后，医务社工仍陪伴着服务对象的父母，协助服务对象的父亲安排后事办理，适时处理其哀伤情绪。在后续服务的过程中，医务社工了解到，服务对象的母亲在回到熟悉的环境后，睹物思人，情绪反复，甚至出现自闭在家、拒绝外出等行为，便建议服务对象父母一家搬离原来居住的地方，租住到另一社区。环境的改变与时间的推移，使服务对象母亲的情绪得到平复，哀伤得到缓解。

六、案例反思

（一）微观层面

1. 善别服务对于服务使用者

善别服务的宗旨是通过服务使临终患者走得安详，了无牵挂，生者有信心和勇气面对没有临终患者陪伴后的生活。事实证明，有效的善别服务确实能使接受服务的临终患者享受全人的服务，不再惧怕死亡，也更为重视生存的质量。

2. 善别服务于对医务社工

生离死别是医务社工常常需要面对的课题，在提供服务的过程中，医务社工既要考虑临终病患的需求，也要评估临终病患家属的需求。这一过程中社工所承受的压力远高于服务其他群体。因此，医务社工在提供临终关怀服务的过程中，需要强有力的团队支持，共同面对，共同前行。

（二）中观层面

1. 善别服务对于家庭

在中国人的传统观念中，疾病代表不吉利、晦气，家中有人患重大疾病，整个家庭系统面临坍塌崩溃的局面，临终患者家庭在亲友中甚至处于孤立无援的境地。善别服务通过服务的介入，使临终患者家庭支持系统得以发挥支持功能，使亲友对临终患者疾病的恐惧心理得以降低，使临终患者有尊严地走完人生最后一程。

2. 善别服务对于医院

善别服务开展过程中，医护人员非常愿意参与为临终病人提供的服务。善别服务团队服务模式的建立能够改变患者对医生固有的难沟通的印象，有效地促进了医患和谐，树立了医院的正面形象。

（三）宏观层面

1. 政策倡导

现阶段在中国内地，可以接受器官捐献的机构的公信力较低，捐献者本人或家属无权利了解器官的受益人，这在某种程度上降低了捐献者的积极性。医务社工在工作中积极倡导相关部门在政策和立法上进行调整，保障捐献者家属的合法权益，促进我国器官捐献工作的开展。

2. 推动开展生死教育

在我国，多数人谈癌色变，害怕提及一切与死亡有关的信息。医务社工通过开展社区活动、派发宣传光碟和单张等方式将生死教育引入教育体系，使公众尤其是青少年学习接触掌握相关知识，学会珍爱生命，正确面对死亡。

寻解导向下的工伤事故介入治疗

彭柳燕
(东莞市展能社会工作服务中心)

一、背景介绍

（一）个案背景介绍

杨姨今年58岁，在进入工厂工作刚好3个月的时候，不慎把手卷进机器中，导致右手严重挫伤，就算治好也会留下残疾。据医护人员介绍，杨姨在入院时情绪极为低落。

（二）接案缘由

杨姨受伤时是老板送她入院的，但是老板在办理入院手续的时候却不用她的真实身份办理，而是用一个30多岁，名字叫李某的身份证登记入院的。老板给的理由很简单，李某也是工厂的员工，工厂为其买了工伤保险，用李某的身份住院大部分费用都能由社保报销；而杨姨由于入厂才3个月，工厂没给她买社保，如果用杨姨的身份住院，那么所有的费用都要由工厂出。杨姨向厂方提出更改姓名的要求，老板却说，如果姓名改过来了，杨姨在医院的一切费用工厂一概不负担。由于杨姨的家庭并不富裕，无法支付这笔昂贵的医疗费用，因此对于用他人姓名的事情，只能是忍气吞声。每次换药时，杨姨看到自己几乎骨肉分离的右手，再看看床头贴的名字，眼泪就忍不住流个不停。随后，杨姨便因为自己受工伤和"盗用"他人名字入院的事情而彻夜失眠，情绪极为低落。社工在走访病房时发现杨姨的情况，遂介入提供帮助，协助其共同面对和解决困难。

二、分析预估

（一）问题分析

首先，服务对象对用他人姓名住院的事情一直耿耿于怀。她多次跟社工强调这件事成了她的心病，每次抬头看到床头的名字，就觉得自己像潜逃的罪犯，住院要冒用他人的名字，自己却要隐姓埋名。服务对象一直在是否改回自己真实姓名这件事情上犹豫不决，最终做不了决定，反而把事情归结为自己命苦、一把年纪还要遭受这样的劫难上，以致形成精神上的困扰，彻夜失眠。

其次，服务对象是工作时受伤的，属于工伤的范畴。按照法律的规定，服务对象可以享受一系列的工伤待遇。由于服务对象受教育程度不高，也从来没有遇到过类似工伤的事情，因此，面对突然而来的灾难，服务对象及其亲人显得不知所措，不知道怎样维护自己的权益，加上并不富裕的家庭条件，只能忍气吞声，处处受制于老板。

最后，服务对象右手的严重挫伤和治愈后的后遗症让原本勤劳的她无法接受。服务对象不止一次向社工提到自己的右手就这样废了的事实太残酷，整个事情似乎就发生在昨天，每次想起都会心惊肉跳。

（二）理论策略分析

寻解导向治疗中有三大黄金原则，笔者认为非常适合此个案，现结合个案具体分析，阐述如下。

1. 如无破损，且由得他

此定律提醒社工应专注于服务对象认为有问题的情况提供治疗。我们应相信服务对象有发现和解决自己问题的能力，以服务对象的意愿为准，而不应以一己的理论取向、经验，甚至兴趣为依归，将"问题"强加于服务对象。诚然，决定是否破损（有没有问题）十分主观，既无一定准则，更无一绝对尺度，主要视乎服务对象的观感及其周围人士之看法。其中若能以一种非全知、非专家的心态，对案主的情况多表关心，多点兴趣，服务对象自然愿意将自己面对的问题提出，并邀社工共同解决问题。

在这个案例中，服务对象多次在社工面前谈到让自己整夜失眠的心病，同时表露出希望处理这个心病的情绪，但自己内心又纠结不知道选择哪一方。从她主动向社工求助，已经可以明显看出服务对象了解自己的困境所在。在决定介入后，社工一直坚信服务对象在面临选择的时候，有自行解决问题的能力。因此，社工在整个个案中是以一个中间人和资源链接者的身份介入，与服务对象共同合作分析两种选择的利弊，最终的决定权还是交给服务对象。结果也表明，服务对象处理自身困难的能力确实很强，最终也处理得很好。

2. 知其可行，宜乎多做

此定律强调留意服务对象尝试解决问题的方法及其结果，并鼓励、推动其积极、有效的行为。成功由尝试而来，而过往成功的经验可供借鉴、参考。如果社工能够与服务对象检视其尝试解决问题的方法，尤其是成功、有效的办法，成功的模式自能显露出来；而当我们知道某办法可行时，宜鼓励其多做尝试。因解决方案乃由服务对象经验而来，服务对象自然优而为之；而成功的经验多了，其信心也自然增加，问题自然更容易解决。

在协助服务对象解决其"心病"的过程中，服务对象的选择让其感到前所未有的轻松。在尝试了成功的经验后，服务对象在第二次的选择中，更有信心去面对接下来更大的挑战。社工只在旁边鼓励和支持服务对象，服务对象做了一个更大的决定，毅然选择先自付昂贵的医药费做康复，一切以自身的健康为准，其他的事情将通过正当的法律途径去处理。

3. 知其不可行，切莫再试，宜弃旧立新

第二条定律建基于成功行为之上，而第三条定律则要我们对失败（无效）的行为进行反省，并以故有行为之不可行而弃之，改以其他方法解决问题。

在刚接触服务对象的时候，服务对象一直犹豫是否用自己的真实姓名住院，担心用了真名老板就一分钱都不给，自己受了伤还得不到赔偿。在用了他人的名字一段时间后，服务对象便每天情绪非常低落，胃口不佳，甚至出现整夜失眠的状况。在这种情况下，社工再尝试与服务对象共同探讨两种选择的利弊，鼓励服务对象根据自己内心的意愿尝试再次做选择。服务对象认真思考了自己刚开始的选择，毅然选择了用另一种方法去应对。也就是这次的重新选择，让其更加有信心去应对接下来的困难。

三、服务计划

（一）服务目标

（1）引导服务对象重新审视自己的价值偏向，在是否用自己真实姓名住院的问题上做出选择，鼓励服务对象按照自己的意愿维护权益。

（2）通过资源的转介，协助服务对象了解工伤事故处理的一般程序和相关注意事项，鼓励服务对象按照正常的程序维权。

（3）协助服务对象以平常心态面对自己受伤的事情，共同制订康复计划和出院计划。

（二）服务策略及方法运用

服务对象被迫用他人的姓名入院的行为属于骗保行为，有违法律伦理。针对这种情况，社工将主要采用"寻找导向"治疗方法为服务对象提供帮助，协助案主重新审视自己的价值偏向，从而选择适合自己而又合法的维权方式。

在辅导过程中，主要运用到的方法包括同感、真诚、尊重和服务对象自决等方式，社工始终以中间人、资源链接者和引导者的身份介入，鼓励服务对象发掘潜能，助人自助。

（三）服务步骤

（1）服务初期。主要是建立专业关系，协助服务对象适应医院环境。通过案主自决和共同分析探讨的方式，鼓励服务对象优先解决最让其心烦的更改姓名的问题。

（2）服务中期。这个阶段主要是运用资源转介的方式，协助服务对象了解自己的权利和义务，同时按照正规的程序维权。

（3）服务后期。通过建立当事人在医院的病友关系网，让服务对象了解更多身残志坚的实际案例，与服务对象共同制订相关的康复计划和出院计划。

四、计划实施过程

整个服务过程共开展了 17 次会谈，主要分为 5 个部分，具体介入过程如下。

1. 建立关系，了解服务对象最迫切的需求

在这个阶段，当服务对象了解了社会工作的工作性质后，主动向社工求助，因此专业关系很快建立。在建立关系的过程中，服务对象不止一次提到有个心病，这个心病从她住院起就一直困扰着她，以致现在她整夜地失眠和流眼泪。社工了解过相关情况，遂与其共同讨论这个一直困扰服务对象的心病。服务对象现在最迫切的需要就是先解决其认为的"心病"：是否用自己的真实姓名住院。

在这一步里，社工主要引导服务对象自己分析两种做法的利弊。因为由服务对象自己分析出来的结果，她会更容易接受。同时也与服务对象共同探讨了这段时间她选择用他人姓名出现的不适应，包括情绪低落、整夜的失眠和暗自流泪，鼓励服务对象根据自己内心的价值偏向做出选择。最后服务对象经过慎重的考虑选择了用自己的真实姓名住院，通过正当的途径维护自己的权益。这一步也充分体现了社工尊重服务对象自决的理念。

2. 与服务对象共同设立住院目标，尽快适应住院生活

社工再次见到服务对象时，其床头的姓名已经更改过来。服务对象告知社工，姓名改过来了，自己心头像放下了一块石头，轻松多了。现在最迫切的问题就变成适应住院生活了。服务对象诉说自己在医院根本吃不下东西，每次看到几乎骨肉分离的伤口就更吃不下了，觉得自己很倒霉。在这个阶段，社工定期探访，与服务对象设定住院目标，鼓励服务对象尽快适应住院生活，以积极的心态面对治疗。

在这个阶段，经过社工观察发现，服务对象自受伤以来，其儿子对其一直非常关心。可以说，儿子是服务对象最大的精神支柱。因此，在探访过程中，社工多次提到服务对象的儿子，希望她能够为了儿子振作起来。而事实上，服务对象也正是为了儿子才能勇敢地面对事实，她每天就按照我们共同制定的目标，逼着自己少吃多餐，一定要把送过来的饭菜吃完。就这样，服务对象的精神和病情也逐渐好转。

3. 整合资源，协助服务对象了解工伤事故的一般处理程序和工伤患者的权利与义务

这个阶段涉及的事情是服务对象及其亲人最关心的。社工邀请了法律志愿者和回来复查的工伤患者与服务对象讲述工伤的处理事宜和自己的权利与义务，

同时将社保局有关工伤认定的资料提供给服务对象及其儿子查阅。经过多方的资源整合和资源转介,服务对象按照正常的程序去办理工伤认定,等出院后再去评残和向老板索赔。在工伤认定的申请落实后,服务对象告知社工其心情踏实多了。此时相关部门也出面调解了她跟老板的关系,老板同意等服务对象出院后支付相关的医药费用和评残后的相关赔偿。这大大增加了服务对象治病的信心。

4. 协助服务对象制订康复计划和建立病友关系网

在治疗后期,服务对象又面临一个选择,就是要不要转到康复科去做康复理疗。服务对象对这个选择有所犹豫,因为康复科的费用比一般住院都贵。工厂老板不同意服务对象转到康复科接受治疗,希望她能够在近期出院,并且再次扬言,如果服务对象硬要转到康复科,其费用将由本人承担。而服务对象非常希望能够接受康复治疗,因为其主治医生明确告诉她如果不做康复,她的手就等于废了,之前做的手术也等于白费,去做康复就有可能恢复七八成。

在这一阶段与服务对象交流的过程中,社工还是运用第一阶段的处理方法,与服务对象共同探讨两方面选择的利弊,让服务对象及其家人共同做选择。最后服务对象的决定是去做康复治疗,如果老板不肯出医药费,自己先出,出院后再通过法律的途径索赔。

在服务对象决定转到康复科后,社工遂与服务对象达成协议:她在康复科一个星期内要跟同病房的病友相互交流,分享各自的经历;在与同病房的病友建立关系后,再扩展到其他病房,逐渐建立病友关系网,增强对生活的信心。

服务对象转到康复科后,社工在定期探访过程中发现服务对象心情好转许多,每天的笑容也有所增加,与病房病友的关系也很融洽。社工对服务对象的转变感到欣慰。

5. 结案和后期跟踪

服务对象转到康复科后,随着病友关系网络的建立,其自信心大大增强。服务对象与其家人都一致认为要以服务对象的健康为首要考虑因素,先做康复,后走法律维权的途径维护自己的权利。考虑到服务对象已有能力处理自己的事情,社工决定此个案暂告一段落。

结案后,社工仍进行定期的探访和电话回访,关注服务对象的身体和心理状况,直至服务对象完全康复出院。

五、总结评估

服务对象的问题主要是围绕工伤引起的。在服务对象接受治疗的过程中，其理想状况跟现实状况有冲突，导致服务对象两次在选择面前不知所措。但总的来说，在这个个案的处理上，效果显著，具体体现在以下两个方面。

1. 在服务目标上

针对目标一，社工在充分尊重服务对象的前提下让服务对象自行选择。服务对象最终还是能够尊重自己的价值倾向，主动向医院提出申请，坚持用自己的名字住院的决定，选择了合法的维权手段。

而对于目标二，经过社工多方的资源转介，服务对象及其家人都清楚了工伤事故的一般处理程序，并且在自己的努力下成功申请工伤认定，社保局也出面协调其跟老板双方的关系，因此目标二也达到。

针对目标三，服务对象在尝到成功的经验后，心态逐渐放松，心情也好转，在社工的鼓励下，其与病友相处得很好，逐渐接受了自己受伤的事实，增强了维权的信心。另外，服务对象在转到康复科后，与病友的关系融洽，治病信心也有所增强。因此目标三也达到。

2. 从服务对象前后态度变化上

服务对象从刚入院时的一片迷茫，犹豫如果自己不听老板的话，权益就得不到保障，转变成对维护自己的权益满怀信心。这个转变最明显就体现在服务对象第二次做的决定：先向亲朋好友借昂贵的医药费用去做康复，再通过正当的法律途径向老板索赔。这个决定甚至令社工也颇为吃惊，但这体现了服务对象追求健康和维护自己权益的坚定决心。

因此，总体来说，整个服务成效能够达到预期的效果。

六、专业反思

1. 从服务对象的角度上，社工要充分尊重服务对象的选择和服务对象自决

在这个服务过程中，服务对象两次面临选择。社工以中间人的身份邀请服

务对象共同分析两个选择的利弊，让服务对象在自主衡量和价值对比的情况下做出选择，挖掘服务对象的潜能，助人自助，以至最后服务对象及其家人完全能够独自去处理自己的事情，利用正当的方式去维权。

2. 在工作方法上，充分利用服务对象的家庭网络系统和病友网络系统，增强服务对象的自信心

在社工介入的第二阶段里，当事人适应不了医院环境而吃不下饭时，社工在发现服务对象的家庭是其最大的精神支柱后，联合服务对象的亲人一起鼓励服务对象，希望她能够在爱的支持下尽快适应医院的环境。同样，在服务对象转到康复科的时候，社工也希望服务对象能够自己去体验生存的价值，所以鼓励服务对象建立病友关系网络，并在建立网络的过程中不断地鼓励自己。

3. 要相信服务对象有改变的动机和潜能，相信服务对象有能力选择适合自己的方法去解决问题

正如寻解导向的黄金原则所说的，"如无破损，且由得他"，服务对象在感觉到困境压迫时，有能力选择适合自己的方法来解决问题，只是暂时把握不住方向。社工这时候适合多关心和鼓励服务对象，共同探讨和肯定服务对象的进步。

身治不如心治

——"尿毒症患者信心的恢复"个案介入服务

深圳市龙岗区春暖社工服务中心

一、案例背景

（一）基本资料

服务对象姓名：月阿婆（化名）。
性别：女。
年龄：69 岁。
接案日期：2014 年 7 月。
跟进状况：已结案。
工作员姓名：叶秀梅。
督导姓名：谢佳洁。

（二）个案背景资料

（1）接案原因：服务对象家属情绪比较激动，与主治医生沟通不畅顺，护士长希望社工介入。

（2）曾做出的调适或成效：事情发生后，主治医生曾经与服务对象家属沟通过，但是最后双方弄得不欢而散，矛盾加剧。

（3）家庭资料：服务对象育有三儿两女，1998 年从老家搬迁至深圳与二儿子居住。

（4）健康状况：2004 年到 2008 年期间，服务对象的病情从肾炎逐渐发展成为慢性肾功能衰竭（尿毒症），每周进行三次血液透析治疗。2013 年 3 月改为腹膜透析。此次是因为并发症腹膜炎而入院，之后有口腔、嘴角溃疡和脚掌长疱症状。

（5）情绪状况：易怒，情绪低落、抑郁。

（6）行为表现：服务对象对医院治疗的预期过高，当没有符合期望的医疗结果时，则会出现亢奋行为，其他时候则表现为郁郁寡欢，睡眠欠佳，常常夜不能寐。

（7）经济状况：服务对象有三儿两女，总体而言不存在经济困难。

（8）支持网络：服务对象家庭支持网络完善，能够得到良好的生活照料和情感照顾。

二、问题分析和理论运用

（一）理性情绪治疗法

理性的思想会令人珍惜生命的可贵，可以令人快乐；反之，非理性的思想或者说不合理的逻辑思维，却会令人选择自我毁灭，自怨自艾。在本案例中，服务对象存在以下两种非理性信念。

（1）挫折容忍度低及不安，主要体现在服务对象觉得"我来医院就是为了把病治好，而不是越来越严重，要立即按照我的意愿行事，否则我无法容忍这些事情而且无法快乐起来"。

（2）存在灾难性想法，主要体现在服务对象觉得因为病情而要家属负担医药费用及照顾，拖累了家人，常常为此伤心流泪。虽然身体的各项指标都在范围之内，但服务对象会时常梦到已逝的亲人，并嘱咐家属准备身后事，过度强化生命中的逆境。

针对以上问题，社工可以与服务对象及其家属客观搜寻明显证据，引导服务对象以批判的态度来检讨个人的非理性思维，认识到它的伤害性，正确面对问题，学习理性地思考。

（二）家庭支持系统理论的问题分析

该理论认为当个人在面对困境的时候，家庭可以在行动上和心理上给予支持，以便于服务对象走出困境。此案例中，非理性信念的治疗除了服务对象还需要其周边人士的支持，服务对象的家属在行动上给予了服务对象很大的支持（比如经济支持与生活照顾），可在心理方面却比较缺乏，社工通过与家属沟通，并得到他们的支持和肯定，双方共同设定目标并为之努力。

三、制订服务计划

（一）服务目标

（1）治疗方面：跟进服务对象的病情及检查与治疗情况，与服务对象家属一起关注服务对象的治疗过程。

（2）医患关系方面：从理性情绪治疗法中的认知行为治疗出发，帮助服务对象及其家属改变不合理的认知，建立合理的认知架构，运用积极心理治疗的方法，鼓励服务对象及其家属形成积极客观的心态，学会尊重自己，尊重他人。

（3）情绪方面：从理性情绪治疗出发，协助服务对象及其家属了解到非理性思维的存在，认识到它的伤害性，帮助服务对象"去灾难化"，给予服务对象情感上和心理上的支持，安抚服务对象的情绪，协助其缓解因疾病带来的心理压力和困扰。

（4）支持系统方面：从家庭支持系统理论出发，引导服务对象家属在行动和心理上给予其更多的关注和支持，消除服务对象心中的消极心态，重燃对生活的希望。

（二）服务策略

（1）关注、陪伴服务对象的治疗过程，与服务对象的主治医生沟通服务对象的病情和治疗、康复状况，并与服务对象家属一起讨论是否需要上级医生的专家会诊，争取更多康复方面的支持。

（2）构建服务对象及其家属与医护人员沟通的桥梁，协助双方良好沟通；引导服务对象家属用医患纠纷处理途径解决问题，从而促进医患关系的和谐。

（3）与服务对象共同找出非理性思维，同时分析它的伤害性，帮助服务对象"去灾难化"，驳斥非理性想法，从而产生新的感觉和效果。

（4）与服务对象家属做好沟通，给予服务对象在心理上更多的关心和支持，消除服务对象长期患病而形成的多疑、郁郁寡欢的情绪，重新感受到儿女们的关爱。

四、介入过程

（一）第一阶段

社工主动与服务对象的家属沟通，运用积极倾听、无条件关注、共情、态度中立等技巧获得服务对象及其家属的信任，了解到服务对象入院后病情一直没有得到改善反而加重的情况；同时了解到服务对象的丈夫与主治医生有过不愉快的沟通，产生过言语上的冲突，造成了双方的误解及沟通上的不顺畅，从而上升到质疑医生的治疗，引发医患关系紧张。

（二）第二阶段

针对由于与预期治疗结果不符而引发的医患关系紧张，社工及时介入干预。经过三次的面对面沟通，除了更换主治医生、按程序进行封存病历外，科室还组织了病例讨论会，与此同时邀请到市级医院的肾内科专家进行会诊，通过切实的行动让服务对象及其家属安心。

社工契合时机从认知行为治疗出发，帮助服务对象改变不合理的认知（如"来医院后，病情马上就会得到好转"的想法），引导其认识到病情恶化的可能性，鼓励服务对象形成积极客观的心态，引导医患双方站在互相包容、相互理解的角度进行沟通，进而与医护人员达成共同对抗疾病的共识和行为。医疗过程中医患双方相互配合，有效促进了服务对象与科室间在沟通上的良性发展。

（三）第三阶段

服务对象遭遇逆境（生病住院）后产生了非理性信念（"拖累了家人"）而萎靡不振。虽然服务对象的各项指标都趋于正常，但在差不多半个月的时间内一直心情不佳，有"灾难化"的想法，片面强化负面信息。社工评估服务对象情绪上的困扰被强化了，尝试与其分析并找出非理性信念，期望通过理性治疗法帮助服务对象澄清信念、感觉和行动之间的关系，但服务对象的情绪反复无常，易波动。社工思考着要彻底除去服务对象的非理性思维还需要从其家属入手，通过家庭在精神上的支持、鼓励，重塑服务对象的自信心，才能取得良好的效果。

（四）第四阶段

对于重病患者而言，照顾者及最亲的人的负面状态会影响他的反应，亲人的一举一动，有时候甚至一句话语、一个表情都会影响患者的情绪变化，造成自我挫败，继而产生不安的结果。本案例的服务对象即是如此，她觉得给儿女们带来了麻烦，是家人的累赘，从而失去了生存的斗志。社工从她的家人入手，在与服务对象的二儿子面谈后两天，案主家人召开了家庭会议，并陆续到院探望，这使得服务对象脸上重现笑容。而服务对象丈夫对她的照顾也更加周全、细致，经常用轮椅推她到小花园晒太阳。渐渐的，由于环境的改变，服务对象的精神好转，饭量增加，而且开始扶着栏杆走路。

此阶段，社工通过对家属服务的介入，让家属深刻地体会家庭中每个成员的情绪都可能影响到服务对象的非理性思维，只有联合一起努力，才能真正地帮助服务对象将非理性信念转变为理性的。通过两周的努力，成效日见明显，社工、医护人员、服务对象及家属均为取得这样的成果而感到高兴。

（五）第五阶段

经过上一阶段的服务，服务对象深深地感受到家人的关心和支持，但若想巩固服务对象取得的成绩，还必须不断地鼓励，加强其自信心。此时社工与家属、科室的医护人员讨论从多方面给予服务对象鼓励和支持，再加上孙子辈都前来探望，服务对象觉得此时儿孙满堂，无比开心，不再觉得自己是家人的负担，在言语及情绪上均有很大的改变：以前总是担心因为家人照顾自己而不开心，总是小心翼翼地跟家人说话，面对丈夫的埋怨及大声说话，一句话也不敢说，现在却能笑着跟社工埋怨其丈夫时常离开病房找人聊天。服务对象痊愈出院后10天回院复检，一切正常。

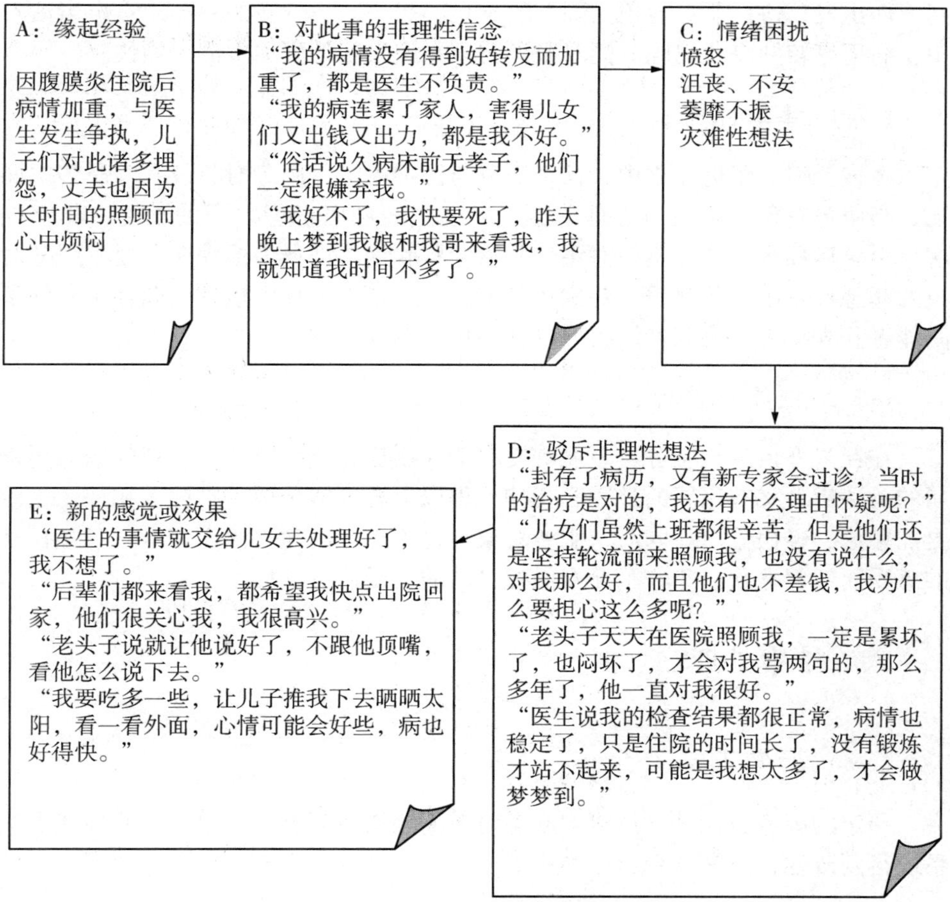

A：缘起经验

因腹膜炎住院后病情加重，与医生发生争执，儿子们对此诸多埋怨，丈夫也因为长时间的照顾而心中烦闷

B：对此事的非理性信念

"我的病情没有得到好转反而加重了，都是医生不负责。"

"我的病连累了家人，害得儿女们又出钱又出力，都是我不好。"

"俗话说久病床前无孝子，他们一定很嫌弃我。"

"我好不了，我快要死了，昨天晚上梦到我娘和我哥来看我，我就知道我时间不多了。"

C：情绪困扰

愤怒
沮丧、不安
萎靡不振
灾难性想法

D：驳斥非理性想法

"封存了病历，又有新专家会过诊，当时的治疗是对的，我还有什么理由怀疑呢？"

"儿女们虽然上班都很辛苦，但是他们还是坚持轮流前来照顾我，也没有说什么，对我那么好，而且他们也不差钱，我为什么要担心这么多呢？"

"老头子天天在医院照顾我，一定是累坏了，也闷坏了，才会对我骂两句的，那么多年了，他一直对我很好。"

"医生说我的检查结果都很正常，病情也稳定了，只是住院的时间长了，没有锻炼才站不起来，可能是我想太多了，才会做梦梦到。"

E：新的感觉或效果

"医生的事情就交给儿女去处理好了，我不想了。"

"后辈们都来看我，都希望我快点出院回家，他们很关心我，我很高兴。"

"老头子说就让他说好了，不跟他顶嘴，看他怎么说下去。"

"我要吃多一些，让儿子推我下去晒晒太阳，看一看外面，心情可能会好些，病也好得快。"

图 1　服务对象理性行为治疗的分析

五、评估

（一）目标达成情况的评估

个案服务目标达成。

（1）从医生方面分析：社工的介入在一定程度上起到提醒作用，引导医生重视可预见的医患纠纷而发生态度上的转变，愿意站在互相包容、相互理解的角度进行沟通，促进了服务对象及其家属与科室间在沟通上的良性发展。

（2）从服务对象方面分析：运用理性行为治疗法，从服务对象及其家属两方面出发，协助服务对象去除了灾难化的想法，找到新的感觉，重燃生活希望，病情好转并痊愈出院，同时服务对象与家人相处更加融洽、愉快。

（二）社工自评

在该个案的跟进过程中，社工通过与医护人员、服务对象及其家属多次面谈，与服务对象一起面对心理的困境，通过缓和医护患之间的矛盾，化解误解，引导良性沟通，让服务对象安心治疗；利用理性行为治疗法改变了服务对象的非理性思维，陪伴服务对象及其家属一起走出心理困境。其间社工起到了陪伴者、支持者、协调者、引导者和心理咨询师的作用。

（三）服务对象评估

在社工介入后，服务对象能够安心治疗疾病并痊愈出院；心理问题得到家属的关注后，又有家属的鼓励和支持，得以重燃生活希望，跟家人相处比之前更加融洽、轻松愉快。同时，服务对象自述不应该因为生病而多疑，只顾自身的感受而郁郁寡欢，忽略了儿女们对自己的关爱。

六、结案处理

（一）结案原因

预定的服务目标基本达成：服务对象的病情得到控制并出院，非理性信念系统得到改变，态度与行为更加积极。

（二）结案处理方式

在后期减少走访及探望时间，服务对象出院后，以电话形式回访，告知服务对象结案。

七、专业反思

在整个案件的介入过程中，社工运用了专业的技巧和方法，通过关注、倾听、支持、鼓励、同理心、建议等技巧取得了服务对象及其家属的信任并建立良好的服务关系。

社工有许多的不足之处：一是对理性治疗法的应用，由于社工的专业知识不牢固，经验不够丰富，刚开始只是处理在医患沟通中产生的问题，没有辨识到服务对象的非理性思维，服务计划方向的改变花费了不少时间和机会，如果一开始就及早介入，服务对象的住院时间比较短，所产生的非理性思维则没有那么根深蒂固，影响也就没那么大。二是对于家庭这一块，社工未能观察入微，只注意到白天的情况，没有了解到在晚上的时候家属照顾服务对象时表现出来的不满情绪，而家属的不满情绪同时深深地影响了服务对象的情绪，又重新构成一个新的非理性行为的循环。

他山之石篇

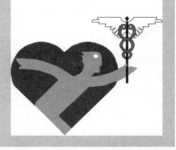

预期性哀伤及其应对
——对家属照料者的质性研究初探

闫 博 周燕雯

(香港大学)

摘 要：预期性哀伤（Anticipatory Grief）指的是当预料到对自己来说非常重要的人可能近期离开人世，个体对该可能性产生的类似于死后哀伤反应的过程。这个现象在美国、欧洲、澳大利亚、中国台湾、中国香港等发达地区的死亡研究领域都有学术和实践上的初步探讨。本研究采取质性研究的方法，对3名中国山东的癌症病患直系家属照料者（一女两男，分别是青年、中年、老年）进行一对一的深度访谈，展示了他们的应对过程，并进行有开创价值的学术分析。这个探索性的研究是第一步，从这个多样化的小样本出发得出结论，他们照顾病患期间（有长有短）都经历了预期性哀伤的心理现象，现在达到了对于亲人死亡可能性的接纳，然而他们的应对存在着明显的个体差异。这些心理过程基本符合现有预期性哀伤研究的描述，但同时也体现出了中国本土文化的特色。最后，文章总结并提出了进一步展开相关研究的方向，分享了现有初期研究结果对于临床医护人员服务病人家属和开拓医务社工实践的参考意义。

关键字：预期性哀伤 死亡 应对 照料者 医务社工

引 言

随着社会发展，人们物质和精神生活的质量都得到不同层面的提高，除了改善日常起居，对于生老病死的关注程度也相应有所增加。本文正是在全球医学进步、我国医疗改革、社会养老价值观转型、核心家庭于压力中求生存的大背景下，研究预期性哀伤这一深刻的心理学现象。这个现象在美国、欧洲、澳大利亚、中国台湾、中国香港等发达地区的死亡研究领域都有学术和实践上的初步探讨。简单回顾现有定义，进而观察并分析这一现象，将有助于理解照料者如何面对亲人可能离世的现实，探索他们应对预期性哀伤的机制，思考如何能够更好地建设以病患和家属为中心的人性化服务。

一、研究背景

预期性哀伤是个颇具争议的概念。这一专业术语首次由美国精神科医生Lindemann 于 1944 年在严重哀伤的症候学文章中提出。它的概念经历了几十年的讨论，现在主要指的是当预料到对自己来说非常重要的人有离世的危险时，个体对该可能性产生的类似于死后哀伤反应的过程。哀伤是人类面对重大丧失时候的普遍现象，特别是至亲至爱的人。哀伤反应可以体现在生理、情绪、认知、行为、精神信仰等层面。

多个社会背景下的研究都发现，在照顾病重患者的过程中，家人和照料者可能经历预期性哀伤。特别是承担照料任务的子女和配偶，相关的压力非常大，同时发生抑郁的比例在亲人死后的头几个月非常高。临终关怀服务自然会重视这一现象。已有国外的临终关怀研究包含了协助照料者处理预期性哀伤和哀悼。触碰这一深刻经历的服务需要多个专业的合作，包括医务人员、医务社工、社区工作者、心理咨询师、宗教人士和志愿者等，按照家人和照料者的需求，全面地提供身体、心理、社会和灵性等方面的支持。

已有的文献综述一致显示，预期性哀伤的机制以及影响因素的相互作用尚不清楚。现有测量大都基于情绪和关系等描述性的条目。其中情绪反应等与照料者本身的压力有重复，并不能有针对性地理清与预期性哀伤这一现象相关的反应。本探索性研究的目标有 3 个：第一，描述当前家庭照料者正在进行或经历过的预期性哀伤；第二，结合现有文献，分析预期性哀伤对现有医务社工实践的启示；第三，提出开展未来研究的方向。本文选取的研究对象是照顾病重患者的家庭照料者。由于探索性研究的本质，收集数据之前没有设立理论框架。

二、研究方法

（一）研究取样和访谈提纲

本研究被香港大学非临床类研究伦理委员会批准。研究采用目的取样方法（purposive sampling），对 3 名中国山东的现有癌症病患直系家属照料者进行一对一的深度访谈。访谈时长从 30 分钟到 1 小时不等。之后逐字转录录音，对文本进行解释现象学分析。3 名参与访谈者均为主要照顾者，他们的情况简单介绍如下：

青年已婚女性 M（30 岁左右），除照顾之外无工作，照顾父亲（57 岁）3 个月；

中年已婚男性 S（50 岁左右），暂停生意照顾临终母亲（79 岁）已半年；

老年已婚男性 Y（70 岁左右），退休工人，照顾老伴儿（70 岁左右）已 9 年。

半结构化访谈有助于研究者依照一定框架灵活探索相关问题，所以为本研究所采用。访谈提纲含有以下基本问题：

（1）可不可以说说，他/她得病之后，你的生活是什么样的？
（2）当医生交代诊断、病情之后，你做出了怎样的反应？
（3）在照顾他/她的过程中，压力大的时候，你是怎么调整自己的？
（4）你有没有想过没有他/她的生活？

（二）解释现象学分析

解释现象学分析（Interpretative Phenomenological Analysis，IPA）目的是探索个体私人的生活经历，用来考察研究对象如何理解和看待他们经历的过程。它的特点重在描述经验、支持他们寻找意义并解释，这使得解释现象学在健康心理学领域也逐渐流行起来。因为预期性哀伤是照料者可能经历的现象，这个概念在我们文化中很少见，连相关的话题也不会在日常生活中提到，所以用解释现象学的方法研究非常合适，可以做到探索性和深度并重。

（三）研究者反省

反省（reflexivity）是质性研究必要的一部分。它包括研究者坦诚地对待自己、研究本身和读者。这个研究兴趣起源于第一作者的亲身照料经历，在医院生活的经历提供了一些内部的视角。正如哀伤是非常私人的历程，预期性哀伤也很特殊。采用解释现象学的研究方法，有助于深入探索这一现象。研究过程中需要警惕社工专业倾向去助人的习惯，研究者要把自己放在支持照料者揭示相关生活的观察者位置，而非提供干预或实际的帮助。

三、研究结果

本探索研究的分析得出，照料者的视角反映了 3 个上层主题（Superordinate themes)。第一个主题是过程,预期性哀伤在照顾重病患者的照料者身上是一段痛苦的经历。第二个主题是结果,预期性哀伤在现实中逐渐转化成接纳。第三个主题是主观评价,预期性哀伤被这些照料者直接否定或间接回避。每个主题下都有2~3个分支主题(subordinate themes),围绕上层主题展开。受篇幅所限,本文省略了A1情绪反应和C2照料者的死亡焦虑,提取了与社工更相关的具代表性的分支主题和典型引用(indicative quotations),详见表1。

表1 选择出来的解释现象学分析的分支主题以及典型引用

选取的分支主题	典型引用
A2. 时间有不同程度的帮助	"(调整)大概10天左右的时间吧。"(M) "那没办法,那随时间推移吧!"(Y) "这种感觉,反正心里不好受。现在给她治着,随着时间的推移,心里,不好受,还是不好受,你总得面对现实!总得给她治,慢慢的就消化了,就心里上好一些。"(S)
A3. 个体独立的或是家庭可分享的哀伤	"会跟弟弟,哎(停顿两秒),怎么说也是自己的亲爸爸,我觉得他应该会跟我在情绪上会有共鸣。然后呢,跟他发泄过几次,我发现他没什么反应,就不跟他聊了。""那段时间,(姑姑)她们对我帮助也挺大的。"(M) "前段时候,(亲友)来看看,他们也一般都不提这个病……我们交流不多。"(Y) "同她们(妹妹们)也说,这个也谈这一块,还是要自己来调整自己,自己才能去面对。"(S)
B1. 认知上对死亡可能性的接纳	"慢慢,慢慢的,心理有准备了,然后能稍微接受一点儿了。"(M) "都不好受,这病,完全治好不可能……嗯,束手无策……就打针,维持生命,呵呵。""听天由命吧。"(Y) "现在,你要想把她这病治好是不可能的了啊……就是这么一种心理准备。""慢慢治疗,她走到这一步了,心理还能接受得了,就这样。"(S)
B2. 行为调整到哄病人配合现有治疗	"所以我就想,不管怎么样,打化疗,肯定是对身体有好也有坏。就好好哄着他,让他坚持住。然后把那个癌细胞给抑制住了。多活几年,多让我能叫几年爸爸。"(M) "现在这不给您治疗着吗,好针好药都给您用着,咱打针儿就好了,好了咱就回家。再就好了,我就推着你出去转转,坐个轮椅……" "反正得哄着她,这么去哄,但是我也知道她是不可能治好了。"(S)

续表1

选取的分支主题	典型引用
C1. 被否定的预期性哀伤	"莫名其妙会突然蹦出来，我要是没有爸爸了，会怎么样？……嗯，就算没有爸爸了，我还得生活。我妈，还有我弟弟，我们全部人，都得好好生活。现在他还活得好好的，我不能提前老是想着这个问题，还是想想怎么哄着他配合治疗比较好。就过去几天吧，就不再想了……现在有的时候，看看我爸的头发，每天会少一点，越来越少，越来越少，自己会想，万一再复发怎么办，万一那个再严重怎么办？然后就想到这，就不敢往下想了，就放在这儿了。"（M） "没办法……（摇头，沉默）"（Y） "这个事吧，就不需要去经常想了，反正伺候着，最后这是个必然现象。反正你治疗治疗，到最后确实尽到最大的努力了，那么没办法了，也就成了自然，不要去想，反正现在在这里治疗着，你还去想那个？""不接受也得接受，这是个现实嘛……因为什么，你不能去幻想，尊重事实，就行了。"（S）

（一）第一个主题：过程

照料者的预期性哀伤，作为一段痛苦的经历，开始于从医生处得知致命的诊断，从而可以预见到亲人死亡的可能性。3名受访者都明确地提及，他们意识到病治不好了。诚然，受访者心理层面的反应未必都是预期性哀伤，还有对于坏消息的应激反应、来自照料的压力，等等。但因为这些心理概念在行为上的体现有不可避免的重合，造成了数据分析上的困难。沿用前面研究背景提到的界定，本文中，可预见性哀伤具有两个可操作性的条件：一是主体意识到亲人可能会因已知的绝症离世，二是主体表达了由此引发的强烈的类似哀伤的反应。

关于预期性哀伤的反应过程，分支主题中更值得关注的是A2"时间会有不同程度的帮助"，以及A3"个体独立的或是家庭可分享的哀伤反应"。3名照料者都提到自己的反应随着时间"推移"稍有所缓解，不像开始那么强烈。从他们和其他家庭成员对此的反应的描述，充分体现了照料者个体和家庭成员间的差异。其中，Y处于比较隔绝的状态，和亲友包括患者本身都"不提"任何关于病情方面的事；M肯定了姑姑们在她调整心态过程中的支持，但在访谈中几次表达出她对弟弟缺乏共情的反应非常失望；S作为哥哥，也是母亲的主要照料者，负责和妹妹们协调、沟通，而他坚持还是靠"自己来调整"。

（二）第二个主题：结果

照料者经历了可预见性的哀伤过程，结果是达到了认知上对于死亡可能性的接受和自己相对满意的行为调整。对于分支主题 B1 认知上的接纳，M 和 S 都提到了已有"心理准备"而可以"接受"。与他们相比，Y 的接受比较勉强，他的"听天由命吧"看起来更像是放弃或者顺其自然的被动态度。

相应的 B2，反映出照料者经历了预期性哀伤之后行为上的调整：M 和 S 都是"哄"病人配合现有治疗，尽管照料者已经可以接受死亡的可能性，但仍然不想让病情影响病人的状态，不希望病人直接面对可能死亡的残酷现实，争取在病人死亡到来前尽最大努力继续治疗。

（三）第三个主题：评价

照料者被问及在他们经历这段艰难的心态调整过程中，会不会去想亲人死亡的可能性或失去亲人之后的生活。这个问题引出了照料者对于自身预期性哀伤的评价。他们的评价反映出非常明显的个体差异。M 是自发说起自己刚开始强烈的反应，会告诉自己"不能提前老是想着这个问题"，还会给自己打气，但她也说，后来还是会想坏的变化，但"不敢往下想"。S 认为"不需要"，他以非常理性的冷静的口吻描述这个是必然结果。Y 则是"没办法"，对自己的反应也没有做出任何评价，以沉默来响应研究者关于是否设想将来的询问，像是在逃避这个困难的话题。

四、讨论

整理上文描述性的结果，照料者的预期性哀伤是非常私人的痛苦体验。这或长或短的经历可能有人分享或支持，也可能没有，最终还是要自己面对。从言语无法形容的难受、以泪洗面的悲痛，或是其他强烈的哀伤反应，到达认知层面上可以接受亲人死亡的可能性，也就是对最坏的结果做预估和心理准备。时间是必要的，但不是走过预期性哀伤的充分条件。每天照料者和病重的亲人都在一起生活、互动，情绪上难免还是会随病情变化起伏，甚至可能有持续的意识得到和意识不到的苦痛。同时，照料者就相应地根据现实情况调整自己的照料行为，通过"哄"病人治疗等方式绕过与绝症相关的沟通，这种具有安慰效果的应对使得照料者在心情复杂的情况下，仍然可以完成照料的任务。本文的重点不在于探讨这 3 名照料者访谈对于预期性哀伤理论上的贡献，下文的讨论方向将集中在几个分支主题与医务社工实践的关联，总结为四点。

第一，时间有所帮助，但不能自然地抚平所有预期性哀伤。本研究的3名照料者或长或短地经历了这个孤单的历程，仍然"不好受"。现有的研究文献中，只有粗略划分的长期的和短期的预期性哀伤，未见到对于预期性哀伤时长的深入考察。从难以承受到可以部分地接受，这对于照料者来说是一个多维度的心理准备过程。准备可以提供一定的保护性作用。有护理方面的长时（纵向）研究显示，虽然照料临终患者是看着病人身体每况愈下，但家庭照料者内心中希望的力量随时间而增长。由此建议医疗人员告知病情得注意病患和家属的接纳程度，期待他们立刻接纳现实是不人性的。接纳需要时间。医务社工可以耐心陪伴家庭消化预期性哀伤，做好心理准备，也从正面的角度入手，积极支持照料者内心希望的生长。

第二，照料者应对预期性哀伤，可能有性别、年龄、照料关系上的差异。例如，本文青年女性M在分享预期性哀伤的时候几次落泪，而中年男性S和老年男性Y在描述情绪的时候就表现得相对理性。这与已有的预期性哀伤和哀伤的研究结果一致，女性更容易在情绪上和躯体上体现出来，男性相对偏好否认的应对方式。另外，谈及老伴的状态时候明显Y很焦虑。这符合瑞士一项丧偶研究的结论，40%活着的配偶认为自己在逝者死前的阶段预见性哀伤反应强烈，甚至比死后的哀伤更难熬。预期性哀伤过程有共同的特点，但是有很多因人而异的地方。每个人的经历、背景、家庭关系、应对模式等千差万别，好心的安慰话"都是这么过来的"，表面看来有道理，但并不符合实际。医务社工应发挥沟通的专长，细心聆听病患和家属的现状和需求，思考、讨论、提供专业的更具人文关怀的服务，而非日常好心助人的行为。

第三，在面对预期性哀伤的时候，家庭成员的反应很可能不一致。如结果所示，照料者可能有家庭亲密的支持，或者相反的孤立，或者同时存在，如M对姑姑心存感激，对弟弟愤怒和失望。有研究表明，意识到死亡、死亡焦虑等因素，都可能严重影响到照料者家庭系统的正常运行，乃至造成冲突。家庭冲突从来就不是独立存在的，受沟通的限制，还有患者病重之前的家庭互动模式，早就有问题的关系，权力控制的分配，对现状的认知和期望等因素也会有影响。总之，医务社工要充分认识到这种复杂性，进一步深入了解经历预期性哀伤的家庭，评估他们动态的多层面的需求，根据以病患为中心的家属们不同的哀伤进程，设计更到位的服务。

第四，我们的文化特色中对死亡和相关心理一致地避讳或者否认。参与本研究的照料者在访谈中积极分享家人患病和照顾的历程，但是言语中不提死亡，偶有涉及内容都用"生命尽头""没了"等代替。从结果分析来看，他们三人内心挣扎的时候，也并不认同反复去想这个问题：Y直接说不想；M想了十几天之后决定不应该再想下去了，试着控制预期性哀伤；S是在认清病情发展趋势的前提下"不需要"再想。三人都不同程度地回避或否认预期性哀伤。这对我国发展临终关怀服务有所启示。人类对死亡的恐惧、敬畏，到认识、思考、接纳，也是一个缓慢的发展过程，即便是发达的国家和地区，临终关怀也不是生而完善的。将姑息治疗或者说舒缓治疗的思想介绍引入，是在挑战传统文化，并非一朝一夕可以完成。近期的综述显示，我国1988年建立第一家临终关怀的研究所，到现在专业的死亡教育和临终医护培训仍较为缺乏，大众对死亡讳莫如深，这严重阻碍了临终关怀事业的进一步发展。现有的对濒死患者的服务，主要总结为心理护理，光靠医护人员很可能是不够的。我国的医护工作者和高校研究者也已经开始探索医务社工介入临终关怀的实践研究，个案、小组、讲座培训等，维护患者尊严，提高病患和家属的生活质量。面向未来的挑战，需要多专业的协作努力：一线医护人员、心理咨询师、社工、宗教人士等应积极对服务群体进行死亡教育，开展探索性的新服务；社会科学和医学研究者收集相应的数据，做出科学的探讨和反馈；同时政策制定者、管理者提供政策、资源等上层的支持，基础教育和媒体配合推动宣传人道的临终关怀理念。

五、贡献、局限及展望

本研究对于澄清预期性哀伤的概念有一定的理论贡献，它用解释现象学的角度考察照料者与预期性哀伤相关的生活。因为照料者压力和预期性哀伤有重合的表现，很难界定哪些是预期性哀伤，采取深度访谈有助于加深对这一现象的理解。另外，以往国际上的研究大都是已经丧亲的照料者回顾，本研究访谈现在正进行照顾的照料者，比回忆更准确。研究结果初步分析如讨论所示，对积极开展临终关怀的实践有参考意义。

本研究的局限主要总结为以下四点：第一，样本较小，作为探索性研究，这个小样本将指导后续访谈提纲的调整方向；第二，取样偏差也是难以避免的，因为在寻找参与访谈对象的时候，很明显有些正在经历强烈情绪波动的照顾者拒绝接受访谈；第三，观察者效应，参与者可能有意无意地向研究者呈现出较得体的一面；第四，访谈中没有问及宗教信仰等灵性需求的问题。

未来研究可以展开的方向包括：在当前基础上扩大样本量，延伸至家庭中其他照料者或近亲；追加纵向研究，探索预期性哀伤随时间和病情继续恶化所产生的变动；检查社工共情支持的倾听是否有治疗效果等应用类的探索研究。

六、结论

本研究从一个多样化的医院小样本分析得出结论，家庭照料者照顾病重的亲人期间（有长有短）都经历了预期性哀伤的心理现象，以致达到了对于亲人死亡可能性的接纳，然而他们的应对存在着明显的个体差异。这些心理过程基本符合现有预期性哀伤研究的描述，但同时也体现出了中国本土文化对死亡的态度。最后，文章分享了现有初期研究结果对于临床医护人员服务病患家属和开拓医务社工实践的参考意义，总结并提出了进一步开展相关研究的方向。

医务社工助理制度探索研究

——医务社工如何有效融入医疗团队

傅 茜　傅丽丽　徐 虹

（复旦大学附属儿科医院社工部）

摘　要：医务社会工作是现代健康照顾体系的重要组成部分。如今，医患关系日趋复杂、医疗纠纷日渐增多，促进医患和谐成为社会关注的焦点。医务社会工作者作为医护人员与病患之间的重要媒介和桥梁，以社会工作的专业方法和路径来介入医患双方的沟通领域，从而改善医患关系，促进医患和谐稳定。但是有研究指出，在临床实务中，医务社工其实也遇见诸如医疗团队融入困难、医疗专业知识缺乏、人员配备不足的困境。本文结合社工工作发展实际情况，探索研究并逐渐形成了儿科医务社工一种新的辅助模式——医务社工助理制度，并对这一制度的实践经验以及成效进行讨论和总结，进一步对未来的发展做出展望。

关键词：医务社会工作　模式

一、复旦大学附属儿科医院医务社工发展新需求

复旦大学附属儿科医院（以下简称"儿科医院"）于1998年起开展各类志愿者服务及慈善公益活动，2003年成立社会发展部，进行对外拓展、资源链接、媒体宣传、慈善救助和志愿者管理工作。2012年儿科医院正式成立医务社会工作部，专职医务社工积极整合各种资源为患者及其家属提供心理疏导、人文关怀、家庭援助、关系调适等专业服务，是上海市卫生系统首批"上海市社会工作示范单位"8家医疗机构之一。儿科医院社工部现有5名专职社工：由具有丰富临床管理经验的护士长转岗担任社工部主任，负责部门行政管理和督导；由行政管理硕士担任社工部副主任，承担项目开发和慈善基金管理；由复旦大学和华东理工大学社会工作硕士（MSW）毕业生、上海师范大学社会工作本科毕业生开展临床实务工作。专职社工人数有限无法满足临床众多需求，加之社工部人员专业背景参半，由临床转岗而来的社工缺乏社工专

业教育，而 MSW 毕业生又缺乏相关医学知识，在开展临床社工服务时会有很大的局限。医务社工如何更好地融入医疗团队，是社工部发展过程中遇到的难题之一。

二、复旦大学附属儿科医院医务社工助理制度

（一）起源

社工部成立初期，也正是上海医务社工大规模发展的前期，医患双方对于社工的概念多于志愿者。为了促进社工部与临床有效对接，及时发现临床的需求，有效介入特殊案例，更好地推广医务社工理念，社工部积极利用医院内部资源，从扩大社工知晓度和提升社工服务效率两方面出发，结合医院卫生事业发展情况，面向全院招募有爱心且认同社工专业理念的优秀医护人员加入医务社工助理队伍。医护人员积极报名参加，覆盖了全院 23 个科室。社工部定期对这些医护人员进行社会工作理论与实务知识的培训。

（二）发展

截至 2015 年 7 月，社工部陆续从临床挑选了一批善于沟通、乐于助人、有潜质的优秀医护人员，组建了覆盖 23 个科室的医务社工助理队伍。这 33 名社工助理覆盖了医院大部分的临床医疗科室，参与人员也由原先的护士逐步扩展到医生、医技人员（见图 1）。

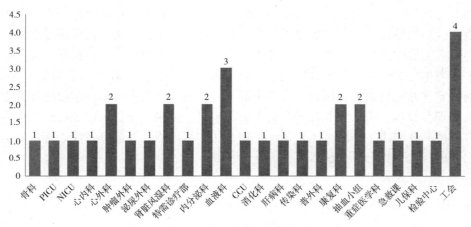

图 1　医务社工助理服务科室分布

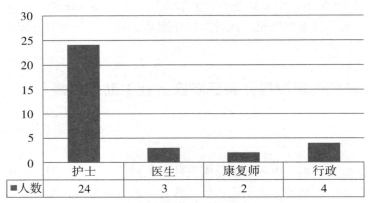

图2 医院医务社工助理职业分布

医务社工助理由社工部对其进行专业指导，定期提供继续教育和督导，以提高专业技能。在医院各部门的大力支持下，社工助理的招募、申请、审批、筛选、培训开展服务都由社工部完成。儿科医院将医务社工助理培训纳入新职工培训体系，联合民政、卫生计生委及相关机构举行的各类研讨会，不断提高其专业素质和业务能力。社工助理每年至少参加一次院外的社会工作专业继续教育培训学习，每年至少参加两次院内的社会工作专业培训。

（三）医务社工助理制度下医务社工融入医疗团队的途径

医务社工助理就像一座桥梁，连接专职社工和病患，他们经过社会工作理论学习和实务技巧培训后，在各自病房推广社工理念，并对患儿及家属的社会、心理问题进行预估，将需要介入的案例转介到社工部；同时作为专职社工进入病房的桥梁，协助专职社工与患者建立良好的关系，更好地促进专职社工与患儿家庭的沟通；另外为实习社工进行临床实习提供医学专业指导，促进社工实习生更好地融入临床开展服务。社工部将其作为社工部人力资源的延伸，通过定期开展培训，让医务社工助理们从情景模拟和案例分享中学习医务社工的知识和技巧，协助专职社工开展个案、小组、社区、项目等医务社会工作内容，使其在临床工作岗位上带着社工理念切实帮助患儿及家庭解决心理、社会层面的问题，提升患儿就医体验。

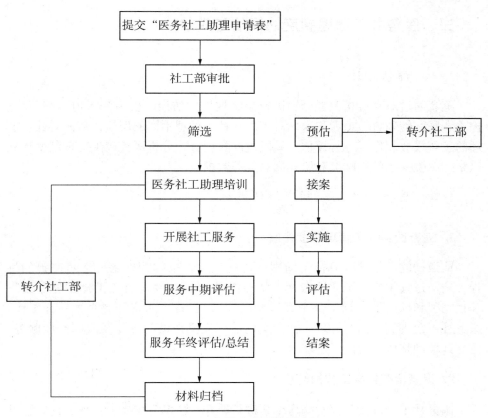

图3 医务社工助理管理流程

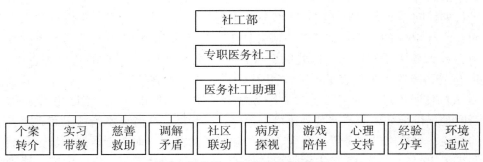

图4 医务社工助理工作内容架构

三、医务社工助理制度的评估与成效

（一）评估方法

笔者通过对利益相关者分别进行半结构性的访谈，较为深入地了解医生、护士、医院管理者、患者和家属对于医务社工助理不同的反馈，从而对社工助理的工作成效和作用进行评估；并通过问卷调查，分析医务社工助理制度建立以来，医院社工的知晓度和患儿满意度等数据。

（二）医务社工助理制度评估成效

1. 完善医务社工管理制度建设

从最初的设想到医务社工助理队伍的建立，也是管理制度逐步完善的过程，这一过程中建立了"医务社工助理管理办法""医务社工助理招募办法"；并且完善和推广了"社工部个案转介制度"，在各个病房开展个案转介工作，医务社工走进病房面对心理、社会层面需要支持帮助的患儿及家庭开展服务，更好地辅助临床开展医疗工作。

2. 提高全院社会工作知晓度

医务社工助理们不仅对病房个案进行转介，协助开展实务工作，同时也是对医务社工的一种宣传，提升了医务社工的知晓度，使得更多需要帮助的潜在案主可以寻求到社工的帮助。2015年3月，社工部针对医护人员、患儿家庭进行抽样问卷调查了解他们对于医务社工的知晓度。其间收到89份患儿家长问卷，有56%的人表示知道儿科医务社工。在面向90名医务人员的调查问卷中，有92%表示知道儿科医院的医务社工。而在2014年1月的随机调查中，40位受访者绝大多数表示不了解社会工作，30人不曾知道有这个职业，其余10人即使听说过"社工"也对"医务社会工作"的职能一无所知，仅仅能够猜测是提供帮助，而不清楚具体可以提供什么帮助，或者分不清社工和志愿者的功能，对社工的服务需求完全重复对志愿者的需求。而对于医护人员，我们调查了30名，其中15名表示听说过社工，知道医院社工部工作的内容，遇到案例也知道转介到社工部。从以上两组数据的对比可知，医务社工的知晓度在医院大大提高，这与医务社工助理制度的设立是分不开的。2014年、2015年的医务社工知晓度数据对比图如图5所示：

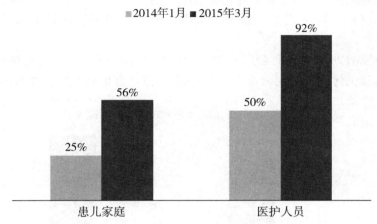

图5　2014年、2015年儿科医院医务社工知晓度对比

3. 契合临床需求，开展专业服务

结合各专科临床需求，医务社工深入临床，通过社工助理们在临床的需求调查和评估，很大程度上提升了社工工作的成效。2014年医务社工助理与社工部共开展特殊个案16例，转介贫困救助个案667例，开设各种形式的小组活动15组、社区活动36场，带教社会工作专业实习生6名。2015年1～8月已转介个案29例。通过系列社工工作的开展，不仅巩固了社工助理们的专业技能，而且提高了他们学习社工知识的热情和积极性，目前已有3名医务社工助理通过自学获得了社会工作执业证书。

4. 运用社工技术帮助自我减压

社会工作实务技巧在让社工部更快更好地了解临床需求之余，也被运用到社工助理们的日常生活工作中。社工助理S在活动经验分享时说：社工的方法不仅可以帮助患儿，更可以运用到日常工作中，比如公休会就可以运用小组工作的一些方法进行。社工助理T也提出建议：护士平时工作很繁忙，工作压力也很大，希望社工部可以开展减压的活动帮助护理人员进行自我身心调节。

5. 提升患儿就医满意度

在发达国家，医务社会工作已经走上专业化、社会化、职业化的道路，并成为解决社会问题包括医患纠纷的重要力量。通过社工知识的学习，社工助理们学会如何从第三方的角度去考虑患者的问题，改善自己的服务，从一定层面上防止了医患纠纷的发生，促进了医患互信，提升了患儿及家庭的就诊满意度。

笔者根据 2015 年 8 月随机抽取的 194 份和 2014 年 10 月随机抽取的 201 份"患儿就医体验满意度调查表"，分别分析患儿就医满意度，如图 6 所示：

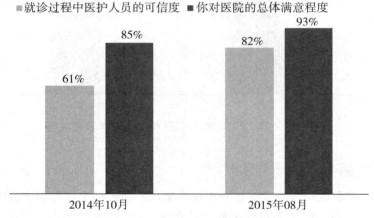

图 6　2015 年、2014 年患儿就医体验满意度对比

从图 6 中的数据可以得知，因为有了医务社工助理们在临床开展实务工作，患儿就医满意度以及对于医护人员的信任度，都有了提升。

四、复旦大学附属儿科医院医务社会工作现状

近年来复旦大学附属儿科医院针对目前面临的人力、物力、财力和专业技术欠缺等问题积极探索，发展出以专职医务社工为核心，临床医务社工助理及医疗专科志愿者协助，高校技术督导及专业实习生为储备，第三方社工机构嵌入，社会企业多样参与的儿科医务社会工作多元合作模式，为促进社工部专业发展、和谐医患关系发挥了积极的作用。特别是儿科医院医务社工助理制度，不

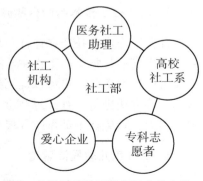

图 7　儿科医院社工部多元合作主体

仅有效地突破了医务社工发展过程中遇到的瓶颈，推广了医务社工，而且使得医务社工更好地融入医疗团队。

五、小结与思考

现行的医疗服务体系不能解决日益突出的问题和人们日益增加的多元化需求，再加上医疗机构相关利益群体诉求得不到解决，这就为社会工作融入医疗服务体系，开展专业服务提供了可能性。

综上所述，医务社工助理能够帮助专职社工更好地融入医疗团队，但是由于社工助理都是医护人员出身，只是通过培训得知社工知识，在探索实务的过程中又出现专业技术缺乏、工作领域不清晰等问题，因此医务社工助理的发展道路需要稳步推进。而现行医疗服务体系出现的问题又是有待解决的，在现有的体制下，医务社工作为医疗团队的一分子，融入医疗团队是十分必要的。儿科医院将继续探索医务社工助理制度，提供切实需要的有效服务，为营造温馨和谐的人文环境而努力。

下一阶段社工将以扎实"临床服务"为出发点，加强社会工作实务能力的培训和案例分享讨论，提升社工助理的福利待遇，健全制度建设，联动各个科室的社工助理，进一步推进儿科医院医务社工多元合作模式（详见图8）。

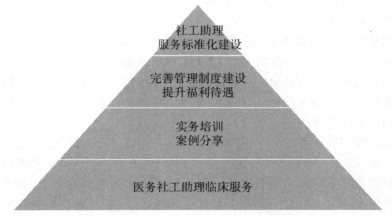

图8　医务社工助理发展雏形"金字塔"设计

医务社工介入突发公共事件的探讨与反思

——上海长征医院医务社工参与外滩踩踏事件救助活动实务

罗磊 计芳 柴双

（上海市第二军医大学附属长征医院社会工作服务部）

摘　要：外滩踩踏事件当中，上海长征医院医务社工第一时间介入，整个救治过程当中，在协助伤病员救治、安抚陪伴者情绪、为医护人员提供情绪支持等方面发挥了应有的作用，为救治工作创造了平稳有序的环境，凸显了社工服务的重要性和有效性。本文将对医务社工全程参与救助过程的活动实务进行分析，探讨医务社工在突发公共事件当中的作用与意义。

关键字：踩踏事件　医务社工　突发公共事件

2014年12月31日23时，上海市黄浦区外滩陈毅广场发生踩踏事件，造成36人死亡、49人受伤。离事发现场最近的4家医院，包括上海长征医院参与了此次救治任务。

上海长征医院共收治18名伤员，6名重症患者，经全体医务人员日夜奋战，无一例死亡，并在事件发生后15天全部康复出院。

在取得这样突出的救治成果的背后，有一个群体不能被遗忘，他们的及时介入和参与，为救治工作创造了平稳有序的环境，提供了充满人文关怀的氛围。他们就是医务社工。

上海长征医院医务社工在事件发生后第一时间介入，整合社会爱心资源，启动分级响应志愿者团队，通过参与协助伤病员救治、安抚陪伴者情绪、为医务人员提供支持、解释相关病情等一系列行之有效的快速跟进，为救治工作顺利进行提供了强有力的后援保障；因为社工的介入，救治过程中没有出现一例伤病员家属因情绪不满或不了解救治进展而与政府工作人员、警务人员、医务人员发生冲突和争执的情况。

医务社工在突发公共事件当中表现的专业水准与职业态度，为救治工作的成功做出积极贡献，也让人产生诸多思考。笔者认为上海长征医院能够让以往同类事件中较为混乱的局面变得更加平稳和谐，与医院医务社工的介入是分不开的。社会援助力量的有序引入，既为救治工作创造了井然有序的环境，又能够帮助社会爱心人士搭建不盲从的爱心救助平台。因此，本文将主要探讨医务社工在突发公共事件当中的作用与意义。

一、军队医院首次引入医务社工

（一）适应医学模式转变需要，率先引入专业医务社工

2011年3月，上海长征医院适应医学模式转变需要，率先在军队医院引入专业医务社工并成立社会工作服务部，组建成一支由管理专业、社会工作专业、医务人员组成的专业化、职业化医务社工团队，以病患及其家属、医务人员、社区等为主要服务范围，确立"开展志愿服务、参与'健康社区'建设、病患特困目标服务、医务工作者心理干预、科研交流、为军服务"6个优先工作领域，为服务对象提供专业化、人性化服务。

（二）明确医务社工在医院发展建设中的重要作用

引入医务社工之初，上海长征医院就将医务社工的发展作为医院建设的重要组成部分，当作增强医院服务品质与综合实力的有效措施。通过3年实践，医院成功地把医务社工这一新兴专业领域根植在医院常规性发展之中，深深扎根于满足人民群众日益增长的医疗服务需求这片沃土之中，从而使医务社工获得坚实的发展基础和强大的生命力。

二、上海长征医院的医务社会工作

（一）明确医务社工与志愿者的关系

医务社工不能简单等同于志愿服务，而志愿服务更不能代替医务社工，但志愿服务与医务社工有着密切关联。简言之，实现医务社会工作目标的主要途径和重要手段就是有效地发动和组织各类社会性志愿服务。

正因为这样，建立科学严谨的志愿者管理体系，规范地将社会各界热心人士组织起来，成立志愿者团队就显得尤为必要。因此，医务社工结合医院工作实际，以及平时可能会遇到的院内外各类突发公共事件，预先制订了应急预

案，建立分级响应志愿者团队，同时确立院内、社区、为军服务志愿服务常态化项目。

（二）建立科学严谨的志愿者管理体系

1. 分级响应志愿者团队

具体地说，当突发公共事件发生在医院范围内发生时，医务社工组织门诊全科工作人员成立一级响应志愿者团队以应对突发公共事件。当突发公共事件在全市范围内发生时，医务社工在医院政治部支持下，以全院650名团员青年为主体，成立二级响应志愿者团队。医务社工还建立了三级响应志愿者团队，与上海市第二军医大学学员队签署志愿服务承诺书，把在校的、具有一定专业知识、具有奉献精神的军大医学生集中起来应对全国范围内的突发公共事件。

自2012年以来，医务社工定期组织分级志愿者团队进行医学与应急救治知识、沟通技巧的培训和应急实战演练20余次，参与培训人员1000人次，志愿服务时间累计2000小时。

2. 常态化志愿者团队

医务社工还整合社会资源，形成一支由地方退休老干部，有专业特长的医护人员、心理咨询师、艺术家、外来务工者、大学生等社会各界爱心人士1200人组成的常态化志愿者团队，他们就像是一道风景线，不断展现在医院各个领域，为广大患者随时随地提供导医、陪诊、陪护、情绪抚慰、术前、术后康复经验分享等志愿性帮助与服务。

医务社工还以"健康大使在社区"的形式，创建6支专职社区志愿服务团队，了解社区对健康资源和医疗服务的双向需求，组织协调多方资源，定主题、定期、定点开展社区宣传、讲座、咨询、义诊、互动等多种活动，为社区提供健康信息与资源，同时深入社区开展特困救助与为老志愿服务活动，协助医院完成对特困家庭的医疗救助。

医务社工还首创全军第一支由军队干部或有军队相关工作经历的军人组成的专职医务志愿者团队，主动到军队干休所走访探望退休军队老干部，为广大基层官兵提供"贴近式"志愿服务，及时了解他们对医疗健康资源的需求，完成对他们的医疗救助，同时对入住本院的军人病人实施"一对一"全方位志愿服务。

（三）医务社工探索的成效

上述探索，不但形成了特色鲜明的上海长征医院医务社工工作体系，也让医院在丰富多彩的实践中收获累累硕果：全国唯一一家获得"全国敬老文明号"的军队医院、"上海市首家军队医院志愿者服务基地"和"上海市社会工作示范单位"。

医院的工作还获得中央和军委领导高度赞扬，2013 年 8 月国务院副总理刘延东、2014 年 10 月军委副主席许其亮分别作出重要批示，认为上海长征医院医务社工模式为创造和谐医患环境，促进为兵服务常态化、长效化做出了积极的贡献。

三、医务社工介入踩踏事件简介

上海外滩踩踏事件发生后，当伤病员陆续送到医院时，医务社工意识到这将是一场硬仗，需要大量的人力、物力投入到实战当中。

（一）第一时间启动分级响应志愿者团队

在第一时间，医务社工启动分级响应志愿者团队，通知一级、二级分级志愿者团队 105 名志愿者随时待命，随时准备奔赴救治现场。

（二）奔赴救治现场，科学评估实际需求

随后，医务社工第一时间赶到救治现场，评估现场需求。社工了解到伤病员都在紧急抢救当中，需要医疗支援；在抢救室外等候的陪伴者情绪激动，需要安抚；现场秩序较为混乱，需要维持。

（三）分派任务，各司其职

经过实际评估，医务社工在了解伤员和救治实际需求后，立即按照救治需求具体确定了介入方案，将 105 名志愿者分成支援救治组、心理疏导组、信息反馈组、后续跟踪组 4 个组。

各组在 3 小时内全部到岗，在医务社工带领下，他们各司其职，分别参与协助救治伤病员、安抚伤病员陪伴者的情绪、评估伤病员的需求、维护秩序、解释病情等除主要救治任务以外所有需要医务社工全力投入的相关工作。

（四）干预成效及后续服务

截至事件发生后的第 15 天，医务社工共组织 105 名分级响应志愿者先后完成了 2030 人次的志愿服务工作，累计志愿服务时间达 4060 小时，参与协助救治 10 名住院病人，完成近 640 次的家属情绪安抚工作。

随着时间推移，医疗救治工作将陆续告一段落，但医务社工服务远没有结束，甚至可以说才刚刚开始。患者康复后的心理创伤、家属的实际经济困难、出院后的健康跟踪等，都需要医务社工为有需要者建立个性化的服务档案，制订有针对性的跟踪服务计划，提供信息支持与资源链接援助，将医疗服务延伸至患者出院之后。

四、结论

经过调研，笔者更加确信，在综合型医院的发展与建设中应该充分有序、有效、有质地引入专业医务社工，赋予内在发展机制，有选择性地借鉴上海长征医院模式的经验，加强和完善医院志愿者的管理与建设，强调平时的培训与演练，避免在突发事件情况下出现"人扎堆，好心办坏事"的混乱局面。

实践证明，上海长征医院医务社会工作模式具有可推广性，是符合医院建设实际需要的，是能够满足医疗服务不断趋于人性化和规范化需求的。

信任关系在危重症患者家庭危机干预中的作用

——以扬言要暴力伤医的患儿家长介入为例

张灵慧

(复旦大学附属儿科医院社工部)

摘 要：针对现阶段医患关系紧张的问题，本文以扬言要暴力伤医的患儿家长危机介入个案为例，呈现信任关系在危机干预中的作用和成效，并结合复旦大学附属儿科医院的病区转介制度，尝试提炼一套以信任关系建立为基础的病区转介、危机评估、紧急干预、及时跟进的儿科危重症患儿家庭危机干预模式，以期丰富临床医务社工实务本土化探索。

关键词：信任关系　危机干预　危重症患者家庭

导 言

近年来随着伤医案的不断攀升，医患之间信任度低、沟通不畅，医患关系日趋紧张。医务社工作为医疗机构的专业人员之一，肩负着促进医患沟通、提升医患关系的重要使命。但如何发挥医务社工在医患关系特别是一些危重症患者家庭危机案例中的作用，并总结适合国内本土化的危机干预模式，都需要在实践中不断探索。

一、医学与社会工作在医患关系问题中的交融

首要面对的一个背景问题是社会工作与医学两种专业在医患关系中是否有合作的可能。特别是正在本土化进程中，柔性的社会工作专业如何嵌入医疗环境与高度专业化、刚性的医学进行合作？

（一）高度专业化具有硬实力的医学在临床中面临着诸多问题

我国医疗现状是病人多、医生少，医疗资源相对不足。"排队3小时，看

病3分钟"形象地说明了每个患者所能得到的医学诊疗时间十分有限,这使得患者在等待诊治的过程中紧张、焦虑情绪会增加,当面对忙碌的医护人员态度不够柔和时,会有抱怨,甚至投诉。近年来随着患者权利运动的兴起,对医疗相关的负面新闻报道和社会舆论等瓦解了几千年来中国传统的尊医习俗,也破坏了医患同盟的信任关系,这使得医患沟通变得愈加困难。危重症患者家庭对于疾病康复过高的医疗期待与现实的落差,以及疾病所带来的负面情绪转嫁到医护人员身上,使得临床上的医患关系日益不和谐……以上诸多问题是目前临床医学无暇也无力改变的现状。

（二）本土化过程中具有软实力的社会工作可以有所作为的空间

医务社会工作是未被社会广泛知晓的一门专业,可以在患者就医过程对其心理、社会问题进行介入服务,帮助其更好地配合治疗,提升患儿就医体验;可以协助搭建医患沟通平台,使双方有机会换位思考,学会正确的沟通表达方式,使医患双方增加对彼此的理解和信任,促使医患双方形成目标导向的工作同盟;可以为危重症患者家庭提供生命关怀和社会支持,帮助其接受疾病事实,形成合理的医疗期待以更好地面对疾病,面对死亡和生命。

透过上述医学临床问题与社会工作解决之道的对比,不难发现医务社工与医学形成互补,在危重症患儿家庭的医患关系中有很大的可作为空间。

二、信任关系

信任（trust）是社会科学中一个非常重要的概念。社会学、心理学和经济学都对这个问题表示了关注。学者们对于信任的定义众说纷纭。社会学对于信任问题的探讨可追溯到古典社会学家涂尔干对社会团结的分析,以及韦伯对"特殊信任"和"普遍信任"的区分。

韦伯在中国宗教研究中就明确指出中国人彼此之间存在着普遍的不信任,中国人的信任是建立在家族亲戚关系或准亲戚关系之上,是一种难以普遍化的特殊信任。有关信任的研究也表明信任与社会结构、制度的变迁转型存在着明确的互动关联,信任本身是嵌入在社会结构和制度之中的一种功能化的社会机制。当社会结构发生变迁时,信任本身的内涵及功能也会相应地发生改变。因此当下在社会转型期首要的任务是建立个体之间的、个体与组织之间的信任。

中山大学社会学李伟民教授曾在《特殊信任与普遍信任：中国人信任的结构与特征》中指出：中国人对他人的信任实质上起作用的主要不是关系本

身，而是关系中所包含的双方之间心理情感上的亲密认同，它能够增强交往双方的义务感和责任心，为双方的相互信任提供保证。借用费孝通"差序格局"的概念，还有"情感的差序"的情况，即人们是依据相互之间心理情感亲密认同的差序来决定相互之间的交往关系和信任关系的。关系运作机制的信任建立效用也主要取决于关系中情感的沟通、融洽和维系。

因此，医务社工要在医患关系之间通过情感的沟通、融洽和维系来建立信任关系，使信任关系浸透在医患关系中，贯穿整个治疗过程。

三、以扬言要暴力伤医的危重症患儿家长危机干预为例

案主，男，30多岁，孩子患有内分泌方面先天性免疫缺陷疾病，目前无根治方案。案主在病房因不满医护人员抽血、抱怨检查缓慢、质疑治疗效果等，多次对护士大吼大叫、砸桌子，医务科多次与他谈话。近来由于不信任治疗方案和不满用药效果，案主扬言要杀主治医生，情绪激动。

所在病区主任上报医院领导，院长提出医务社工是否可以介入。当社工部主任接到转介个案之后，迅速启动危机干预程序，派受过危机干预培训的专业社工介入。危机干预的首要目标就是与案主建立信任关系，使案主接纳医务社工。

（一）信任关系的建立

危机干预中与案主建立信任关系形成工作同盟是非常关键的一步，以下将重点呈现在该案例中信任关系建立的几个步骤。

1. 收集信息

未见案主之前，社工迅速电话联系其所在科室的主任，了解患儿病情及近来家长的情绪波动和整个事件的起因，并向案主的主治医生、床位医生、责任护士、同病房患儿家长等多方面了解细节，以确保信息的完整性、准确性。所得信息是案主近来情绪易激动暴躁，有言语暴力和肢体暴力倾向，在某天医生查房之后他激动地向人说"我一定要找些事，我孩子好不了，医生也别想活了"。

2. 危机评估

应激状态中的危机评估时间紧迫，应重点评估危机的严重程度、案主情绪

状态等。预估案主对疾病存在认知偏差，本身缺乏照护技巧，对医院的治疗存在过高的期待，在得知儿子不能根治后，又将自身焦虑、迷茫、恐惧和愤怒的负面情绪转嫁到医护人员身上；同时对医生的治疗方案因缺乏了解而不信任。社工初步判断患儿父亲的压力极大，缺乏情绪管理技巧因而有过激言辞，但伤医杀医并未有具体计划和行动，案主也承认是自己一时激动。为了医生的安全，社工与医务科、病区主任共同商定调换主治医生。

3. 身份澄清

医务社工的身份澄清很重要，着装、专业装备、自我介绍等都会影响案主的信任接纳程度，以及后续的专业关系。在本案例中，社工身着绿色马甲向案主进行自我介绍，并递上医务社工宣传页。后来在病房里社工身着白大褂向患儿家庭澄清自己不是医生或护士，是帮助患儿家庭处理在就诊过程中的心理、社会问题的……一番澄清和介绍消除了案主的偏见和防范心理，他邀请社工坐在病床旁继续交流。

4. 倾听技巧

社工运用倾听、同理、澄清、鼓励、注入希望等专业技巧，了解到案主的家庭结构及经济状况。案主家在农村，自己外出打工、恋爱生子。案主的孩子中，7岁的大儿子出生后发病，二儿子在出生13天后又像大儿子一样发病。案主本寄希望于第二胎，产前做了各种检查，唯独没做羊水穿刺，唯一的希望破灭之余，案主还承受巨大的经济压力和舆论压力。在复旦大学附属儿科医院治疗过程中，他自觉人生没有希望，便将负面情绪转嫁到医护人员身上。他多次提到主治医生很耐心、人很好，事后他表示很不好意思，希望让社工转达歉意。

5. 行动策略

协助案主制定行动策略，主要在于帮案主澄清目标，寻找可替代解决方式，并增加其社会支持和应付困境的能力。社工协助案主澄清了他的期望：二儿子不要像大儿子那样严重就好，希望找到可以养家看病的工作。社工鼓励案主向当地民政部门寻求支持，并鼓励他调整状态，更坚强、理智地面对苦难。最终社工与案主达成工作同盟，一起制定介入目标：①对疾病形成正确的认知和合理的医疗期望；②寻找和链接亲朋好友的社会支持，降低案主的焦虑、无望感，帮助患儿家庭积极面对疾病、配合治疗；③最终帮助案主接受疾病的事实，增加医患沟通，从而提升案主对医护人员和医疗方案的信任度。

（二）信任关系的成效

社工连续三天跟进该个案，直至案主儿子出院，后又通过电话继续跟进。这一过程中，案主发生了许多改变，简述如下。

1. 从排斥、不信任到接纳、认同

一开始案主对社工很排斥，案主对社工说："你不用来的，也帮不了什么忙。"第一次面谈结束后，案主有了改变，他说："谢谢你来看我们，你能来听我发泄也许就是最好的帮助。"第二次面谈案主主动提及："既然到了全国最好的医院，还是要相信医生，配合治疗。""其实主治医生人很好，出院前我会跟她道歉的。"案主出院前情绪一直很平稳，并且的确向几位医护人员道歉请求原谅。危机干预不但使他和医务社工建立了信任关系，而且促成了他对医院和医生的认同、接纳。

2. 对医护人员和社工的信任、感谢

案主儿子出院 20 天后，案主主动打电话给社工，他希望主治医生帮忙诊断他在当地医院拿到的化验报告，因为当地医生无法诊断。主任医生看过报告后提醒"注意肺部有无感染"。社工将医生的意见转达案主后，他很激动地感谢社工，而社工引导他最应该感谢的是医生。同时案主通过理性思考和医疗水平对比，意识到该疾病目前确无有效治疗方法，复旦大学附属儿科医院医疗团队已是国内医术最高、经验最丰富的医疗团队之一。

四、危重症患者家庭危机干预模式

以上案例仅为 2015 年上半年 22 个临床危机干预案例中的一个，社工部还介入过例如医患关系紧张的新生儿母亲、想要自杀的 PICU 患儿父母、人际关系紧张有虐待行为的尿毒症患儿妈妈、延误最佳治疗时间而失明的患儿家庭、抗拒治疗的淋巴癌晚期患儿等临床危重症患儿家庭转介等危机干预案例，并取得显著成效。

(一) 干预成效

1. 案主抗逆力提升，医患沟通良好

在诸多危机干预中，案主生命安全均得到保证（除淋巴癌晚期患儿2015年5月份去世外），抗逆力得到提升，同时也促进了医患之间的沟通，最终提升了患儿就医体验。

2. 社工的作用为更多病区科室所认同

更多科室意识到医务社工在临床医学中的互补作用，于是纷纷将一些需要介入的个案转介到社工部，复旦大学附属儿科医院的临床转介制度在实践中不断完善。

3. 医务社工融入医疗团队

医务社工得到诸如血液科、PICU、肾脏科等临床科室的接纳和重视，并在血液科与医生、护士、心理咨询师、营养师、康复师等组成跨专业合作团队，尝试多学科合作个案管理模式。这意味着医务社工融入临床，成为危重症患儿医疗团队不可或缺的一分子。

4. 社工得到医院重视和支持

整个医院从院领导到一线员工对医务社工的知晓和认可度越来越高，医院大力支持社工部的发展，扩充社工部人手、添置办公用品……医院医务社工的开展由此得到良好的院内环境支持。

(二) 模式总结

国外危机干预经过多年的总结探索已有成熟的模式，比如吉利兰、詹姆斯的危机干预六步法，罗伯茨危机干预七步法，等等。国内的危机干预相比于国外虽有普遍共性的地方，但也需结合国内情况进行本土化模式探索。根据医院22例危机干预的介入，医务社工总结出有复旦大学附属儿科医院特色的危机干预模式，如图1所示。

临床科室发现危机案例后，第一时间转介至社工部，社工部接收到转介案例后迅速启动危机干预流程，收集资料进行危机评估，与案主建立信任关系并开展危机干预六步法，及时与医疗团队反馈危机干预进展和成效，对于出院患

儿家庭定期进行电话跟进。

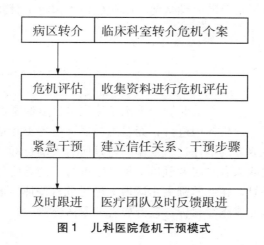

图 1　儿科医院危机干预模式

五、危重症患者家庭危机干预反思

（一）危机干预的范畴与时机界定

由于社会工作特有的专业魅力，在医疗环境中可以有效介入一些医患关系紧张的危机案例，但这并非意味着医务社工就是医疗纠纷冲突的调解员。医务社工干预的危机案例主要是非医疗过失的医患沟通问题，危机干预的最佳时机是在医患沟通不畅的萌芽状态，而非等到医患冲突越演越烈时。社会工作并非万金油，需要时刻保持专业边界。

（二）转介系统的完善

复旦大学附属儿科医院危机干预模式依托于特有的病区社工助理制度，目前院内临床科室的转介系统不断完善，各个科室医患关系紧张的危重症患儿家庭可以及时转介到社工部。由于目前国内许多地区未有专业的社会工作服务开展，院外转介主要由民政部门和居民自治组织发起，加上工作方法等各方面的差异，院外转介系统仍有待完善。

（三）助人者的替代性创伤

在接触危重症患者家庭过程中，医务社工不可避免地要接收很多负面的信息，也会随着患者家庭的状况波动而有心理上的起伏。这些替代性创伤积攒久了势必影响医务社工自身的心理状况，因此危机干预者本身要注意放松减压和定期接受督导。

六、结语

目前中国已进入危机频发时期，不论个体还是公众经常面对突发性危机事件，伤病救治全在医疗机构中进行，而医患关系又是各类互动关系中最为核心的一类。增加医患双方的信任达成工作同盟是所有人的目标，对此医务社工大有可为。针对危重症患者家庭的危机干预，医务社工的首要任务是建立社工与案主之间的信任关系，在此基础上才谈得上进行危机评估、危机干预、跟踪反馈，以便于更好地完成医疗目标，提升患者的就医体验。

医务社会工作者在儿童舒缓治疗中扮演的角色

——以血液病患儿为例

李丽霞

（新阳光慈善基金会）

摘 要：医务社会工作者作为舒缓治疗团队中的一员，在为案主提供直接服务的过程中扮演着支持者、倡导者、协调者的角色，在为案主提供间接服务的过程中扮演着研究者、经纪人的角色，通过实质性的帮助，发挥医务社会工作者的作用。

关键词：医务社会工作者　儿童舒缓治疗　角色

舒缓治疗（palliative care），是指向患者及其家属提供包括生理、心理和社会等在内的一种全面性支持和照料，以帮助患者对抗痛苦，提高患者生活质量。舒缓治疗的对象包括处于疾病（主要为肿瘤性疾病等有可能无法治愈的疾病）各阶段的患者，本文特指血液病患儿及其家属。舒缓治疗团队是由医生、护士、心理学家、社会工作者、志愿者等跨学科、跨专业人员组成。其中，社会工作者在其中扮演着举足轻重的作用。

具体而言，社会工作者的角色可分两种：一是直接服务的角色，二是间接服务的角色。

一、直接服务的角色

直接服务是社会工作者面对面地接触情境中的案主，提供直接服务，以帮助案主解决困难和问题。在儿童舒缓治疗的直接服务中，社会工作者的角色有3种。

（一）支持者

在社会工作中，支持者指为处于困境中的案主提供心理上的支持，用恰当的方式表达自己愿意与案主一起面对现实并解决困难。在提供儿童舒缓治疗的服务中，社会工作者应该运用尊重、倾听、同理心、案主自决等专业技巧，为患儿及其家属提供心理上的支持。

迫于经济压力或者疾病本身无法治愈等各种原因，患儿及其家长选择接受舒缓治疗时，都需要经过"否认期—愤怒期—讨价还价期—抑郁期—接受期"5个阶段。在这个过程中，不可避免会出现焦虑、抑郁、愤怒、内疚、失望、绝望等负面的情绪或心理状态。为此，社会工作者有必要为他们提供心理支持。

医务社会工作者可以采取两种方式。一是通过个案工作为患者个人、患者家庭提供服务。对于儿童而言，由于他们的身体、智力等各方面还不够成熟，从法律角度来说，还没有完全民事行为能力，社会工作者应对患者及其家庭一并提供服务。需要特别注意的是，12岁以上的孩子已经开始步入青春期，对于12~16岁的孩子，社会工作者应更加注重青春期孩子叛逆的特点。二是小组工作。社会工作者可以召集具有类似境况的患者及其家属，分享自己的经历，说出自己的担心，共同解决问题。

（二）倡导者

倡导有3个层次：一是针对个人或家庭的直接服务，二是倡导建立或改变组织，三是对宏观社会政策目标的倡导。在本文中，主要是指针对血液病患儿及其家庭的需要，引导他们面对现实，接受舒缓治疗是目前的最佳选择，让孩子舒适地生活，也要有尊严地离开，防止过度治疗，加重孩子的痛苦。

在此过程中，如何告知患儿及其家长接受孩子不能运用治愈性治疗，只能选择舒缓治疗是社会工作者同时也是医务人员所要面对的难题。其实，和家属谈论死亡并没有那么可怕。研究表明，孩子永远不会因为年龄太小而不适合告知他们自己或他们的亲人即将离去的消息。濒临死亡的儿童通常清楚自己即将死亡，即使孩子不会说话，但当谈论到自己的病情或者看着家长流泪的时候，也会突然安静下来，有时还会帮家长抹眼泪。渴望生存是所有人的本能，否认死亡，会给孩子和照顾他们的成人带来障碍。

（三）协调者

协调是指社会工作者把案主与适当的服务进行联结的过程，并以系统的方式把相关的因素组织起来，协调这些服务，达到对个人或家庭持续性的服务，达到案主获得所需服务的目的。在儿童舒缓治疗服务的过程中，社会工作者充当着协调患儿、患儿家属与医生、护士等相关方关系的角色。

在中国内地的三甲医院,床位非常紧张,很少医院能为接受舒缓治疗的患儿提供治疗的空间,接受舒缓治疗服务的患儿居住地一般是在户籍地或者医院附近。所以,大多数的医务社会工作者也只能定期通过电话的形式询问患儿的身体、心理、社会活动等情况,告知家长患儿离世时可能发生的情况,让家长做好孩子即将离开的准备,让家长接受这一事实。最后,家长和孩子也能平静地接受这一事实。在某种程度上,社会工作者的协调者角色充当了医护人员和患儿及其家长之间的缓和剂。

二、间接服务的角色

医务社会工作者作为间接服务的角色是指社会工作者作为案主的代表去争取资源,改进服务的输送方式或创造新的服务,以满足案主的社会需要。社会工作者在提供儿童舒缓治疗服务过程中扮演的间接服务角色包括研究者和经纪人两种。

(一) 研究者

从某种意义上来说,每一个社会工作者都是研究人员。社会工作实务的研究包括研究相关的文献资料,评估实务工作的成效,研究社区的需要等。在本文中,研究者的角色主要是指社会工作者在提供儿童舒缓治疗服务的过程中要查阅相关文献,做好服务记录,评估服务的质量,服务结束后要对服务过程中所运用的专业理论、价值观、技巧,以及对伦理的理解及其运用、目标的达成、遇到的问题、自己的优点与不足等进行总结和反思,为提高专业服务质量,达到专业服务的目标,发展社会工作的专业知识与理论奠定基础,也可以为社会政策的制定提供研究的依据。目前对儿童舒缓治疗的研究十分缺乏,社会工作者做好服务记录是很有必要的。

(二) 经纪人

经纪人的角色认为案主的需要可以通过社会服务机构、制度、资源与机会的分配更有效地得到满足。在提供儿童舒缓治疗服务的过程中,医务社会工作者作为经纪人,需要根据患儿及其家长的需要,为他们争取医疗资源和社会资源。儿童血液病的治疗时间长达3~5年,至少需要花费30万元,普通的家庭是难以承受的。医务社会工作者可以帮助贫困家庭向红十字会、基金会、民政局等公益机构或政府部门申请医疗救助,也可以帮助他们申请最低生活保障收入等。

参考文献

[1][美]格勒特.健康社会工作手册[M].季庆英,译.北京:北京大学医学出版社,2012.

[2]王思斌,史柏年.社会工作实务[M].中国社会出版社,2007.

[3]王思斌,熊跃根.社会工作概论[M].高等教育出版社,2008.

[4]彭小平.舒缓治疗对肿瘤患者治疗的作用[J].医学信息(上旬刊),2011(16).

[5]王卫平,谭卫华,郑立羽.社会工作介入临终关怀服务探讨:以某医科大学社工介入临终关怀服务为例[J].福建论坛(人文社会科学版),2014(8).

[6]王卫平,关于医务社会工作者在协调医患关系中角色定位的思考[J].福建论坛(人文社会科学版),2010(10).

附录

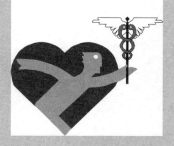

"关爱桂城"建设督导委员会简介

桂城街道位于广东省佛山市南海区东部,东西两翼分别与广州、佛山两市中心城区相接,辖区面积84.16平方公里,户籍人口约25万人,常住人口超过60万。桂城街道是南海区的政治、经济、文化中心,各项重要经济经济指标位列佛山市各镇(街)前茅。

"关爱桂城"建设工作是桂城街道在2009年推出的探索社会管理创新的持续性系统工程。为了持续推动这项工程,桂城街道办事处成立了"关爱桂城"建设督导委员会。委员会由党工委书记挂帅,党政领导班子联席,社会人士组成顾问团,各方参与决策,专门谋划"关爱桂城"建设发展战略和政策等重大事宜,并对各类关爱行动进行监督、检查、评估和指导。下设秘书处,负责推进"关爱桂城"建设日常的各项工作,并协调关爱农村拓展部、关爱社区拓展部、关爱企业拓展部、党员志愿服务发展部、关爱行动推广部、关爱教育拓展部、关爱法制推广部、关爱医务统筹部、关爱基金资源统筹部、关爱主题中心统筹部十个关爱部门的工作,实现内部资源交流与共享,发挥各部的工作积极性,同时将关爱服务更加深入地渗透基层。

在过去六年,桂城街道办已投入5700多万元向社会组织购买了214个社会服务项目,通过加强项目管理、总结服务模式、推动社会组织培育、营造社会公益氛围等举措,搭建起一个"一体多元、多方协同"的社会治理架构。

广东省社会工作师联合会医务社会工作专业委员会简介

广东省社会工作师联合会医务社会工作专业委员会，是广东省社会工作师联合会的二级工作部门，不具有独立的法人资格，在联合会的领导和管理下开展工作。

使命：团结医务社工，促进专业成长；联合多方力量，推动行业发展。

目标：搭建医务社会工作者分享交流平台，促进自律成长；开展专业培训，提高服务能力；开展研究倡导，建立医务社会工作标准化体系，保障专业质素；联动政府、医院、机构等多方力量，推进行业发展。

委员及会员单位：（排名不分先后）

主　任委员：广州市北达博雅社会工作资源中心

副主任委员：广东省第一荣军医院
　　　　　　深圳市龙岗区春暖社工服务中心
　　　　　　中山大学附属第六医院
　　　　　　佛山市福康社会工作服务中心

委　　　员：广州医科大学附属广佛医院
　　　　　　东莞市展能社会工作服务中心
　　　　　　广东省第二荣军医院
　　　　　　广州市穗星社会工作服务中心
　　　　　　广州利康家属资源中心
　　　　　　江门市利民社会工作综合服务中心
　　　　　　广州市金丝带特殊儿童家长互助中心
　　　　　　佛山市顺德区星宇社会工作服务中心

会　　　员：深圳恒生医院
　　　　　　中山市慈航社会公益服务社

广东省社会工作师联合会医务社会工作专业委员会委员单位简介

广州市北达博雅社会工作资源中心

广州市北达博雅社会工作资源中心（以下简称"中心"）是多元化的社会服务机构，致力于探索社会工作服务创新，提供高素质专业服务，满足及超越不同人士的需求，培育研究与实务兼备的综合型专业人才，推动行业规范发展，促进建立融合、和谐的社会。

本中心秉承"助人自助，人文和谐"理念，以医务社工、社区综合服务及企业社工为三大发展方向，开展专业社会工作实务及研究服务。目前在广州、佛山和中山承接多个家庭综合服务中心、医院、企业及工业园区等项目，为多个政府单位、社工机构及其他公益组织提供督导顾问服务。中心承接的医务社工项目详见表1。

表1 广州市北达博雅社会工作资源中心承接的医务社工项目

地区	项目名称	服务时间	项目特色
广州	广东省第一荣军医院	2010.10—2012.9	荣军职业康复
	生命通道专项服务	2014.6—	非户籍重症患儿家庭救助服务
韶关	韶关复退军人康复医院	2012.10—2013.9	荣军精神康复的社工服务
佛山	南海区第二人民医院	2012.10—	面向医务人员的社工服务
	南海区第六人民医院	2014.1—2015.2 2015.11—2016.10	面向孕产妇的社工服务
	南海区第八人民医院	2013.11—2014.11 2015.9—2016.10	妇产科、内科社工服务
中山	中山二院美沙酮社区药物维持治疗	2013.11—	美沙酮社区维持治疗者的社会康复、志愿者发展
	中山三院美沙酮社区药物维持治疗	2013.12—	

广东省第一荣军医院

广东省第一荣军医院是集康复、医疗、预防保健和急救于一体,相当于二级甲等综合医院规模的民政优抚医院。先后被定为广东省公费医疗定点医院、广东省工伤医疗定点医院、广东省工伤康复定点医院、广州市城镇职工基本医疗保险定点医院、广州市工伤医疗定点医院、广州市离休干部公费医疗定点医院、广东省人寿保险医疗定点医院。

自2009年起,为满足广大荣军及患者的迫切需要,医院通过与社工机构合作、本土化服务等方式,引进专业医务社工,运用专业工作手法为广大荣军(病友)及其家属提供意见、协助、咨询及支持性服务,深受荣军(病友)欢迎并获得好评。先后开展各种专业个案服务超过500人次,小组及社区服务超过2000人次,其中"助人自助双赢计划"和"一杯子一辈子"手工烤瓷杯小组以及丝网花筹款助困活动等,在荣军(病友)中产生较大影响,进一步提升了荣军(病友)对身体康复的信心和助人自助的能力,促进了荣军(病友)身心健康,获得了良好的康复治疗效果和积极的社会效应。

6年来,医院先后被评为全国第二批社会工作人才队伍建设试点示范单位、全国社会工作服务示范单位,医务社会工作服务经验和成效受到民政部领导以及同行专家同工的一致肯定。

深圳市龙岗区春暖社工服务中心

深圳市龙岗区春暖社工服务中心成立于2008年,在创新社会服务的路上已经走过7个年头。机构秉持"发展个人潜能,扶助弱势社群,创新社会服务,促进社会和谐"的服务使命,始终追求卓越和服务创新。机构目前的服务涵盖医务、教育、社区、禁毒和企业五大社工领域,覆盖深圳市龙岗区、盐田区、福田区、南山区四大行政区域,"春暖大家庭"也从最初的5人发展到2014年的214人。

春暖人怀着对机构使命和愿景的执着追求,始终不忘初衷,坚持"团结、拼搏、创新、奉献"的价值理念,同心同德,锐意创新,整合机构和社会优势资源,发展精细化、专业化的社会工作服务项目。2014年,机构获得政府和社会资助的项目超过35个。

随着机构服务项目的不断丰富、服务质量的不断提升和机构管理体系的不断优化,春暖社工已经在深圳乃至广东省内树立起良好的机构服务品牌形象。近两年来,机构连续获得"全国首批社会工作标准化建设示范单位""深圳市5A级社会组织""深圳市优秀社工服务机构"等荣誉称号。机构多个服务项目也荣获国家、省、市级荣誉,其中"幸福蒲公英"育龄女性与失独家庭关爱计划项目获第三届全国公益慈善项目大赛"实施类百强项目"和深圳市第十一届关爱行动"百佳市民满意项目","七彩阳光"深圳市长期病患贫困人群社工服务项目获得民政部、李嘉诚基金会"大爱之行"项目资助实施。

中山大学附属第六医院

中山大学附属第六医院·广东省胃肠肛门医院（以下简称"中山六院"），是一所集医疗、教学、科研、预防和康复保健等于一体的，以胃肠肛门专科为特色的大型现代化综合性医院，是中山大学8家直属附属医院之一。为不断改善医疗服务水平，满足不同层次患者的就医需求，努力创建"三好一满意"医院，2010年3月5日中山六院在华南地区率先成立医院志愿工作部，开展医务志愿服务。

医务志愿工作部采用"直通式"专业组织架构，由院长、党委书记亲自挂帅，专职人员负责日常工作的开展。首批申请加入医院志愿者队伍的有中山六院的医务人员、中山大学在校医学生及社会热心人士等120余人，现有登记在册的医院志愿者1300余名。志愿服务秉承"六心级"服务理念：奉献爱心、谨守诚心、投入热心、服务贴心、秉持恒心、收获欢心。医院推出常规化志愿服务岗位，为患者提供门诊导诊、患儿陪伴、健康宣教、心理疏导、造口患者访视及节庆探访活动等志愿服务。5年来，医院医务志愿工作部累计提供志愿服务5000余人次、1万余小时，形成了较大的社会影响力，医务志愿服务对促进医患和谐、提高病人满意度起了积极作用。

为进一步深化和拓展医务志愿服务的范围和内涵，2014年2月中山六院成立了"博士志愿者服务团"（以下简称"博士团"）。博士团依托内、外、妇、儿等全院所有学科设立，旨在拓展医院志愿服务领域，提升志愿服务水平，推动医疗卫生事业发展，促进和谐医疗卫生环境建设，是一支兼具"智囊团"和"服务团"性质的高素质团队。自成立以来，博士团始终坚持"以诚挚之心，兴睿智之慧，播撒博爱仁善之种"的服务理念，积极开展社区义诊、健康讲座、网络问诊等多项常态化、持续性的医务志愿服务活动，为有需要的人们送去健康关怀，获得了来自患者、社会以及合作机构的一致好评，并于2014年39健康网第八届中国健康年度总评榜中，凭借"'爱心伴你行2014·名医进社区'系列活动"荣获"国民健康促进特别贡献奖"。

同时，为整合全省各种社会资源，进一步提升医务志愿服务效果，2011年11月18日，中山六院与广东省人民医院、广东省中医院、广州市第一人民医院、《家庭医生》杂志社等单位联合向广东省医院协会提出申请，成立了广东省医院协会医院社会工作暨志愿服务工作委员会，中山六院有幸担任首届主委单位，兰平院长也当选为首届主任委员。随着队伍的不断壮大，现有106个委员及其所在单位在共同推进华南地区医务志愿服务工作的开展。

佛山市福康社会工作服务中心

佛山市福康社会工作服务中心（以下简称"福康"）是由本土资深医务社工发起成立的，专注于医务与康复领域的社会服务机构。福康以"促进全人康复，助力医患和谐，推动本土医务社工发展"为使命，致力于"每一个有健康需要的人都能获得优质的医务社工服务"。福康团队骨干来自佛山地区较早一批的前线医务社工，在医务与康复领域有着丰富的实务经验。

福康，一方面承接政府、医院的医务与精神健康社会工作实务项目，探索医务社工的本土服务模式，为业内提供可借鉴的经验；另一方面也联合国内外医务社工行业专家，为本土开展医务与康复等领域社工服务的单位、管理者、前线社工等提供专业培训。福康社工开展的项目服务辐射佛山多个区（禅城区、南海区、高明区等），其中医务社工人才培育项目更是覆盖广州、深圳、东莞、江门、长沙等市。

广东省社会工作师联合会医务社会工作专业委员会工作条例（试行）

第一章 总则

第一条 名称：广东省社会工作师联合会医务社会工作专业委员会（简称"医务专委会"），是广东省社会工作师联合会（简称"联合会"）的二级工作部门，不具有独立的法人资格，在联合会的领导和管理下开展工作。

第二条 使命：团结医务社工，促进专业成长；联合多方力量，推动行业发展。

第三条 目标：搭建医务社会工作者分享交流平台，促进自律成长；开展专业培训，提高服务能力；开展研究倡导，建立医务社会工作标准化体系，保障专业质素；联动政府、医院、机构等多方力量，推进行业发展。

第四条 医务专委会设在联合会内，与会员中心合署办公。

第二章 组织机构

第五条 组织架构设置：

（一）会员：

1. 关心热爱医务社工事业，认同联合会章程、执行本会工作条例。自愿申请加入本会。

2. 团体会员必须是经过政府登记的民办社会工作服务组织或与社工事业相关的社会组织，且正在开展并愿意长期发展医务社会工作服务，以及关心和支持民办社会工作服务机构医务社会工作服务的机关、事业单位等。

3. 个人会员为从事医务社会工作服务的社会工作者或与医务社会工作服务相关的个人。

（二）本会全体会员组成会员大会。

（三）本会委员会由会员大会选举的委员组成，负责会员的发展工作。

（四）本会主任、副主任、委员由大会发起单位提名，经联合会确认后，由会员大会选举产生。

（五）本会委员会，由主任委员1名、副主任委员4名、委员8名，共13名委员组成。

（六）本会暂设兼职秘书2名，负责本会工作的协调和执行；条件成熟时可聘请专职工作人员。

第六条　本会主任、副主任每届任期4年，任期最长不超过两届，因特殊情况需延长任期的，须经会员代表大会2/3以上会员代表表决通过，报联合会批准同意后方可续任。

第三章　工作职责

第七条　促进医务社会工作服务单位进行多领域、跨区域研讨交流，推动国内和省内医务社会工作服务的交流与合作。

第八条　促进医务社会工作领域的理论探索、实务推进、政策优化、文化构建。

第九条　为政府和有关部门反映有关医务社会工作的发展情况、意见和建议。

第十条　负责联系和组织开展行业标准制定与修改、培训与能力提升、链接资源等服务。

第十一条　为医务社会工作服务单位提供项目立项需求评估、项目发展与规划等督导与顾问服务。

第十二条　整合医务社会工作实务与研究专业人才，促进人才资源的优化，维护医务社工合法权益，提升医务社工整体的服务素质和服务水平。

第十三条　搭建各类宣传推广平台，总结推广医务社会工作服务实务经验，扩大行业影响力和社会影响力。

第十四条　承办联合会委托的其他事项。

第四章　权利和义务

第十五条　本会实行会员代表大会制（简称"会员大会"），会员大会为本会的最高权力机构，会员大会行使下列职权：拟定及修改本会章程；讨论通过本会工作条例；选举和罢免委员会；决定会费的变动；审议委员会财务预决算报告、工作计划和报告；审议委员会、会员提交的议案等事宜。

第十六条　本会委员会的职权：负责会员大会和会员活动工作的组织；制

订每年度和季度工作计划,研究和回应会员的工作与业务发展建议;选举和罢免委员会委员;决定会员的吸收和除名;向会员报告工作和财务状况;制定本会各项管理制度;决定其他重大事项。

第十七条 本会委员会由具备条件的主任、副主任和委员组成,行使下列职权:召集和主持会员代表大会;在会员大会闭会期间,主持相关工作;检查会员大会、委员会的落实情况;代表本会签署有关重要文件;对会员大会负责,代表本会接受联合会的直接领导。

第十八条 本会主任行使下列职责:主持召开主任会议和委员会;开展日常工作,制订年度工作计划,签署日常工作文件;组织起草有关文件材料,组织实施年度工作计划,做好年度考核总结;做好办事机构工作人员的日常管理;对会员大会负责。

第十九条 本会实行主任领导下的执行副主任负责制;执行副主任由副主任轮流担任,任期一年;执行副主任负责任职当年的委员会日常工作;副主任协助执行副主任工作。

第二十条 本会主任行使下列职权:

(一)召集和主持委员会;

(二)检查会员代表大会、委员会决议的落实情况;

(三)代表本委员会签署有关重要文件;

(四)任命执行副主任及联络站主要负责人;

(五)对委员会负责,代表委员会接受联合会的直接领导。

第二十一条 本会执行副主任行使下列职责。

(一)协助主任开展工作;

(二)主持开展日常工作,制订年度工作计划,签署日常工作文件;

(三)组织起草有关文件材料,组织实施年度工作计划,搞好年度考核总结;

(四)做好办事机构专职工作人员的聘用;

(五)处理其他日常事;

第二十二条 本会根据业务发展的需要可以聘请顾问若干人,由委员会表决通过生效。

第五章 会议制度

第二十三条 本会会议制度:

（一）本会会员大会每年举行 1 次，临时大会经会员 1/10 以上提请可召开。

（二）主任会议原则上每月举行 1 次。

（三）委员会会议每 3 个月召开 1 次，必要时可举行临时会议或联席会议，委员可提议召开，由主任负责召集。

（四）会员活动每年至少组织 4 次，会员向委员会提交工作建议和发展计划。

（五）会员、委员不能出席会员大会时，可委托其他代表发言或投票出席，但每一代表以代表一人为限。

第二十四条　本会委员会须有 2/3 以上的委员出席方能召开，其决议须经到会 2/3 以上委员表决通过方能生效，可委托其他委员代表表决。

第六章　资产管理

第二十五条　本会经费来源：会员会费；团体和个人捐助；政府购买服务的经费；在核准的业务范围内开展活动或服务的收入；利息；其他合法收入。

第二十六条　本会按照国家有关规定收取会员会费。主任委员 500 元/年、委员 300 元/年、团体会员 300 元/年、个人会员 50 元/年。

第二十七条　本会经费必须用于本章程规定的业务范围和事业发展，不得在会员中分配。

第二十八条　本会的财务及资产管理统一纳入联合会财务设立专账管理，按照联合会财务管理办法实行财务开支审批制度（审批制度由医务专委会制定，联合会会长会议批准）。接受会员代表大会和联合会财务部门的监督。

第二十九条　本会换届或更换负责人之前必须接受联合会组织的财务审计。

第三十条　本会的资产，任何单位、个人不得侵占、私分和挪用。

第三十一条　本会专职工作人员（若有）纳入联合会，按照联合会员工待遇统一管理。其工资经费由本会自筹解决。

第七章　变更与注销

第三十二条　本会涉及主任、住所、名称、业务范围等变更，由本会委员会通过后，报联合会理事会批准，由联合会按照《社会团体登记管理条例》

和《社会团体分支机构、代表机构登记办法》规定，向业务主管单位和登记管理机关申请办理变更登记。

第三十三条　本会成立或终止，由联合会理事会决定，或由本会主任做出决定，并报联合会理事会批准。终止后的剩余财产，在联合会的监督下，按照国家有关规定，用于发展本会宗旨相关的事业。

第八章　附　则

第三十四条　本会工作条例的修改，须经委员会议定、听取会员代表大会意见后，报联合会理事会批准执行。

第三十五条　本工作条例的解释权属医务专委会。

第三十六条　本工作条例自联合会理事会核准之日起试行。

广东省社会工作师联合会
医务社会工作专业委员会
2015 年 9 月 21 日

广东省民政事业单位优抚医院社会工作服务指引（试行）

第一章 总 则

第一条 为指导广东民政事业单位优抚医院开展社会工作服务，持续改善社会工作服务质量，推动机构的社会工作专业人才队伍建设，根据中央及我省有关社会工作专业人才队伍建设的文件精神和全省民政事业单位优抚医院社会工作发展的实际制定本指引。

第二条 本指引适用于广东省各级民政部门主管的优抚医疗事业单位。

第三条 优抚医院需在原有医疗康复服务基础上，大力引入社会工作专业理念及方法，针对服务人员的合理需要，提供社会工作专业服务，协助服务对象及其家庭处理因伤病残而出现的情绪、经济、康复、出院安置以及其他适应方面的问题，促进医疗过程顺利进行，增强服务对象的自我照顾能力，以帮助服务对象回归家庭和社会。鼓励各优抚医院在开展社会工作专业人才队伍建设和社会工作服务的试点中参照此指引执行，并根据实际情况细化指引，确保指引的弹性和可操作性。

第二章 社会工作服务管理与资源保障

第四条 各优抚医院需清晰界定本机构社会工作服务的宗旨、信念及目标。宗旨和信念要体现社会工作"以人为本、助人自助"的核心理念，并同本机构的发展使命和远景相结合。

第五条 各优抚医院需科学合理设置社会工作管理服务架构。

（一）各优抚医院可根据实际情况，设立社会工作科（站、中心、部、小组）等社会工作管理服务部门，主要负责拟定本机构社会工作发展规划、工作目标和计划；负责机构社会工作专业人才管理、督导和培训工作；负责向服务对象提供个别化服务；负责服务对象档案资料建立、统计、分析及管理；运用社会工作专业知识、技能和方法，对服务对象开展有针对性的服务活动；负责志愿服务工作的开展及社会资源的链接与运用。

（二）各优抚医院可通过岗位调整、合并等方式，内设一批社会工作岗位。其中，分管社会工作的领导岗位和直接面向服务对象提供入院心理调适、心理疏导、行为干预、康乐活动等服务的岗位需纳入社会工作岗位。

（三）各优抚医院社会工作者（以下简称"社工"）的任职、晋升、岗位等级结构比例及社工的薪酬待遇，按我省及各地专业技术人员管理有关规定执行。

第六条　各优抚医院需合理配备开展社会工作服务所必需的人力资源。

（一）各优抚医院可根据社会工作服务的需求及社会工作专业人才的能力状况，科学、合理地配备社工。在开展试点初期，建议设置2个以上社会工作岗位。

（二）各优抚医院需加强现有岗位提升转换工作，认真组织现有在岗员工培训，参加国家社会工作者职业水平考试并取得职业水平证书，推动原有岗位转化为社工岗位；需利用空余编制，优先公开招聘具有社会工作专业服务实践经验的社会工作专业毕业生或取得社会工作职业水平证书的专业人员。

（三）各优抚医院可根据服务对象规模，采取购买服务方式向民办社会工作服务机构购买社会工作岗位，由民办社会工作服务机构派驻有资质的社工到优抚医院协助开展专业服务。建立科学的服务指标和评估机制，由第三方机构对服务项目进行评估。

（四）各优抚医院需根据岗位需要，通过新入职员工导向培训、在职训练、定期督导等多种方法，确保社工有符合资质要求的知识、经验、能力及态度。

第七条　有条件的优抚医院需配备符合资质的社会工作专业督导，为本机构社工、来机构开展社会工作交流的实习生（两周以上）和长期从事义工服务的义工提供行政安排、专业训练、情绪支援等方面的督导服务，以确保社会工作服务质量及社工的成长。各优抚医院在开展社会工作服务初期，需聘用港澳资深社工、高校老师或其他具备资质的人员担任督导，并重视机构内部督导人才的选拔、培养工作。

第八条　岗位职责。

（一）社会工作分管领导的岗位职责

把握全院社会工作发展方向，整体规划社会工作发展思路和目标任务；监督并指导社会工作科业务工作的开展；建构及维持相应的管理机制及资源保障系统。

（二）社会工作科科长的岗位职责

主持社会工作科日常工作开展，贯彻落实上级指示和中心的决议、规章制度；制订社会工作服务计划，组织实施社会工作科服务项目的开展；负责社工工作管理及督导，组织开展专业理论知识学习与反思；协调与本机构其他科室的工作联络关系；负责做好科室员工绩效考核与服务评估工作；负责做好对突发事件的预防工作，必要时采取相应的纠正或预防措施。

（三）社会工作科服务人员的岗位职责

在社会工作专业守则的指导下，开展各项常规服务工作，包括个案管理、小组活动、志愿者管理、康乐服务等方面工作；与服务对象建立专业服务关系，对服务对象的问题做出预估，制订服务计划，并运用专业方法协助服务对象解决问题；以服务对象的合理需求为中心，积极拓展社会工作服务领域及内容。

（四）社会工作专业督导的岗位职责

督导工作需有利于机构目标的实现，给予机构支持并推动机构持续反思，促进优抚医院服务的自我完善；督导需根据机构工作性质、服务对象需求与特点，向机构社工提供行政、情感、专业三方面的指导，以帮助社工向服务对象提供完善的服务；督导需有计划地、定期地以个别、小组等形式开展社会工作业务指导。

第九条　各优抚医院需设有开展社工服务所必需的个案工作室、小组室、多功能活动室等场所，配备满足服务对象档案存放需要的设备，配备录音、摄影、音响等硬件设备以及社会统计、个案管理、服务对象信息管理等系统软件。各服务场所、设施设备及软件系统均能有效管理使用。

第十条　各优抚医院社工需与院内医务、康复、护理、后勤、行政等人员一起建立跨专业合作小组或项目团队，通过跨专业查房、个案讨论会、交流培训等多种方式，积极主动地同机构内其他专业人员建立平等协作的伙伴关系，进行专业间支持合作。

第十一条　优抚医院社工需建立社会工作服务记录和档案管理规范，并按专业要求和相关规定做好社会工作服务记录及文档管理。特别是对服务对象基本信息、面谈咨询过程、评估结果等具有保密、研究或其他价值的记录文件，需由部门负责人指定专人保管，做好标识、查阅、集中销毁等工作。个案服务记录储存期限为服务对象离院后3年。社工对服务对象的心理社会评估记录等信息在不违反保密原则的情况下需与医生、护理等其他专业人员共享。

第十二条　各优抚医院需制订本机构社会工作服务宣传材料，清楚陈述服务宗旨、服务目标以及服务提供形式，以便于机构服务对象及社会大众及时获知。

第十三条　各优抚医院社工在对待服务对象、同事、机构、专业、社会时应遵循社会工作专业伦理守则及职业操守，切实尊重服务对象的安全权、保密权、自决权、肖像权、知情同意权等权益。

第三章　社会工作服务

第十四条　各优抚医院社工应通过服务对象申请求助、其他专业人员转介、社工主动介入等多种渠道及时发掘有需要的服务对象，并根据机构社会工作服务范围决定是否接案或转介其他专业机构跟进。

第十五条　各优抚医院应通过调查、访谈、实地观察、文献查阅等方式，对服务对象的需要进行定期需求评估。要充分考虑服务对象治疗康复需要、基本生存需要、家庭生活需要、社会交往需要、社会尊重需要等各方面需求。

第十六条　跨专业综合服务及其过程。

（一）在服务对象入院到离院整个过程，社工应连同医护人员跨专业合作为服务对象提供全面、优质的服务。

（二）跨专业综合服务一般遵循以下流程：

1. 制订个人照顾计划。服务对象入院后，医护人员为其进行全面的身体检查，社工在两周内为服务对象建立包括个人信息、军旅生涯、身体状况、社交状况等基本信息档案并进行需求评估，并与医护人员共同为服务对象制订适切的照顾计划。

2. 医护人员根据服务对象的身体状况进行医护服务介入，执行医护方案；社工根据服务对象实际需求开展个案辅导、小组工作等服务，让服务对象能安心接受康复疗养。

3. 医护人员在治疗过程中发现有特殊需要的服务对象则向社工转介，社工与医护等人员进行跨专业合作，开展个案会议，并为服务对象开展个案辅导服务。社工在服务过程中应协助有关部门做好优抚政策的宣传和解读。

4. 社工介入个案、小组辅导后，针对服务的情况进行效果评估，并填写相关表格。

5. 在服务对象出院前3天内，医护人员为服务对象制订出院计划，社工对其进行离院评估。

6. 把所有档案都进行归档处理，并做好保密工作。待服务对象出院后，社工需对个别有需要的服务对象进行离院追踪，填写"离院追踪表"。

第十七条　个案服务及其过程。

（一）各优抚医院社工应运用专业的方法和技巧，为服务对象提供一对一的咨询辅导服务，帮助有需要的服务对象解决认知、行为、心理、社交等问题，满足个别化需要，以帮助服务对象减少心理、社交和行为等方面问题，满足其心理社交需要，使服务对象得到适切的服务，提高疗养生活质量。

（二）个案服务一般遵循以下流程：

1. 接案和转介。社工接案后，应首先预判服务对象所要解决的问题或需满足的需求是否超出了机构服务或专业能力范围以外。如需转介，填写"个案转介表"；如不需转介，则填写个案接案表格。转介和接案表格均要由部门负责人或专业督导评检签名确认。

2. 社工通过与案主面谈、联系其他服务对象等其他途径，收集与案主问题有关的资料，并对收集到的资料进行分析，确定案主的问题与需要，填写"个案接案表"。

3. 制订个案服务计划。根据对案主问题的分析和评估，跟案主协商确定个案工作目标，制订个案服务计划。

4. 开展专业服务。按计划开展服务，填写"个案服务记录表"，重要面谈还需填写"个案面谈记录表"。

5. 成效评估与结案。个案成效评估的主要内容包括服务对象的改变状况、工作目标实现程度、资源投入使用情况等。有下列情况之一的，可以结案：

（1）双方认为问题已经解决，工作目标已经达成；

（2）问题虽未彻底解决，但服务对象已具备独立解决问题的能力，不需要继续开展服务；

（3）专业关系不和谐，无法继续开展服务；

（4）服务对象出现超过机构或专业范围的要求或问题，需要转介或结束服务；

（5）其他不可预测因素，需要结束服务。

第十八条　小组服务及其过程。

（一）各优抚医院社工应运用小组工作的专业方法和技巧，为有共同问题或需要的服务对象开展各种发展性、治疗性和康乐性的小组服务。

（二）小组服务一般遵循以下流程：

1. 制订小组服务计划书。社工通过调查分析服务对象的共同需要或问题，确定小组服务的理念背景和目标，填写"小组服务计划书"。

2. 督导或科室负责人审批小组服务计划。如有需要，修改小组服务计划。

3. 招募和筛选组员。通过多种方式宣传小组活动，招募并筛选合适组员。

4. 按计划开展小组服务，每节活动后做好记录，填写"小组活动记录表"。康乐性的班组活动只填写"日常康乐活动记录表"。

5. 小组成效评估与结束。社工要对每个小组的目标达成情况、服务过程中组员的参与互动情况、资源的运用情况等进行总结评估和反思，提交完整的小组总结报告。常规性小组活动应每3个月评估一次，重点评估活动的主题、内容、形式及组员的满意程度，确定是否结束小组。小组结束应提前告知组员，让他们有足够的心理准备，并鼓励小组结束后组员之间开展自发的聚会活动，以巩固小组成果。小组总结评估报告应由部门负责人或社工督导签署后存档。

第十九条 社会工作服务成效评估。

各优抚医院需建立服务对象满意度调查、第三方评估、内部审核等有效机制，让服务对象、社工及有关人员对社会工作服务的专业服务标准、服务量、服务成效等方面的表现提出意见建议。其中服务对象满意度调查每年不少于1次，内部审核每年不少于2次，有条件的优抚医院需委托有资质专业社会服务评估机构对机构的社会工作管理服务情况进行评估。

第二十条 社会工作服务持续改善。

各优抚医院需在社会工作服务成效评估的基础上，持续改善服务质量。对于评估发现的潜在风险和薄弱环节，要认真分析原因、采取有针对性的措施、详细记录有关预防行动的过程。对于服务对象投诉及评估发现的问题，要采取有效的纠正措施，切实维护服务对象权益。纠正和预防行动的效果要组织服务对象和相关人士进行验收评价。

第四章 附 则

第二十一条 本指引由广东省民政厅制订。

第二十二条 本指引附录部分为社会工作服务常用的表格，以供各优抚医院参考使用。